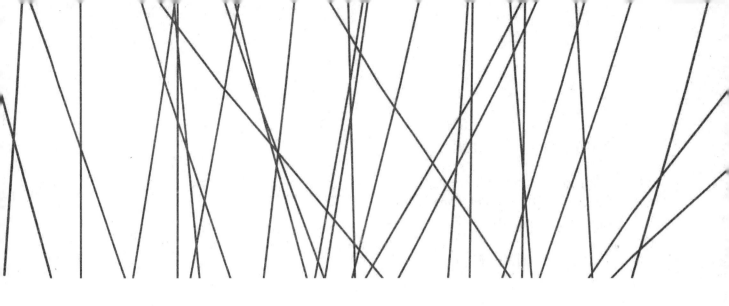

现代护理管理与护理实践

秦建锐等　主编

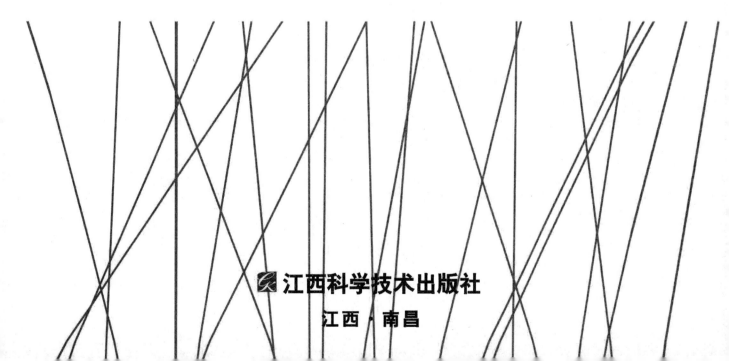

江西科学技术出版社

江西·南昌

图书在版编目（CIP）数据

现代护理管理与护理实践 / 秦建锐等主编 .— 南昌：
江西科学技术出版社，2019.10（2024.1 重印）
ISBN 978-7-5390-6993-7

Ⅰ . ①现… Ⅱ . ①秦… Ⅲ . ①医院－护理－管理
Ⅳ . ① R47

中国版本图书馆 CIP 数据核字 (2019) 第 205409 号

选题序号：ZK2019198

责任编辑：王凯勋　周楚倩

现代护理管理与护理实践
XIANDAI HULI GUANLI YU HULI SHIJIAN

秦建锐等　主编

封面设计	卓弘文化	
出　版	江西科学技术出版社	
社　址	南昌市蓼洲街 2 号附 1 号	
	邮编：330009　电话：（0791）86623491　86639342（传真）	
发　行	全国新华书店	
印　刷	三河市华东印刷有限公司	
开　本	880mm×1230mm　1/16	
字　数	284 千字	
印　张	8.75	
版　次	2019 年 10 月第 1 版　2024年1月第1版第2次印刷	
书　号	ISBN 978-7-5390-6993-7	
定　价	88.00 元	

赣版权登字：-03-2019-302
版权所有，侵权必究
（赣科版图书凡属印装错误，可向承印厂调换）

编 委 会

获取临床医生的在线小助手

开拓医生视野
提升医学素养

微信扫码

临床科研 > 介绍医学科研经验，提供专业理论。

医学前沿 > 生物医学前沿知识，指明发展方向。

临床资讯 > 整合临床医学资讯，展示医学动态。

临床笔记 > 记录读者学习感悟，助力职业成长。

医学交流圈 > 在线交流读书心得，精进提升自我。

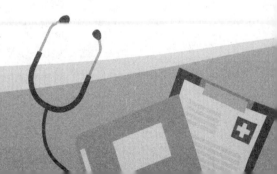

◇◇◇◇ 前 言 ◇◇◇◇

随着现代医学的快速发展，加上医学模式的快速转变，护理学已经成为现代医学不可或缺的一部分，在临床中也是占有很大比重的。在现代社会中，护理学的发展也是日新月异，与国外的交流更是日趋活跃，这使得我们的基础研究和临床实践都有了很多的突破点，包括新的理论思想、新的观念、新的操作方法、新的技术，新的理论与实践，促进了患者更好的治疗与护理。现代护理人员不仅要借鉴传统医学的经验，更要学习创新型护理，吸取护理教育发展成果，以求更好的为患者提供服务，真正做到以患者为中心。

本书重点讲述了临床各科常见疾病的护理，主要包括临床护理操作的新规范、心内科常见疾病、肾内科疾病、心脏外科疾病、妇科疾病、精神科疾病等护理，对各科疾病的发病机制、临床表现、护理措施等都做了详细的阐述，内容在保证科学性的同时又追求先进性，更是贴合临床，比较具有实用性，对于广大护理人员来说是一本很好的工具书。不仅可以更新自己新的观念，也能应用于临床工作中去。

本书在编写过程中，衷心感谢河北医科大学第二人民医院秦建锐的大力支持与悉心指导；衷心感谢太原市精神病院郑蓉的帮助和指导；衷心感谢郑州人民医院刘亚非提供了无私的帮助；另外还有其他帮助收集资料和整理的护理人员，在此表达最真挚的谢意！

在编写本书的时候，主要参考了国内外大量文献，参编的各位作者紧密的结合了我国的护理事业发展的实际情况，紧跟国际护理学发展的大方向，贴近护理工作的实际，取其精华，为我所用，为我国的护理事业增加了很多新的观点、新的内容，为在一线工作的护理人员们提供了新的知识源泉。

在编写过程中，由于作者较多，写作方式和风格不尽相同，再加上编者时间有限，难免存在不足之处，望广大读者朋友们提出宝贵的意见和建议，方便我们更好的改正，一起共同进步！

编 者

2019 年 10 月

目 录

第一章

临床护理常用操作技术

第一节　临床常用给药

注射给药是将无菌药液或生物制品用无菌注射器注入体内，达到预防、诊断、治疗目的的方法。

一、药液吸取法

1. 从安瓿内吸取药液　将药液集中到安瓿体部，用消毒液消毒安瓿颈部及砂轮，在安瓿颈部划一踞痕，重新消毒安瓿颈部，拭去碎屑，掰断安瓿。将针尖斜面向下放入安瓿内的液面下，手持活塞柄抽动活塞吸取所需药量。抽吸毕将针头套上空安瓿或针帽备用。

2. 从密封瓶内吸取药液　除去铝盖的中央部分并消毒密封瓶的瓶塞，待干。往瓶内注入与所需药液等量空气（以增加瓶内压力，避免瓶内负压，无法吸取），倒转密封瓶及注射器，使针尖斜面在液面下，轻拉活塞柄吸取药液至所需量，再以食指固定针栓，拔出针头，套上针帽备用。

若密闭瓶或安瓿内系粉剂或结晶时，应先注入所需量的溶剂，使药物溶化，然后吸取药液。黏稠药液如油剂，可先加温（遇热变质的药物除外），或将药瓶用双手搓后再抽吸，混悬液应摇匀后再抽吸。

3. 注射器内空气驱出术　一手指固定于针栓上，拇指、中指扶持注射器，针头垂直向上，一手抽动活塞柄吸入少量空气，然后摆动针筒，并使气泡聚集于针头口，稍推动活塞将气泡驱出。若针头偏于一侧，则驱气时应使针头朝上倾斜，使气泡集中于针头根部，如上方法驱出气泡。

二、皮内注射法

皮内注射法是将少量药液注入表皮与真皮之间的方法。

（一）目的

（1）各种药物过敏试验。

（2）预防接种。

（3）局部麻醉。

（二）用物

（1）注射盘或治疗盘内盛2%碘酊、75%乙醇、无菌镊、砂轮、无菌棉签、开瓶器、弯盘。

（2）1mL注射器、4½号针头，药液按医嘱。药物过敏试验还需备急救药盒。

（三）注射部位

（1）药物过敏试验在前臂掌侧中、下段。

（2）预防接种常选三角肌下缘。

（四）操作方法

（1）评估：了解患者的病情、合作程度、对皮内注射的认识水平和心理反应，过敏试验还需了解患者的"三史"（过敏史、用药史、家族史）；介绍皮内注射的目的、过程，取得患者配合；评估注射部位组织状态（皮肤颜色、有无皮疹、感染及皮肤划痕阳性）。

（2）准备用物：按医嘱查对后抽好药液，放入铺有无菌巾的治疗盘内，携物品至患者处，再次核对。

（3）助患者取坐位或卧位，选择注射部位，用75%乙醇消毒皮肤、待干。乙醇过敏者用生理盐水清洁皮肤。

（4）排尽注射器内空气，食指和拇指绷紧注射部位皮肤，右手持注射器，针尖斜面向上，与皮肤呈5°刺入皮内，放平注射器，平行将针尖斜面全部进入皮内，左手拇指固定针栓，右手快速推注药液0.1mL。也可右手持注射器左手推注药液，使局部可见半球形隆起的皮丘，皮肤变白，毛孔变大。

（5）注射毕，快速拔出针头，核对后交代患者注意事项。

（6）清理用物，按时观察结果并正确记录。

（五）注意事项

（1）忌用碘酊消毒皮肤，并避免用力反复涂擦。

（2）注射后不可用力按揉，以免影响结果观察。

三、皮下注射法

皮下注射法是将少量药液注入皮下组织的方法。

（一）目的

（1）需迅速达到药效和不能或不宜口服时采用。

（2）局部供药，如局部麻醉用药。

（3）预防接种，如各种疫苗的预防接种。

（二）用物

注射盘，1～2mL注射器，5～6号针头，药液按医嘱准备。

（三）注射部位

上臂三角肌下缘、上臂外侧、股外侧、腹部、后背、前臂内侧中段。

（四）操作方法

（1）评估患者的病情、合作程度、对皮下注射的认识水平和心理反应；介绍皮下注射的目的、过程，取得患者配合；评估注射部位组织状态。

（2）准备用物，并按医嘱查对后抽好药液，放入铺有无菌巾的治疗盘内，携物品至患者处，再次核对。

（3）助患者取坐位或卧位，选择注射部位，皮肤做常规消毒（2%碘酊以注射点为中心，呈螺旋形向外涂擦，直径在5cm以上，待干，然后用75%乙醇以同法脱碘2次，待干）或安尔碘消毒。

（4）持注射器排尽空气。

（5）左手食指与拇指绷紧皮肤，右手持注射器、食指固定针栓，针尖斜面向上，与皮肤呈30°～40°，过瘦者可捏起注射部位皮肤，快速刺入针头2/3，左手抽动活塞观察无回血后缓缓推注药液。

（6）推完药液，用于棉签放于针刺处，快速拔出针后，轻轻按压。

（7）核对后助患者取舒适卧位，整理床单位，清理用物，必要时记录。

（五）注意事项

（1）持针时，右手食指固定针栓，切勿触及针梗，以免污染。

（2）针头刺入角度不宜超过45°，以免刺入肌层。

（3）对皮肤有刺激作用的药物，一般不作皮下注射。

（4）少于1mL药液时，必须用1mL注射器，以保证注入药量准确无误。

（5）需经常做皮下注射者，应建立轮流交替注射部位的计划，以达到在有限的注射部位吸收最大药量的效果。

四、肌内注射法

肌内注射法是将少量药液注入肌肉组织的方法。

（一）目的

（1）给予需在一定时间内产生药效，而不能或不宜口服的药物。

（2）药物不宜或不能静脉注射，要求比皮下注射更迅速发生疗效时采用。

（3）注射刺激性较强或药量较大的药物。

（二）用物

注射盘、2～5mL注射器，6～7号针头，药液按医嘱准备。

（三）注射部位

一般选择肌肉较丰厚、离大神经和血管较远的部位，其中以臀大肌、臀中肌、臀小肌最为常用，其次为股外侧肌及上臂三角肌。

1. 臀大肌内注射射区定位法　如下所述。

（1）十字法：从臀裂顶点向左或向右侧画一水平线，然后从该侧髂嵴最高点做一垂直线，将臀部分为4个象限，选其外上象限并避开内角（内角定位：髂后上棘至大转子连线）即为注射区。

（2）连线法：取髂前上棘和尾骨连线的外上1/3处为注射部位。

2. 臀中肌、臀小肌内注射射区定位法　如下所述。

（1）构角法：以食指尖与中指尖分别置于髂前上棘和髂嵴下缘处，由髂嵴、食指、中指所构成的三角区内为注射部位。

（2）三指法：髂前上棘外侧三横指处（以患者的手指宽度为标准）。

（3）股外侧肌内注射射区定位法：在大腿中段外侧，膝上10cm，髋关节下10cm处，宽约7.5cm。此处大血管、神经干很少通过，范围较大，适用于多次注射或2岁以下婴幼儿注射。

（4）上臂三角肌内注射射区定位法：上臂外侧、肩峰下2～3横指处。此处肌肉不如臀部丰厚，只能做小剂量注射。

（四）患者体位

为使患者的注射部位肌肉松弛，应尽量使患者体位舒适。

（1）侧卧位下腿稍屈膝，上腿伸直。

（2）俯卧位足尖相对，足跟分开。

（3）仰卧位适用于病情危重不能翻身的患者。

（4）坐位座位稍高，便于操作。非注射侧臀部坐于座位上，注射侧腿伸直。一般多为门诊患者所取。

（五）操作方法

（1）评估患者的病情、合作程度、对肌内注射的认识水平和心理反应；介绍肌内注射的目的、过程，取得患者配合；评估注射部位组织状态。

（2）准备用物，并按医嘱查对后抽好药液，放入铺有无菌巾的治疗盘内，携物品至患者处，再次核对。

（3）协助患者取合适卧位，选择注射部位，常规消毒或安尔碘消毒注射部位皮肤。

（4）排气，左手拇指、食指分开并绷紧皮肤，右手执笔式持注射器，中指固定针栓，用前臂带动腕部的力量，将针头迅速垂直刺入肌内，一般刺入2.5～3cm，过瘦者或小儿酌减，固定针头。

（5）松左手，抽动活塞，观察无回血后，缓慢推药液。如有回血，酌情处理，可拔出或进针少许再试抽，无回血方可推药。推药同时注意观察患者的表情及反应。

（6）注射毕，用干棉签放于针刺处，快速拔针并按压。

（7）核对后协助患者穿好衣裤，安置舒适卧位，整理床单位。清理用物，必要时做记录。

（六）Z径路注射法和留置气泡技术

1. Z径路注射法　注射前以左手食指、中指和环指使待注射部位皮肤及皮下组织朝同一方向侧移（皮肤侧移 1 ~ 2cm），绷紧固定局部皮肤，维持到拔针后，迅速松开左手，此时位移的皮肤和皮下组织位置复原，原先垂直的针刺通道随即变成 Z 形，该方法可将药液封闭在肌肉组织内而不易回渗，利于吸收，减少硬结的发生，尤其适用于老年人等特殊人群，以及刺激性大、难吸收药物的肌肉注射。

2. 留置气泡技术　方法为：用注射器抽吸适量药液后，再吸入 0.2 ~ 0.3mL 的空气。注射时，气泡在上，当全部药液注入后，再注入空气。其方法优点：将药物全部注入肌肉组织而不留在注射器无效腔中（每种注射器的无效腔量不一，范围从 0.07 ~ 0.3mL），以保证药量的准确；同时可防止拔针时，药液渗入皮下组织引起刺激，产生疼痛，并可将药液限制在注射肌肉局部而利于组织的吸收。

（七）注意事项

（1）切勿将针梗全部刺入，以防从根部衔接处折断。万一折断，应保持局部与肢体不动，速用止血钳夹住断端取出。若全部埋入肌肉内，即请外科医生诊治。

（2）臀部注射，部位要选择正确，偏内下方易伤及神经、血管，偏外上方易刺及髋骨，引起剧痛及断针。

（3）推药液时必须固定针栓，推速要慢，同时注意患者的表情及反应。如系油剂药液更应持牢针栓，以防用力过大针栓与乳头脱开，药液外溢；若为混悬剂，进针前要摇匀药液，进针后持牢针栓，快速推药，以免药液沉淀造成堵塞或因用力过猛使药液外溢。

（4）需长期注射者，应经常更换注射部位，并用细长针头，以避免或减少硬结的发生。若一旦发生硬结，可采用理疗、热敷或外敷活血化瘀的中药，如蒲公英、金黄散等。

（5）2 岁以下婴幼儿不宜在臀大肌处注射，因幼儿尚未能独立行走，其臀部肌肉一般发育不好，有可能伤及坐骨神经，应选臀中肌、臀小肌或股外侧肌内注射。

（6）两种药液同时注射又无配伍禁忌时，常采用分层注射法。当第一针药液注射完，随即拧下针筒，接上第二副注射器，并将针头拔出少许后向另一方向刺入，试抽无回血后，即可缓慢推药。

五、静脉注射法

（一）目的

（1）药物不宜口服、皮下或肌内注射时，需要迅速发生疗效者。

（2）做诊断性检查，由静脉注入药物，如肝、肾、胆囊等检查需注射造影剂或染料等。

（二）用物

注射盘、注射器（根据药量准备）、7 ~ 9 号针头或头皮针头、止血带、胶布，药液按医嘱准备。

（三）注射部位

1. 四肢浅静脉　肘部的贵要静脉、正中静脉、头静脉；腕部、手背及踝部或足背浅静脉等。

2. 小儿头皮静脉　额静脉、颞静脉等。

3. 股静脉　位于股三角区股鞘内，股神经和股动脉内侧。

（四）操作方法

1. 四肢浅表静脉注射术　如下所述。

（1）评估患者的病情、合作程度、对静脉注射的认识水平和心理反应；介绍静脉注射的目的、过程，取得患者配合；评估注射部位组织状态。

（2）准备用物，并按医嘱查对后抽好药液，放入铺有无菌巾的治疗盘内，携物品至患者处，再次核对。

（3）选静脉，在注射部位上方 6cm 处扎止血带，止血带末端向上。皮肤常规消毒或安尔碘消毒，同时嘱患者握拳，使静脉显露。备胶布 2 ~ 3 条，

（4）注射器接上头皮针头，排尽空气，在注射部位下方，绷紧静脉下端皮肤并使其固定。右手持针头使其针尖斜面向上，与皮肤呈 15° ~ 30°，由静脉上方或侧方刺入皮下，再沿静脉走向刺入静脉，见回血后将针头与静脉的角度调整好，顺静脉走向推进 0.5 ~ 1cm 后固定。

（5）松止血带，嘱患者松拳，用胶布固定针头。若采血标本者，则止血带不放松，直接抽取血标本所需量，也不必胶布固定。

（6）推完药液，以干棉签放于穿刺点上方，快速拔出针头后按压片刻，至无出血为止。

（7）核对后安置舒适卧位，整理床单位。清理用物，必要时做记录。

2. 股静脉注射术　常用于急救时加压输液、输血或采集血标本。

（1）评估、查对、备药同四肢静脉注射。

（2）患者仰卧，下肢伸直略外展（小儿应有人协助固定），局部常规消毒或安尔碘消毒皮肤，同时消毒术者左手食指和中指。

（3）于股三角区扪股动脉搏动最明显处，予以固定。

（4）右手持注射器，排尽空气，在腹股沟韧带下一横指、股动脉搏动内侧0.5cm垂直或呈45°刺入，抽动活塞见暗红色回血，提示已进入股静脉，固定针头，根据需要推注药液或采集血标本。

（5）注射或采血毕，拔出针头，用无菌纱布加压止血3～5分钟，以防出血或形成血肿。

（6）核对后安置舒适卧位，整理床单位。清理用物，必要时做记录，血标本则及时送检。

（五）注意事项

（1）严格执行无菌操作原则，防止感染。

（2）穿刺时务必沉着，切勿乱刺。一旦出现血肿，应立即拔出，按压局部，另选它处注射。

（3）注射时应选粗直、弹性好、不易滑动而易固定的静脉，并避开关节及静脉瓣。

（4）需长期静脉给药者，为保护静脉，应有计划地由小到大，由远心端到近心端选血管进行注射。

（5）对组织有强烈刺激的药物，最好用一副等渗生理盐水注射器先行试穿，证实针头确在血管内后，再换注射器推药。在推注过程中，应试抽有无回血，检查针梗是否仍在血管内，经常听取患者的主诉，观察局部体征，如局部疼痛、肿胀或无回血时，表示针梗脱出静脉，应立即拔出，更换部位重新注射，以免药液外溢而致组织坏死。

（6）药液推注的速度，根据患者的年龄、病情及药物的性质而定，并随时听取患者的主诉和观察病情变化，以便调节。

（7）股静脉穿刺时，若抽出鲜红色血，提示穿入股动脉，应立即拔出针头，压迫穿刺点5～10分钟，直至无出血为止。一旦穿刺失败，切勿再穿刺，以免引起血肿，有出血倾向的患者，忌用此法。

（六）特殊患者静脉穿刺法

1. 肥胖患者　静脉较深，不明显，但较固定不滑动，可摸准后再行穿刺。

2. 消瘦患者　皮下脂肪少，静脉较滑动，穿刺时须固定静脉上下端。

3. 水肿患者　可按静脉走向的解剖位置，用手指压迫局部，以暂时驱散皮下水分，显露静脉后再穿刺。

4. 脱水患者　静脉塌陷，可局部热敷、按摩，待血管扩张显露后再穿刺。

六、动脉注射法

（一）目的

（1）采集动脉血标本。

（2）施行某些特殊检查，注入造影剂如脑血管检查。

（3）施行某些治疗，如注射抗癌药物作区域性化疗。

（4）抢救重度休克，经动脉加压输液，以迅速增加有效血容量。

（二）用物

（1）注射盘、注射器（按需准备）7～9号针头、无菌纱布、无菌手套、药液按医嘱准备。

（2）若采集血标本需另备标本容器、无菌软塞，必要时还需备酒精灯和火柴。一些检查或造影根据需要准备用物和药液。

（三）注射部位

选择动脉搏动最明显处穿刺。采集血标本常用桡动脉、股动脉。区域性化疗时，应根据患者治疗需要选择，一般头面部疾病选用颈总动脉，上肢疾病选用锁骨下动脉或肱动脉，下肢疾病选用股动脉。

（四）操作方法

（1）评估患者的病情、合作程度、对动脉注射的认识水平和心理反应；介绍动脉注射的目的、过程，取得患者配合；评估注射部位组织状态。

（2）准备用物，并按医嘱查对后抽好药液，放入铺有无菌巾的治疗盘内，携物品至患者处，再次核对。

（3）选择注射部位，协助患者取适当卧位，消毒局部皮肤，待干。

（4）戴手套或消毒左手食指和中指，在已消毒范围内摸到欲穿刺动脉的搏动最明显处，固定于两指之间。

（5）右手持注射器，在两指间垂直或与动脉走向呈40°刺入动脉，见有鲜红色回血，右手固定穿刺针的方向及深度，左手以最快的速度注入药液或采血。

（6）操作完毕，迅速拔出针头，局部加压止血5～10分钟。

（7）核对后安置患者舒适卧位，整理床单位。清理用物，必要时做记录，如有血标本则及时送检。

（五）注意事项

（1）采血标本时，需先用1∶500的肝素稀释液湿润注射器管腔。

（2）采血进行血气分析时，针头拔出后立即刺入软塞以隔绝空气，并用手搓动注射器使血液与抗凝剂混匀，避免凝血。

第二节 外周静脉通路的护理

一、外周留置针的置入

（1）经双人核对医嘱，对患者进行评估，告知患者用药的要求，征得同意后，开始评估血管，血管选择应首选粗直弹性好的前臂静脉，注意避开关节。

（2）按六步法洗手、戴口罩。按静脉输液，进行物品准备，包括利器盒、6cm×7cm透明贴膜、无菌贴膜、清洁手套，22～24G留置针，要注意观察准备用物的质量有效期。

（3）将用物推至床边，经医患双向核对、协助患者取舒适体位。再次选择前臂显露好，容易固定的静脉。

（4）核对液体后，开始排气排液，连接头皮针时，要将头皮针针尖插入留置针肝素帽前端，进行垂直排气，待肝素帽液体注满后再将头皮针全部刺入，回挂于输液架，准备无菌透明敷料。

（5）用含碘消毒剂，以穿刺点为中心进行螺旋式、由内向外皮肤消毒3次，消毒范围应大于固定敷料尺寸。

（6）将止血带扎于穿刺点上方10cm处。戴清洁手套。再次排气，双向核对，调松套管及针芯。

（7）穿刺时，将针头斜面向上，一手的拇指、食指夹住两翼，以血管上方15°～30°进针，见到回血后，压低穿刺角度，再往前进0.2cm，注意进针速度要慢，一手将软管全部送入，拔出针芯，要注意勿将已抽出的针芯，再次插入套管内。

（8）穿刺后要及时松止血带、松拳、松调节器。

（9）以穿刺点为中心，无张力方法粘贴透明敷料，要保证穿刺点在敷料中央。脱手套，在粘贴条上注明穿刺的时间和姓名，然后覆盖于白色隔离塞，脱去手套，用输液贴以U形方法固定延长管。

（10）调节滴速，填写输液卡。核对并告知患者注意事项。

二、外周静脉留置针封管

（1）按六步法洗手、戴口罩。

（2）准备治疗盘：无菌盘内备有 3 ~ 4mL 肝素稀释液、无菌透明敷料（贴膜）、棉签、含碘消毒液、弯盘。

（3）显露穿刺部位，关闭调节器。

（4）分离头皮针与输液导管后，用肝素稀释液以脉冲式方法冲管，当剩至 1mL 时，快速注入，夹闭留置针，拔出针头。用输液贴以 U 形方法固定延长管。

（5）整理床单位，取下输液软袋及导管按要求进行处理。

三、外周静脉留置针置管后再次输液

（1）经双人核对医嘱后，按照六步法洗手、戴口罩。准备用物，包括 75% 乙醇、小纱布、输液贴、头皮针、输入液体、弯盘。

（2）查对床号姓名，对患者说明操作目的、观察穿刺局部，查对液体与治疗单，排气排液。

（3）揭开无菌透明敷料、反垫于肝素帽下，用 75% 乙醇棉球（棉片）摩擦消毒接口持续 10 秒（来回摩擦 10 遍）。

（4）再次排气排液后，将头皮针插入肝素帽内，打开留置针及输液调节器，无菌透明敷料固定肝素帽，头皮针导管。

（5）调节滴速，填写输液卡。整理好患者衣被，整理用物并做好观察记录。

四、外周静脉留置针拔管

（1）按六步法洗手后，准备治疗盘，内装：棉签、无菌透明敷料、含碘消毒液、弯盘。

（2）显露穿刺部位，去除固定肝素帽的无菌透明敷料，轻轻地将透明敷料边缘搓起，以零角度揭开敷料，用含碘消毒液消毒穿刺点两遍。

（3）用干棉签按压局部，拔出留置针，无渗血后用输液贴覆盖穿刺点。

（4）整理床单位并做好拔管记录。

微信扫码
◆ 临床科研
◆ 医学前沿
◆ 临床资讯
◆ 临床笔记

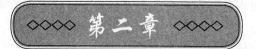

心内科疾病护理

第一节　心力衰竭

在致病因索作用下，心功能必将受到不同程度的影响，即为心功能不全（heart insufficiency）。在疾病的早期，机体能够通过心脏本身的代偿机制以及心外的代偿措施，可使机体的生命活动处于相对恒定状态，患者无明显的临床症状和体征，此为心功能不全的代偿阶段。心力衰竭（heart failure），简称心衰，又称充血性心力衰竭，一般是指心功能不全的晚期，属于失代偿阶段，是指在多种致病因素作用下，心脏泵功能发生异常变化，导致心排血量绝对减少或相对不足，以致不能满足机体组织细胞代谢需要，患者有明显的临床症状和体征的病理过程。常见心力衰竭分类见图 2-1。

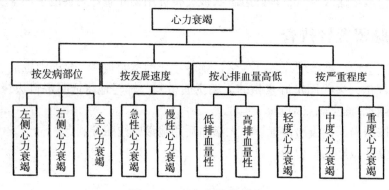

图 2-1　心力衰竭的分类

近年来，很多学者将心力衰竭按危险因素和终末等级进行了分类，并指出新的治疗方式可以改善患者的生活质量。

A 和 B 阶段指患者缺乏心力衰竭早期征象或症状，但存在有风险因素或心脏的异常，这些可能包括心脏形态和结构上的改变。

C 阶段指患者目前或既往有过心力衰竭的症状，如气短等。

D 阶段指患者目前有难治性心力衰竭，并适于进行特殊的进阶治疗，包括心脏移植。

一、病因与发病机制

（一）病因

1. **基本病因**　心力衰竭的关键环节是心排血量的绝对减少或相对不足，而心排血量的多少与心肌收缩性的强弱、前负荷和后负荷的高低以及心率的快慢密切相关。因此，凡是能够减弱心肌收缩性、使心脏负荷过度和引起心率显著加快的因素均可导致心力衰竭的发生。

2. **诱因**　如下所述。

（1）感染：呼吸道感染为最多，其次是风湿热。女性患者中泌尿道感染亦常见。亚急性感染性心内膜炎也常诱发心力衰竭。

（2）过重的体力劳动或情绪激动。

（3）钠盐摄入过多。

（4）心律失常：尤其是快速性心律失常，如阵发性心动过速、心房颤动等。

（5）妊娠分娩。

（6）输液（特别是含钠盐的液体）或输血过快或过量。

（7）洋地黄过量或不足。

（8）药物作用：如利舍平类、胍乙啶、维拉帕米、奎尼丁、肾上腺皮质激素等。

（9）其他：出血和贫血、肺栓塞、室壁膨胀瘤、心肌收缩不协调，乳头肌功能不全等。

（二）发病机制

心脏有规律的协调的收缩与舒张是保障心排血量的重要前提，其中收缩性是决定心排血量的最关键因素，也是血液循环动力的来源。因此，心力衰竭发病的中心环节，主要是收缩性减弱，但也可见于舒张功能障碍，或二者兼而有之。心肌收缩性减弱的基本机制包括：①心肌结构破坏，导致收缩蛋白和调节蛋白减少。②心肌能量代谢障碍。③心肌兴奋－收缩耦联障碍。④肥大心肌的不平衡生长。

二、临床表现与诊断

（一）临床表现

1. 症状和体征　心力衰竭的临床表现与左右心室或心房受累有密切关系。左侧心力衰竭的临床特点主要是由于左心房和（或）左心室衰竭引起肺淤血、肺水肿；右侧心力衰竭的临床特点是由于右心房和（或）右心室衰竭引起体循环静脉淤血和水钠潴留，发生左侧心力衰竭后，右心也常相继发生功能损害，最终导致全心心力衰竭。出现右侧心力衰竭后，左心衰竭的症状可有所减轻。

2. 辅助检查　如下所述：

（1）X线：左侧心力衰竭可显示心影扩大，上叶肺野内血管纹理增粗，下叶血管纹理细，有肺静脉内血液重新分布的表现，肺门阴影增大，肺间质水肿引起肺野模糊，在两肺野外侧可见水平位的Kerley B线。

（2）心脏超声：利用心脏超声可以评价瓣膜、心腔结构、心室肥厚以及收缩和舒张功能等心脏完整功能参数。其对心室容积的测定、收缩功能和局部室壁运动异常的检出结果可靠。可检测射血分数，心脏舒张功能。

（3）血流动力学监测：除二尖瓣狭窄外，肺毛细血管楔嵌压的测定能间接反应左房压或左室充盈压，肺毛细血管楔嵌压的平均压，正常值为<1.6kPa（12mmHg）。

（4）心脏核素检查：心血池核素扫描为评价左和右室整体收缩功能以及心肌灌注提供了简单方法。利用核素技术可以评价左室舒张充盈早期相。

（5）吸氧运动试验：运动耐量有助于评价其病情的严重性并监测其进展。运动时最大氧摄入量和无氧代谢阈（AT）。

（二）诊断

1. 急性心力衰竭（AHF）　AHF的诊断主要依靠症状和体征，辅以适当的检查，如心电图、胸部X线、生化标志物和超声心动图。

2. 慢性心力衰竭　诊断如下：

（1）收缩性心力衰竭（SHF）：多指左侧心力衰竭，主要判定标准为心力衰竭的症状、左心腔增大、左心室收缩末容量增加和左室射血分数（LVEF）≤40%。近年研究发现BNP在心力衰竭诊断中具有较高的临床价值，其诊断心力衰竭的敏感性为94%，特异性为95%，为心力衰竭的现代诊断提供重要的方法。

（2）舒张性心力衰竭（DHF）：是指以心肌松弛性、顺应性下降为特征的慢性充血性心力衰竭，往往发生于收缩性心力衰竭前，约占心力衰竭总数的1/3，欧洲心脏病协会于1998年制定了原发性DHF的诊断标准，即必须具有以下3点：①有充血性心力衰竭的症状和体征。②LVEF≥45%。③有左心室松弛、充盈、舒张期扩张度降低或僵硬度异常的证据。这个诊断原则在临床上往往难以做到，因此 Zile 等经过研究认为只要患者满足以下 2 项就可以诊断为 DHF：①有心力衰竭的症状和体征。② LVEF>50%。

三、治疗原则

（一）急性心力衰竭

治疗即刻目标是改善症状和稳定血流动力学状态。

（二）慢性心力衰竭

慢性心力衰竭治疗原则：去除病因；减轻心脏负荷；增强心肌收缩力；改善心脏舒张功能；支持疗法与对症处理。治疗目的：纠正血流动力学异常，缓解症状；提高运动耐量，改善生活质量；防治心肌损害进一步加重；降低病死率。

1. 防治病因及诱因　如能应用药物和手术治疗基本病因，则心力衰竭可获改善。如高血压心脏病的降压治疗，心脏瓣膜病及先天性心脏病的外科手术矫治等。避免或控制心力衰竭的诱发因素，如感染、心律失常、操劳过度及甲状腺功能亢进纠正甲状腺功能。

2. 休息　限制其体力活动，以保证有充足的睡眠和休息。较严重的心力衰竭者应卧床休息。

3. 控制钠盐摄入　减少钠盐的摄入，可减少体内水潴留，减轻心脏的前负荷，是治疗心力衰竭的重要措施。大量利尿的患者，可不必严格限制食盐。

4. 利尿药的应用　可作为基础用药。控制心力衰竭体液潴留的唯一可靠方法。应该用于所有伴有体液潴留的、有症状的心力衰竭患者。但对远期存活率、死亡率的影响尚无大宗试验验证；多与一种 ACEI 类或 β 受体阻滞药合用。旨在减轻症状和体液潴留的表现。

5. 血管扩张药的应用　是通过减轻前负荷和（或）后负荷来改善心脏功能。应用小动脉扩张药如肼屈嗪等，可以降低动脉压力，减少左心室射血阻力，增加心排血量。

6. 洋地黄类药物的应用　洋地黄可致心肌收缩力加强，可直接或间接通过兴奋迷走神经减慢房室传导。能改善血流动力学，提高左室射血分数，提高运动耐量，缓解症状；降低交感神经及肾素－血管紧张素－醛固酮（R-A-A）活性，增加压力感受器敏感性。地高辛为迄今唯一被证明既能改善症状又不增加死亡危险的强心药，地高辛对病死率呈中性作用。

7. 非洋地黄类正性肌力药物　虽有短期改善心力衰竭症状作用，但对远期病死率并无有益的作用。研究结果表明不但不能使病死率下降，其与安慰剂相比反而有较高的病死率。

8. 血管紧张素转换酶抑制药（ACEI 类）　其作为神经内分泌拮抗药之一已广泛用于临床。可改善血流动力学，直接扩张血管；降低肾素、血管紧张素Ⅱ（Ang Ⅱ）及醛固酮水平，间接抑制交感神经活性；纠正低血钾、低血镁，降低室性心律失常危险，减少心脏猝死（SCD）。

9. β 受体阻滞药　其作为神经内分泌阻断药的治疗地位日显重要。21 世纪慢性心力衰竭的主要药物是 β 受体阻滞药。可拮抗交感神经及 R-A-A 活性，阻断神经内分泌激活；减缓心肌增生、肥厚及过度氧化，延缓心肌坏死与凋亡；上调 β₁ 受体密度，介导信号传递至心肌细胞；通过减缓心率而提高心肌收缩力；改善心肌松弛，增强心室充盈；提高心电稳定性，降低室性心律失常及猝死率。

四、常见护理问题

（一）有急性左侧心力衰竭发作的可能

1. 相关因素　左心房和（或）左心室衰竭引起肺淤血、肺水肿。

2. 临床表现　突发呼吸困难，尤其是夜间阵发性呼吸困难明显，患者不能平卧，只能端坐呼吸。呼吸急促、频繁，可达 30 ~ 40 次 /min，同时患者有窒息感，面色灰白、口唇发绀、烦躁不安、大汗淋漓、皮肤湿冷、咳嗽、咳出浆液性泡沫痰，严重时咳出大量红色泡沫痰，甚至出现呼吸抑制、窒息、神志障碍、休克、猝死等。

3. 护理措施　急性左侧心力衰竭发生后的急救口诀：坐位下垂降前荷，酒精高氧吗啡静，利尿扩管两并用，强心解痉激素添。

（二）心排血量下降

1. 相关因素　与心肌收缩力降低、心脏前后负荷的改变、缺氧有关。

2. 临床表现　左、右侧心力衰竭常见的症状和体征均可出现。

3. 护理措施　如下所述。

（1）遵医嘱给予强心、利尿、扩血管药物，注意药效和观察不良反应。

（2）保持最佳体液平衡状态：遵医嘱补液，密切观察效果；限制液体和钠的摄入量；根据病情控制输液速度，一般每分钟 20 ~ 30 滴。

（3）根据病情选择适当的体位。

（4）根据患者缺氧程度予（适当）氧气吸入。

（5）保持患者身体和心理上得到良好的休息：限制活动减少氧耗量；为患者提供安静舒适的环境，限制探视。

（6）必要时每日测体重，记录 24h 尿量。

（三）气体交换受损

1. 相关因素　与肺循环淤血，肺部感染，及不能有效排痰与咳嗽相关。

2. 临床表现　如下所述。

（1）劳力性呼吸困难、端坐呼吸、发绀（是指毛细血管血液内还原斑红蛋白浓度超过 50g/L，是指皮肤、黏膜出现青紫的颜色，以口唇，舌、口腔黏膜、鼻尖、颊部、耳垂和指、趾末端为最明显）。

（2）咳嗽、咳痰、咯血。

（3）呼吸频率、深度异常。

3. 护理措施　如下所述。

（1）休息：为患者提供安静、舒适的环境，保持病房空气新鲜，定时通风换气。

（2）体位：协助患者取有利于呼吸的卧位，如高枕卧位、半坐卧位、端坐卧位。

（3）根据患者缺氧程度给予（适当）氧气吸入。

（4）咳嗽与排痰方法：协助患者翻身、拍背，利于痰液排出，保持呼吸道通畅。

（5）教会患者正确咳嗽、深呼吸与排痰方法：屏气 3 ~ 5s，用力地将痰咳出来，连续 2 次短而有力地咳嗽。

①深呼吸：首先，患者应舒服地斜靠在躺椅或床上，两个膝盖微微弯曲，垫几个枕头在头和肩部后作为支撑，这样的深呼吸练习，也可以让患者坐在椅子上，以患者的手臂做支撑。其次，护理者将双手展开抵住患者最下面的肋骨，轻轻地挤压，挤压的同时，要求患者尽可能地用力呼吸，使肋骨突起，来对抗护理者手的挤压力。

②年龄较大的心力衰竭患者排痰姿势：年龄较大、排痰困难的心衰患者，俯卧向下的姿势可能不适合他们，因为这样可能会压迫横膈膜，使得呼吸发生困难。可采取把枕头垫得很高，患者身体侧过来倚靠在枕头上，呈半躺半卧的姿势，这样将有助于患者排痰。

（6）病情允许时，鼓励患者下床活动，以增加肺活量。

（7）呼吸状况监测：呼吸频率、深度改变，有无呼吸困难、发绀。血气分析、血氧饱和度改变。

（8）向患者或家属解释预防肺部感染方法：如避免受凉、避免潮湿、戒烟等。

（四）体液过多

1. 相关因素　与静脉系统淤血致毛细血管压增高，R–A–A 系统活性和血管加压素水平，升高使水、钠潴留，饮食不当相关。

2. 临床表现　具体如下：

（1）水肿：表现为下垂部位如双下肢水肿，为凹陷性，起床活动者以足、踝内侧和胫前部较明显。

仰卧者则表现为骶部、腰背部、腿部水肿，严重者可发展为全身水肿，皮肤绷紧而光亮。

（2）胸腔积液：全心心力衰竭者多数存在，右侧多见，主要与体静脉压增高及胸膜毛细血管通透性增加有关。

（3）腹腔积液：多发生在心力衰竭晚期，常并发有心源性肝硬化，由于腹腔内体静脉压及门静脉压增高引起。

（4）尿量减少，体重增加。

（5）精神差，乏力，焦虑不安。

（6）呼吸短促，端坐呼吸。

3. 护理措施　如下所述：

（1）水肿程度的评估：每日称体重，一般在清晨起床后排空大小便而未进食前穿同样的衣服、用同样的磅秤测量。如 1 ~ 2d 内体重快速增加，应考虑是否有水潴留，可增加利尿药的用量，应用利尿药后尿量明显增加，水肿消退。体重下降至正常时，体重又称干体重。同时为患者记出入水量。在急性期出量大于入量，出入量的基本平衡，有利于防止或控制心力衰竭。出量为每日全部尿量、大便量、引流量，同时加入呼吸及皮肤蒸发量 600 ~ 800mL。入量为饮食、饮水量、水果、输液等，每日总入量为 1 500 ~ 2 000mL。

（2）体位：尽量抬高水肿的双下肢，以利于下肢静脉回流，减轻水肿的程度。

（3）饮食护理：予低盐、高蛋白饮食，少食多餐。按病情限制钠盐及水分摄入，重度水肿盐摄入量为 1g/d、中度水肿 3g/d、轻度水肿 5g/d；还要控制含钠高的食物摄入，如腊制品、发酵的点心、味精、酱油、皮蛋、方便面、啤酒、汽水等。每日的饮水量通常一半量在用餐时摄取，另一半量在两餐之间摄入，必要时可给患者行口腔护理，以减轻口渴感。

（4）用药护理：应用强心苷和利尿药期间，监测水、电解质平衡情况，及时补钾。控制输液量和速度。

（5）保持皮肤清洁干燥，保持衣着宽松舒适，床单、衣服干净平整。观察患者皮肤水肿消退情况，定时更换体位，避免水肿部位长时间受压，避免在水肿明显的下肢行静脉输液，防止皮肤破损和压疮形成。

（五）活动无耐力

1. 相关因素　与心排血量减少，组织缺血、缺氧及胃肠道淤血引起食欲缺乏、进食减少有关。

2. 临床表现　具体如下：

（1）生活不能自理。

（2）活动持续时间短。

（3）主诉疲乏、无力。

3. 护理措施　如下所述。

（1）评估心功能状态。

（2）设计活动目标与计划，以调节其心理状况，促进活动的动机和兴趣。让患者了解活动无耐力原因及限制活动的必要性，根据心功能决定活动量。

（3）循序渐进为原则，逐渐增加患者的活动量，避免使心脏负荷突然增加。

（4）注意监测活动时患者心率、呼吸、面色、发现异常立即停止活动。

（5）在患者活动量允许范围内，让患者尽可能自理，为患者自理活动提供方便条件。①将患者的常用物品放置在患者容易拿到的地方。②及时巡视病房，询问患者有无生活需要，及时满足其需求。③教会患者使用节力技巧。

（6）教会患者使用环境中的辅助设施，如床栏，病区走廊内、厕所内的扶手等，以增加患者的活动耐力。

（7）根据病情和活动耐力限制探视人次和时间。

（8）间断或持续鼻导管吸氧，氧流量 2 ~ 3L/min，严重缺氧时 4 ~ 6L/min 为宜。

（六）潜在并发症：电解质紊乱

1. 相关因素　如下所述。

（1）全身血流动力学、肾功能及体内内分泌的改变。

（2）交感神经张力增高与 R–A–A 系统活性增高的代偿机制对电解质的影响。

（3）心力衰竭使 $Na^+ - K^+ - ATP$ 酶受抑制，使离子交换发生异常改变。

（4）药物治疗可影响电解质：①袢利尿药及噻嗪类利尿药可导致低钾血症、低钠血症和低镁血症。②保钾利尿药如螺内酯可导致高钾血症。③血管紧张素转换酶抑制药（ACEI）可引起高钾血症，尤其肾功能不全的患者。

2. 临床表现　具体如下。

（1）低钾血症：轻度乏力至严重的麻痹性肠梗阻、肌肉麻痹、心电图的改变（T 波低平、U 波）、心律失常，并增加地高辛的致心律失常作用。

（2）低钠血症：轻度缺钠的患者可有疲乏、无力、头晕等症状，严重者可出现休克、昏迷，甚至死亡。

（3）低镁血症：恶心，呕吐，乏力，头晕，震颤，痉挛，麻痹，严重低镁可导致房性或室性心律失常。

（4）高钾血症：乏力及心律失常。高钾血症会引起致死性心律失常，出现以下 ECG 改变：T 波高尖；P–R 间期延长；QRS 波增宽。

3. 护理措施　如下所述。

（1）密切监测患者的电解质，及时了解患者的电解质变化，尤其是血钾、血钠和血镁。

（2）在服用利尿药、ACEI 等药物期间，密切观察患者的尿量和生命体征变化，观察患者有无因电解质紊乱引起的胃肠道反应、神志变化、心电图改变。

（3）一旦出现电解质紊乱，应立即报告医生，给予相应的处理

①低钾血症：停用排钾利尿药及洋地黄制剂；补充钾剂，通常应用 10% 枸橼酸钾口服与氯化钾静脉应用均可有效吸收。传统观念认为严重低钾者可静脉补钾，静滴浓度不宜超过 40mmol/L，速度最大为 20mmol/h（1.5g/h），严禁用氯化钾溶液直接静脉推注。但新的观点认为在做好患者生命体征监护的情况下，高浓度补钾也是安全的。

高浓度静脉补钾有如下优点：能快速、有效地提高血钾的水平，防止低钾引起的心肌应激性及血管张力的影响；高浓度静脉补钾避免了传统的需输注大量液体，从而减轻了心脏负荷，尤其适合于心力衰竭等低钾血症患者。

高浓度补钾时的护理：a. 高浓度静脉补钾必须在严密的监测血清钾水平的情况下和心电监护下进行，需每 1 ～ 2h 监测 1 次血气分析，了解血清钾水平并根据血钾提高的程度来调整补钾速度，一般心力衰竭患者血钾要求控制在 4.0mmol/L 以上，>45mmol/L 需停止补钾。b. 严格控制补钾速度，最好用微泵调节，速度控制在 20mmol/h 以内，补钾的通道严禁推注其他药物，避免因瞬间通过心脏的血钾浓度过高而致心律失常。c. 高浓度静脉补钾应在中心静脉管道内输注，严禁在外周血管注射，因易刺激血管的血管壁引起剧痛或静脉炎。d. 补钾期间应监测尿量 >30mL/h，若尿量不足可结合中心静脉压（CVP）判断血容量，如为血容量不足应及时扩容使尿量恢复。e. 严密观察心电图改变，了解血钾情况，如 T 波低平，ST 段压低，出现 U 波，提示低钾可能，反之 T 波高耸则表示有高钾血症的可能。f. 补钾的同时也应补镁，因为细胞内缺钾的同时多数也缺镁，且缺镁也易诱发心律失常，甚至有人认为即使血镁正常也应适当补镁，建议监测血钾的同时也监测血镁的情况。

②低钠血症：稀释性低钠血症患者对利尿药的反应很差，血浆渗透压低，因此选用渗透性利尿药甘露醇利尿效果要优于其他利尿药，联合应用强心药和袢利尿药。甘露醇 100 ～ 250mL 需缓慢静滴，一般控制在 2 ～ 3h 内静滴，并在输注到一半时应用强心药（毛花苷 C），10 ～ 20min 后根据患者情况静脉注射呋塞米 100 ～ 200mg。

真性低钠血症利尿药的效果很差。应当采用联合应用大剂量袢利尿药和输注小剂量高渗盐水的治疗方法。补钠的量可以参照补钠公式计算。

补钠量（g）=（142mmol/L - 实测血清钠）×0.55× 体重（kg）/17

根据临床情况，一般第 1d 输入补充钠盐量的 1/4 ~ 1/3，根据患者的耐受程度及血清钠的水平决定下次补盐量。具体方案 1.4% ~ 3.0% 的高渗盐水 150mL，30min 内快速输入，如果尿量增多，应注意静脉给予 10% KCl 20 ~ 40mL/d，以预防低钾血症。入液量为 1 000mL，每天测定患者体重、24h 尿量、血电解质和尿的实验室指标。严密观察心肺功能等病情变化，以调节剂量和滴速，一般以分次补给为宜。

③低镁血症：有症状的低镁血症：口服 2 ~ 4mmol/kg 体重，每 8 ~ 24h 服 1 次。补镁的过程中应注意不要太快，如过快会超过肾阈值，导致镁从尿液排出。无症状者亦应口服补充。不能口服时，也可用 50% 硫酸镁 20mL 溶于 50% 葡萄糖 1 000mL 静滴，缓慢滴注。通常需连续应用 3 ~ 5d 才能纠正低镁血症。

④高钾血症：出现高钾血症时，应立即停用保钾利尿药，纠正酸中毒；静注葡萄糖酸钙剂对抗高钾对心肌传导的作用，这种作用是快速而短暂的，一般数分钟起作用，但只维持不足 1h。如 ECG 改变持续存在，5min 后再次应用。为了增加钾向细胞内的转移，应用胰岛素 10U 加入 50% 葡萄糖 50mL 静滴可在 10 ~ 20min 内降低血钾，此作用可持续 4 ~ 6h；应用袢利尿药以增加钾的肾排出；肾功能不全的严重高血钾（>7mmol/L）患者应当立即给予透析治疗。

（七）潜在的并发症：洋地黄中毒

1. 相关因素　与洋地黄类药物使用过量、低血钾等因素有关。

2. 临床表现　具体如下。

（1）胃肠道反应：一般较轻，常见食欲缺乏、恶心、呕吐、腹泻、腹痛。

（2）心律失常：服用洋地黄过程中，心律突然转变，是诊断洋地黄中毒的重要依据。如心率突然显著减慢或加速，心律由不规则转为规则，或由规则转为有特殊规律的不规则。洋地黄中毒的特征性心律失常有：多源性室性期前收缩呈二联律，特别是发生在心房颤动基础上；心房颤动伴完全性房室传导阻滞与房室结性心律；心房颤动伴加速的交接性自主心律呈干扰性房室分离；心房颤动频发交界性逸搏或短阵交界性心律；室上性心动过速伴房室传导阻滞；双向性交界性或室性心动过速和双重性心动过速。洋地黄引起的不同程度的窦房和房室传导阻滞也颇常见。应用洋地黄过程中出现室上性心动过速伴房室传导阻滞是洋地黄中毒的特征性表现。

（3）神经系统表现：可有头痛、失眠、忧郁、眩晕，甚至神志错乱。

（4）视觉改变：可出现黄视或绿视以及复视。

（5）血清地高辛浓度 > 2.0ng/mL。

3. 护理措施　如下所述。

（1）遵医嘱正确给予洋地黄类药物。

（2）熟悉洋地黄药物使用的适应证、禁忌证和中毒反应，若用药前心率 < 60 次 /min，禁止给药。

用药适应证：心功能 Ⅱ 级以上各种心力衰竭，除非有禁忌证，心功能 Ⅲ、Ⅳ 级收缩性心力衰竭，窦性心律的心力衰竭。

用药禁忌证：预激综合征并心房颤动，二度或三度房室传导阻滞，病态窦房结综合征无起搏器保护者，低血钾。

洋地黄中毒敏感人群：老年人；急性心肌梗死心肌炎、肺心病、重度心力衰竭；肝、肾功能不全；低钾血症、贫血、甲状腺功能减退症。

使地高辛浓度升高的药物：奎尼丁、胺碘酮、维拉帕米。

（3）了解静脉使用毛花苷 C 的注意事项：需稀释后才能使用，成人静脉注射毛花苷 C 洋地黄化负荷剂量为 0.8mg，首次给药 0.2mg 或 0.4mg 稀释后静脉推注，每隔 2 ~ 4h 可追加 0.2mg，24h 内总剂量不宜超过 0.8 ~ 1.2mg。对于易于发生洋地黄中毒者及 24h 内用过洋地黄类药物者应根据情况酌情减量或减半量给药。推注时间一般 15 ~ 20min，推注过程中密切观察患者心律和心率的变化，一旦心律出现房室传导阻滞、长间歇，心率 <60 次 /min，均应立即停止给药，并通知医生。

（4）注意观察患者有无洋地黄中毒反应的发生。

（5）一旦发生洋地黄中毒，及时处理洋地黄制剂的毒性反应：①临床中毒患者立即停药，同时停用排钾性利尿药，重者内服不久时立即用温水、浓茶或1∶2 000高锰酸钾溶液洗胃，用硫酸镁导泻。②内服通用解毒药或鞣酸蛋白3～5g。③发生少量期前收缩或短阵二联律时可口服10%氯化钾液10～20mL，每日3～4次，片剂有发生小肠炎、出血或肠梗阻的可能，故不宜用。如中毒较重，出现频发的异位搏动，伴心动过速、室性心律失常时，可静脉滴注氯化钾，注意用钾安全。④如有重度房室传导阻滞、窦性心动过缓、窦房阻滞、窦性停搏、心室率缓慢的心房颤动及交界性逸搏心律等，根据病情轻重酌情采用硫酸阿托品静脉滴注、静脉注射或皮下注射。⑤当出现洋地黄引起的各种快速心律失常时如伴有房室传导阻滞的房性心动过速和室性期前收缩等患者，苯妥英钠可称为安全有效的良好药物，可用250mg稀释于20mL的注射用水或生理盐水中（因为强碱性，不宜用葡萄糖液稀释），于5～15min内注射完，待转为窦性心律后，用口服法维持，每次0.1g，每日3～4次。⑥出现急性快速型室性心律失常，如频发室性期前收缩、室性心动过速、心室扑动及心室颤动等，可用利多卡因50～100mg溶于10%葡萄糖溶液20mL，在5min内缓慢静脉注入，若无效可取低限剂量重复数次，间隔20min，总量不超过300mg，心律失常控制后，继以1～3mg/min静脉滴注维持。

除上述方法外，电起搏对洋地黄中毒诱发的室上性心动过速和引起的完全性房室传导阻滞且伴有阿－斯综合征者是有效而适宜的方法。前者利用人工心脏起搏器发出的电脉冲频率，超过或接近心脏的异位频率，通过超速抑制而控制异位心律；后者是采用按需型人工心脏起搏器进行暂时性右室起搏。为避免起搏电极刺激诱发严重心律失常，应同时合用苯妥英钠或利多卡因。

（八）焦虑

1. 相关因素　与疾病的影响、对治疗及预后缺乏信心、对死亡的恐惧有关。
2. 临床表现　精神萎靡、消沉、失望；容易激动；夜间难以入睡；治疗、护理欠合作。
3. 护理措施　如下所述。
（1）患者出现呼吸困难、胸闷等不适时，守候患者身旁，给患者以安全感。
（2）耐心解答患者提出的问题，给予健康指导。
（3）与患者和家属建立融洽关系，避免精神应激，护理操作要细致、耐心。
（4）尽量减少外界压力刺激，创造轻松和谐的气氛。
（5）提供有关治疗信息，介绍治疗成功的病例，注意正面效果，使患者树立信心。
（6）必要时寻找合适的支持系统，如单位领导和家属对患者进行安慰和关心。

五、健康教育

（一）心理指导

急性心力衰竭发作时，患者因不适而烦躁。护士要以亲切语言安慰患者，告知患者尽量做缓慢深呼吸，采取放松疗法，稳定情绪，配合治疗及护理，才能很快缓解症状。长期反复发病患者，须保持情绪稳定，避免焦虑、抑郁、紧张及过度兴奋，以免诱发心力衰竭。

（二）饮食指导

（1）提供令人愉快、舒畅的进餐环境，避免进餐时间进行治疗。饮食宜少食多餐、不宜过饱，在食欲最佳的时间进食，宜进食易消化、营养丰富的食物。控制钠盐的摄入，每日摄入食盐5g以下。对使用利尿药患者，由于在使用利尿药的同时，常伴有体内电解质的排出，容易出现低血钾、低血钠等电解质紊乱，并容易诱发心律失常、洋地黄中毒等，可指导患者多食香蕉、菠菜、苹果、橙子等含钾高的食物。

（2）适当控制主食和含糖零食，多吃粗粮、杂粮，如玉米、小米、荞麦等；禽肉、鱼类，以及核桃仁、花生、葵花子等硬果类含不饱和脂肪酸较多，可多用；多食蔬菜和水果，不限量，尤其是超体重者，更应多选用带色蔬菜，如菠菜、油菜、番茄、茄子和带酸味的新鲜水果，如苹果、橘子、山楂，提倡吃新鲜蔬菜；多用豆油、花生油、菜油及香油等植物油；蛋白质按2g/kg供给，蛋白尽量多用黄豆及其制品，如豆腐、豆干、百叶等，其他如绿豆、赤豆。

（3）禁忌食物：限制精制糖，包括蔗糖、果糖、蜂蜜等单糖类；最好忌烟酒，忌刺激性食物及调味品，忌油煎、油炸等烹调方法；少用猪油、黄油等动物油烹调；禁用动物脂肪高的食物，如猪肉、牛肉、羊肉及含胆固醇高的动物内脏、动物脂肪、蛋黄等；食盐不宜多用，每天 2 ~ 4g；含钠味精也应适量限用。

（三）作息指导

减少干扰，为患者提供休息的环境，保证睡眠时间。有呼吸困难者，协助患者采取适当的体位。教会患者放松疗法如局部按摩、缓慢有节奏的呼吸或深呼吸等。根据不同的心功能状态采取不同的活动量。在患者活动耐力许可范围内，鼓励患者尽可能生活自理。教会患者保存体力，减少氧耗的技巧，在较长时间活动中穿插休息，日常用品放在易取放位置。部分自理活动可坐着进行，如刷牙、洗脸等。心力衰竭症状改善后增加活动量时，首先是增加活动时间和频率，然后才考虑增加运动强度。运动方式可采取半坐卧、坐起、床边摆动肢体、床边站立、室内活动、短距离步行。

（四）出院指导

（1）避免诱发因素，气候转凉时及时添加衣服，预防感冒。

（2）合理休息，体力劳动不要过重，适当的体育锻炼以提高活动耐力。

（3）进食富含维生素、粗纤维食物，保持大便通畅。少量多餐，避免过饱。

（4）强调正确按医嘱服药，不随意减药或撤换药的重要性。

（5）定期门诊随访，防止病情发展。

第二节　高血压

高血压是一种以动脉压升高为主要特征，同时伴有心、脑、肾、血管等靶器官功能性或器质性损害以及代谢改变的全身性疾病。我国目前采用的高血压诊断标准是《2005 年中国高血压诊治指南》，是在未用抗高血压药情况下，收缩压 ≥ 140mmHg 和（或）舒张压 ≥ 90mmHg，按血压水平将高血压分为 3 级。收缩压 ≥ 140mmHg 和舒张压 <90mmHg 单列为单纯性收缩期高血压。患者既往有高血压史，目前正在用抗高血压药，血压虽然低于 140/90mmHg，亦应该诊断为高血压见表 2-1。

表 2-1　高血压诊断标准

类别	收缩压（mmHg）	舒张压（mmHg）
正常血压	＜ 120	＜ 80
正常高值	120 ~ 139	80 ~ 89
高血压	≥ 140	≥ 90
1 级高血压（轻度）	140 ~ 159	90 ~ 99
2 级高血压（中度）	160 ~ 179	100 ~ 109
3 级高血压（重度）	≥ 180	≥ 110
单纯收缩期高血压	≥ 140	＜ 90

注：若患者的收缩压与舒张压分属不同的级别时，则以较高的分级为准。单纯收缩期高血压也可按照收缩压水平分为 1、2、3 级。

临床上高血压见于两类疾病，第一类为原发性高血压，又称高血压病，是一种以血压升高为主要临床表现而病因尚不明确的独立疾病（占所有高血压病患者的 90% 以上）。第二类为继发性高血压，又称症状性高血压，在这类疾病中病因明确，高血压是该种疾病的临床表现之一，血压可暂时性或持续性升高，如继发于急慢性肾小球肾炎、肾动脉狭窄等肾疾病之后的肾性高血压；继发于嗜络细胞瘤等内分泌疾病之后的内分泌性高血压；继发于脑瘤等疾病之后的神经源性高血压等。下面主要介绍原发性高血压。

一、病因和发病机制

（一）病因

高血压的病因尚未完全明了，可能与下列因素有关。

（1）遗传因素：调查表明，60% 左右的高血压病患者均有家族史，但遗传的方式未明。某些学者认为属单基因常染色体显性遗传，但也有学者认为属多基因遗传。

（2）环境因素：包括饮食习惯（如饮食中热能过高以至肥胖或超重，高盐饮食等）、职业、噪声、吸烟、气候改变、微量元素摄入不足和水质硬度等。

（3）神经精神因素：缺少运动或体力活动，精神紧张或情绪创伤与本病的发生有一定的关系。

（二）发病机制

有关高血压的发病原理的学说较多，包括精神神经源学说、内分泌学说、肾源学说、遗传学说以及钠盐摄入过多学说等。各种学说各有其根据，综合起来认为高级神经中枢功能失调在发病中占主导地位，体液、内分泌因素、肾脏以及钠盐摄入过多也参与本病的发病过程。

外界环境的不良刺激以及某些不利的内在因素，引起剧烈、反复、长时间的精神紧张和情绪波动，导致大脑皮质功能障碍和下丘脑神经内分泌中枢功能失调。由此可通过下列几条途径促使周围小动脉痉挛，进而形成高血压：①皮质下血管舒缩中枢形成了以血管收缩神经冲动占优势的兴奋灶，引起细小动脉痉挛，外周血管阻力增加，血压增高。②大脑皮质功能失调可引起神经垂体释放更多的血管升压素，后者可直接引起小动脉痉挛，也可通过肾素－醛固酮系统，引起钠潴留，进一步促使小动脉痉挛。③大脑皮质功能失调也可引起垂体前叶促肾上腺皮质激素（ACTH）和肾上腺皮质激素分泌增加，促使钠潴留。④大脑皮质功能失调还可引起肾上腺髓质激素分泌增多，后者可直接引起小动脉痉挛，也可通过增加心排血量进一步加重高血压。

二、临床表现

（一）一般表现

大多数的高血压患者在血压升高早期仅有轻微的自觉症状，如头痛、头晕、失眠、耳鸣、烦躁、工作和学习精力不易集中，容易出现疲劳等。

（二）并发症

疼痛或出现颈背部肌肉酸痛紧张感。血压持久升高可导致心、脑、肾、血管等靶器官受损的表现。当出现心慌、气促、胸闷、心前区疼痛时表明心脏已受累；出现尿频、多尿、尿液清淡时表明肾脏受累；如果高血压患者突然出现神志不清、呼吸深沉不规则、大小便失禁等提示可能发生脑出血；如果是逐渐出现一侧肢体活动不利、麻木甚至麻痹应当怀疑是否有脑血栓的形成。

（三）高血压危险度分层

据心血管危险因素和靶器官受损的情况分层如下。

（1）低危组：男性年龄 <55 岁、女性年龄 <65 岁，高血压 1 级、无其他危险因素者，属低危组。典型情况下，10 年随访中患者发生主要心血管事件的危险 <15%。

（2）中危组：高血压 2 级或 1 ~ 2 级同时有 1 ~ 2 个危险因素，患者应否给予药物治疗，开始药物治疗前应经多长时间的观察，医生需予十分缜密的判断。典型情况下，该组患者随后 10 年内发生主要心血管事件的风险增加 15% ~ 20%，若患者属高血压 1 级，兼有 1 种危险因素，10 年内发生心血管事件风险约增加 15%。

（3）高危组：高血压水平属 1 级或 2 级，兼有 3 种或更多危险因素、兼患糖尿病或靶器官损害或高血压水平属 3 级但无其他危险因素患者属高危组。典型情况下，他们随后 10 年间发生主要心血管事件的风险增加 20% ~ 30%。

（4）很高危组：高血压 3 级同时有 1 种以上危险因素或兼患糖尿病或靶器官损害，或高血压 1 ~ 3

级并有临床相关疾病。典型情况下，随后 10 年间发生主要心血管事件的危险 ≥ 30%，应迅速开始最积极的治疗。

（四）几种特殊高血压类型

1. 高血压危象　在高血压疾病发展过程中，因为劳累、紧张、精神创伤、寒冷所诱发，出现烦躁不安、心慌、多汗、手足发抖、面色苍白、异常兴奋等临床表现，可伴有心绞痛、心力衰竭，也可伴有高血压脑病的临床表现。血压升高以收缩压升高为主，往往收缩压 >200mmHg。

2. 高血压脑病　在高血压疾病发展过程中，因为劳累、紧张、情绪激动等诱发，急性脑血液循环障碍，引起脑水肿和颅内压增高，出现头痛、呕吐、烦躁不安、心跳慢、视物模糊、意识障碍甚至昏迷等临床表现。血压升高以舒张压升高为主，往往舒张压 >120mmHg。

3. 恶性高血压　又称急进性高血压，是指舒张压和收缩压均显著增高，病情进展迅速，常伴有视网膜病变，多见于青年人，常常出现头晕、头痛、视物模糊、心慌、气短、体重减轻等临床表现，舒张压常 >130mmHg，易并发心、脑、肾等重要脏器的严重并发症，短时间内可因肾衰竭而死亡。

三、治疗

（一）药物治疗

临床上常用的降压药物主要有 6 大类：利尿药、α 受体阻滞药、钙通道阻滞药（CCBs）、血管紧张素转换酶抑制药（ACEI）、β 受体阻断药以及血管紧张素 II 受体拮抗药（ARBs）。临床试验结果证实几种降血压药物，均能减少高血压并发症。

1. 治疗目标　抗高血压治疗的最终目标是减少心血管和肾脏疾病的发病率和病死率。多数高血压患者，特别是 50 岁以上者 SBP 达标时，DBP 也会达标，治疗重点应放在 SBP 达标上。普通高血压患者降至 140/90mmHg 以下，糖尿病、肾病等高危患者降压目标是 <130/80mmHg 以下，老年高血压患者的收缩压降至 150mmHg 以下。

需要说明的是，降压目标是 140/90mmHg 以下，而不仅仅是达到 140/90mmHg。如患者耐受，还可进一步降低，如对年轻高血压患者可降至 130/80mmHg 或 120/80mmHg。

2. 治疗原则　高血压的治疗应全面考虑患者的血压升高水平、并存的危险因素、临床情况，以及靶器官损害，确定合理的治疗方案。对不同危险等级的高血压患者应采用不同的治疗原则。选择抗高血压药物时应考虑对其他伴随疾病存在有利和不利的影响。

（1）潜在的有利影响：噻嗪类利尿药有助于延缓骨质疏松患者的矿物质脱失。β 受体阻断药可治疗心房快速房性心律失常或心房颤动、偏头痛、甲状腺功能亢进（短期应用）、特发性震颤或手术期高血压。CCBs 治疗雷诺综合征和某些心律失常。α 受体阻断药可治疗前列腺疾病。

（2）潜在的不利影响：噻嗪类利尿药慎用于痛风或有明显低钠血症史的患者。β 受体阻滞药禁用于哮喘、反应性气道疾病、二度或三度心脏传导阻滞。ACEI 和 ARBs 不适于准备怀孕的妇女，禁用于孕妇。ACEI 不适于有血管性水肿病史的患者。醛固酮拮抗药和保钾利尿药会导致高钾血症，应避免用于服药前血清钾超过 5.0mmol/L 的患者。

3. 治疗的有效措施　包括以下几点。

（1）降低高血压患者的血压水平是预防脑卒中及冠心病的根本，只要降低高血压患者的血压水平，就对患者有益处。

（2）由于大多数高血压患者需要两种或以上药物联合应用才能达到目标血压，故提倡小剂量降压药的联合应用或固定剂量复方制剂的应用。

（3）利尿药、β 受体阻滞药、ACE 抑制药、钙通道阻滞药、血管紧张素受体拮抗药及小剂量复方制剂均可作为初始或维持治疗高血压的药物。

（4）推荐应用每日口服 1 次，降压效果维持 24h 的降压药，强调长期有规律的抗高血压治疗，达到有效、平稳、长期控制的要求。

（二）非药物治疗

非药物治疗是高血压的基础治疗，主要通过改善不合理的生活方式，减低危险因素水平，进而使血压水平下降。对1级高血压患者，仅通过非药物治疗就有可能使血压降至正常水平。对于必须接受药物治疗的2、3级高血压患者，非药物治疗可以提高药物疗效，减少药物用量，从而降低药物的不良反应，减少治疗费用（表2-2）。

表2-2 防治高血压的非药物措施

措施	目标	收缩压下降范围
减重	减少热量，膳食平衡。增加运动，BMI保持20～24Kg/m²	5～20mmHg/减重10Kg
膳食限盐	北方首先将每人每日平均食盐降至8g，以后再降至6g，南方可控制在6g以下	2～8mmHg
减少膳食脂肪	总脂肪<总热量的30%，饱和脂肪<10%，增加新鲜蔬菜每日400～500g，水果100g，肉类50～100g，鱼虾类50g，蛋类每周3～4枚，奶类每日250g，每日食油20～25g，少食糖类和甜食	—
增加及保持适当体力活动	一般每周运动3～5次，每次持续20～60min。如运动后自我感觉良好，且保持理想体重，则表明运动量和运动方式会话	4～9mmHg
保持乐观心态，提高应激能力	通过宣教和咨询，提高人群自我防病能力。提倡选择适合个体的体育，绘画等文化活动，增加老年人社交机会，提高生活质量	—
戒烟、限酒	不吸烟；不提倡喝酒，如饮酒，男性每日饮酒精量不超过25g，即葡萄酒小于100～150mL（相当于2～3两），或啤酒小于250～300mL（相当于0.5～1斤），或白酒小于250～50mL（相当于0.5～1两）；女性则减半量，孕妇不饮酒。不提倡饮高度烈性酒。高血压及心脑血管病患者应尽量戒酒。	2～4mmHg

注：BMI: 体重指数＝体重／身高²（kg/m²）。

（三）特殊人群高血压治疗方案

1. 老年高血压　65岁以上的老年人中2/3以上有高血压，老年人降压治疗强调平缓降压，应给予长效制剂，对可耐受者应尽可能降至140/90mmHg以下，但舒张压不宜低于60mmHg，否则是预后不佳的危险因素。

2. 糖尿病　常并发血脂异常、直立性低血压、肾功能不全、冠心病，选择降压药应兼顾或至少不加重这些异常。

3. 冠心病　高血压并发冠心病的患者发生再次梗死或猝死的机会要高于不合并高血压的冠心病患者，它们均与高血压有直接关系，应积极治疗。研究显示，伴有冠心病的高血压患者，不论选用β受体阻滞药还是钙通道阻滞药，作为控制血压的一线药物，最后结果是一样的。

4. 脑血管病　对于病情稳定的非急性期脑血管病患者，血压水平应控制在140/90mmHg以下。急性期脑血管病患者另作别论。

5. 肾脏损害　血肌酐<221μmol/L，首选ACEI，因其对减少蛋白尿及延缓肾病变的进展有利；血肌酐>265μmol/L应停用ACEI，可选择钙通道阻滞药、α受体阻滞药、β受体阻滞药。伴有肾脏损害或有蛋白尿的患者（24h蛋白尿>1g），控制血压宜更严格。

6. 妊娠高血压　因妊娠早期的血管扩张作用，在妊娠20周前，轻度高血压的患者不需药物治疗，从16周至分娩通常使用的较为安全的药物包括：甲基多巴、β受体阻滞药、肼屈嗪（短期），降低所有的心血管危险因素，须停止吸烟。改变生活方式产生的效果与量和时间有关，某些人的效果更好。

四、高血压病常见护理问题

（一）疼痛：头痛

1. 相关因素　与血压升高有关。

2. 临床表现　头部疼痛。

3. 护理措施　如下所述。

（1）评估患者头痛的情况，如头痛程度（长海痛尺）、持续时间、是否伴有恶心、呕吐、视物模糊等伴随症状。

（2）尽量减少或避免引起或加重头痛的因素，保持病室环境安静，减少探视，护理人员做到操作轻、说话轻、走路轻、关门轻，保证患者有充足的睡眠。

（3）向患者讲解引起头痛的原因，嘱患者合理安排工作和休息，避免劳累、精神紧张、情绪激动等，戒烟、酒。

（4）指导患者放松的技巧，如听轻音乐、缓慢呼吸等。

（5）告知患者控制血压稳定和坚持长期、规律服药的重要性，加强患者的服药依从性。

（二）活动无耐力

1. 相关因素　与并发心力衰竭有关。

2. 临床表现　乏力，轻微活动后即感呼吸困难、无力等。

3. 护理措施　如下所述。

（1）告知患者引起乏力的原因，尽量减少增加心脏负担的因素，如剧烈活动等。

（2）评估患者心功能状态，评估患者活动情况，根据患者心功能情况制定合理的活动计划。督促患者坚持动静结合，循序渐进增加活动量。

（3）嘱患者一旦出现心慌、呼吸困难，胸闷等情况应立即停止活动，保证休息，并一次作为最大活动量的指征。

（三）有受伤的危险

1. 相关因素　与头晕、视物模糊有关。

2. 临床表现　头晕、眼花、视物模糊，严重时可出现晕厥。

3. 护理措施　如下所述。

（1）警惕急性低血压反应，避免剧烈运动、突然改变体位，改变体位时动作应缓慢，特别是夜间起床时；服药后不要站立太久，因为长时间的站立会使腿部血管扩张，血流增加，导致脑部供血不足；避免用过热的水洗澡，防止周围血管扩张导致晕厥。

（2）如出现晕厥、恶心、乏力时应立即平卧，头低足高位，促进静脉回流，增加脑部的血液供应。上厕所或外出应有人陪伴，若头晕严重应尽量卧床休息，在床上大小便。

（3）避免受伤，活动场所应灯光明亮，地面防滑，厕所安装扶手，房间应减少障碍物。

（4）密切检测血压的变化，避免血压过高或过低。

（四）执行治疗方案无效

1. 相关因素　与缺乏相应治疗知识和治疗长期性、复杂性有关。

2. 临床表现　不能遵医嘱按时服药。

3. 护理措施　如下所述。

（1）告知患者按时服药的重要性，不能血压正常时就自行停药。

（2）嘱患者定期门诊随访，监测血压控制情况。

（3）坚持服药的同时还要注意观察药物的不良反应，如使用利尿药时应注意监测血钾水平，防止低血钾；用 β 受体阻滞药应注意其抑制心肌收缩力、心动过缓、支气管痉挛、低血糖等不良反应；使用血管紧张素转换酶（ACE）抑制应注意其头晕、咳嗽、肾功能损害等不良反应。

（五）潜在并发症：高血压危重症

1. 相关因素　与血压短时间突然升高有关。

2. 临床表现　在高血压病病程中，患者血压显著升高，出现头痛、烦躁、心悸、气急、恶心、呕吐、视物模糊等。

3. 护理措施　如下所述。

（1）患者应进入加强监护室，绝对卧床休息，避免一切不良刺激，保证良好的休息环境。持续监测血压和尽快应用适合的降压药。

（2）安抚患者，做好心理护理，严密观察患者病情变化。

（3）迅速减压，静脉输注降压药，1h 使平均动脉血压迅速下降但不超过 25%，在以后的 2 ~ 6h 内血压降至 60（100 ~ 110）mmHg。血压过度降低可引起肾、脑或冠脉缺血。如果这样的血压水平可耐受和临床情况稳定，在以后 24 ~ 48h 逐步降低血压达到正常水平。

（4）急症常用降压药有硝普钠（静脉）、尼卡地平、乌拉地尔、二氮嗪、肼屈嗪、拉贝洛尔、艾司洛尔、酚妥拉明等。用药时注意效果以及有无不良反应，如静滴硝酸甘油等药物时应注意监测血压变化。

（5）向患者讲明遵医嘱按时服药，保证血压稳定的重要性，争取患者及家属的配合。

（6）告知患者如出现血压急剧升高、剧烈头痛。呕吐等不适应及时来院就诊。

（7）协助生活护理，勤巡视病房，勤询问患者的生活需要。

五、健康教育

高血压的健康教育就是根据文化、经济、环境和地理的差异，针对不同的目标人群采用多种形式进行信息的传播，公众教育应着重于宣传高血压的特点、原因和并发症的有关知识；它的可预防性和可治疗性，以及生活方式在高血压的预防和治疗中的作用。尤其应针对不同人群开展不同内容的健康教育。

（一）随访教育

1. 教育诊断　确定患者的目前行为状况、知识、技能水平和学习能力、态度和信念以及近期内患者首先要采取改变的问题。

2. 咨询指导　指导要具体化，行为改变从小量开始，多方面的参与支持，从各方面给患者持续的一致的正面的健康信息可加强患者行为的改变。要加强家庭和朋友的参与全体医务人员的参与。

3. 随访和监测　定期随访患者，及时评价和反馈，并继续设定下一步的目标，可使患者改变的行为巩固和持续下去。一旦开始应用抗高血压药物治疗，多数患者应每月随诊，调整用药直至达到目标血压。2 级高血压或有复杂并发症的患者应增加随访的次数。每年至少监测 1 或 2 次血钾和肌酐。如血压已达标并保持稳定，可每隔 3 ~ 6 个月随访 1 次。如有伴随疾病如心力衰竭；或并发其他疾病如糖尿病；或实验室检查的需要均会影响随诊的频率。其他的心血管危险因素也应达到相应的治疗目标，并大力提倡戒烟。由于未控制的高血压患者服用小剂量阿司匹林脑出血的危险增加，只有在血压控制的前提下，才提倡小剂量阿司匹林治疗。

（二）饮食指导

在利尿药及其他降压药问世以前，高血压的治疗主要以饮食为主，随着药物学的发展，饮食治疗逐渐降至次要地位。然而近年来关于高血压病病因和发病机制的研究又促进人们重新评价营养在本病防治中的重要作用。其主要原因是由于：第一，高血压病作为一种常见病，其发生与环境因素，特别是与营养因素密切相关；第二，现有的各种降压药物均有一定的不良反应，而营养治疗不仅具有一定的疗效，而且合乎生理，因此更适宜于大规模人群的防治。

1. 营养因素在高血压痛防治中的作用　如下所述。

（1）钠和钾的摄入与高血压病的发病和防治有关：首先，流行病学方面大量资料表明，高血压病的发病率与居民膳食中钠盐摄入量呈显著正相关；其次，临床观察发现，不少轻度高血压患者，只需中度限制钠盐摄入，即可使其血压降至正常范围。即使是重度或顽固性高血压病患者，低盐饮食也常可增加药物疗效，减少用药剂量。第三，动物实验表明，钠盐摄入过多可使小鸡和大鼠形成高血压，血压增高的程度与盐量成正比。进一步研究还表明，钠盐对血压的影响与遗传因素有关。通过近亲交配所产生的对盐敏感的大鼠，即使喂以钠盐不高的饲料，也可产生高血压。钠盐摄入过多引起高血压的机制尚未明了。据认为可能与细胞外液扩张，心排血量增加，组织过分灌注，以至造成周围血管阻力增加和血压增高。有人发现高血压患者小动脉中每单位干重所含钠盐较正常人为高，这可使动脉壁增厚，血管阻力增加，也可使血管的舒缩性发生改变。

钾不论动物实验或人体观察均提示其具有对抗钠所引起的不利作用。临床观察表明，氯化钾可使血压呈规律性下降，而氯化钠则可使之上升。

（2）水质硬度和微量元素：软水地区高血压的发病率较硬水地区为高，这可能与微量元素镉有关。动物实验已证明，镉可引起大鼠的高血压，而当用镉的螯合剂时则可使其逆转。上海市高血压病研究所发现不论健康人或高血压患者的血压增高与血中镉含量的对数呈正相关。锌具有对抗镉的作用，其含量降低可使血压升高。此外，也有报道提到镁对高血压患者有扩张血管作用，能使大多数类型患者的心排血量增加。

（3）其他因素：包括热能、蛋白质、糖类和脂肪等也与本病的发生和防治有一定的关系。

2. 防治措施 具体如下。

（1）限制钠盐摄入：健康成人每天钠的需要量仅为200mg（相当于0.5g食盐）。WHO建议每人每日食盐量不超过6g。我国膳食中约80%的钠来自烹调或含盐高的腌制品，因此限盐首先要减少烹调用盐及含盐高的调料，少食各种咸菜及盐腌食品。根据WHO的建议，北方居民应减少日常用盐一半，南方居民减少1/3。

（2）减少膳食脂肪，补充适量优质蛋白质：有流行病学资料显示，即使不减少膳食中的钠和不减重，如果将膳食脂肪控制在总热量25%以下，P/S比值维持在1，连续40d可使男性SBP和DBP下降12%，女性下降5%。有研究表明每周吃鱼4次以上与吃鱼最少的相比，冠心病发病率减少28%。

建议改善动物性食物结构，减少含脂肪高的猪肉，增加含蛋白质较高而脂肪较少的禽类及鱼类。蛋白质占总热量15%左右，动物蛋白占总蛋白质20%。蛋白质质量依次为：奶、蛋；鱼、虾；鸡、鸭；猪、牛、羊肉；植物蛋白，其中豆类最好。

（3）注意补充钾和钙：研究资料表明钾与血压呈明显负相关，中国膳食低钾、低钙，因此要增加含钾多、含钙高的食物，如绿叶菜、鲜奶、豆类制品等。这一点在使用利尿药，特别是当血钾含量偏低时尤为重要。

（4）多吃蔬菜和水果：增加蔬菜或水果摄入，减少脂肪摄入可使SBP和DBP有所下降。素食者比肉食者有较低的血压，其降压的作用可能基于水果、蔬菜、食物纤维和低脂肪的综合作用。人类饮食应以素食为主，适当肉量最理想。

（5）限制饮酒：尽管有研究表明非常少量饮酒可能减少冠心病发病的危险，但是饮酒和血压水平及高血压患病率之间却呈线性相关，大量饮酒可诱发心脑血管事件发作。因此不提倡用少量饮酒预防冠心病，提倡高血压患者应戒酒，因饮酒可增加服用降压药物的耐药性。如饮酒，建议每日饮酒量应为少量，男性饮酒的酒精不超过25g，即葡萄酒<100～150mL，或啤酒<250～500mL，或白酒<25～50mL；女性则减半量，孕妇不饮酒。不提倡饮高度烈性酒。WHO对酒的新建议是越少越好。

（三）心理护理

1. 评估患者 通过问诊了解患者的家庭、社会、文化状况及行为，分析患者的心理，向患者解释造成高血压病最主要的原因及疾病的转归，再向患者说明高血压病可以控制，甚至可以治愈，从而以增强患者战胜疾病的信心。

2. 克服心理障碍 针对中年高血压患者存在的不良心理进行施护。麻痹大意心理：自以为年轻、身强力壮，采取无所谓的态度。针对这种心理首先要唤起患者对疾病的重视，使之认识到防治高血压病的重要性，在调养方法和注意事项上给予正确的引导，使之配合医师治疗，同时给患者制定个体化健康教育计划，并调动家属参与治疗活动，配合医护完成治疗任务，使之早日康复；焦虑、紧张、恐惧心理：

一些患者，认为得了高血压病就是终身疾病，而且还会得心脑血管病，于是，久而久之产生焦虑恐惧心理。采取的措施是暗示诱导，应诱导患者使其注意力从一个客体转移到另一个客体，从而打破原来心理上存在的恶性循环，保持乐观情绪，轻松愉快地接受治疗，以达到防病治病的目的。

（四）正确测量血压

血压测量是诊断高血压及评估其严重程度的主要手段，目前主要用以下 3 种方法：

1. 诊所血压 是目前临床诊断高血压和分级的标准方法，由医护人员在标准条件下按统一的规范进行测量。具体要求如下：

（1）选择符合计量标准的水银柱血压计或者经国际标准（BHS 和 AAMD）检验合格的电子血压计进行测量。

（2）使用大小合适的袖带，袖带气囊至少应包裹 80% 上臂。大多数人的臂围 25 ~ 35cm，应使用长 35cm、宽 12 ~ 13cm 规格气囊的袖带；肥胖者或臂围大者应使用大规格袖带；儿童使用小规格袖带。

（3）被测量者至少安静休息 5min，在测量前 30min 内禁止吸烟或饮咖啡，排空膀胱。

（4）被测量者取坐位，最好坐靠背椅，裸露右上臂，上臂与心脏处在同一水平。如果怀疑外周血管病，首次就诊时应测量左、右上臂血压。特殊情况下可以取卧位或站立位。老年人、糖尿病患者及出现直立性低血压情况者，应加测直立位血压。直立位血压应在卧位改为直立位后 1min 和 5min 时测量。

（5）将袖带缚于被测者的上臂，袖带的下缘应在肘弯上 2.5cm，松紧适宜。将听诊器探头置于肱动脉搏动处。

（6）测量时快速充气，使气囊内压力达到桡动脉搏动消失后再升高 30mmHg（4.0kPa），然后以恒定的速率（2 ~ 6mmHg/s）缓慢放气。在心率缓慢者，放气速率应更慢些。获得舒张压读数后，快速放气至零。

（7）在放气过程中仔细听取柯氏音，观察柯氏音第Ⅰ时相（第一音）和第Ⅴ时相（消失音）水银柱凸面的垂直高度。收缩压读数取柯氏音第Ⅰ时相，舒张压读数取柯氏音第Ⅴ时相。<12 岁儿童、妊娠妇女、严重贫血、甲状腺功能亢进、主动脉瓣关闭不全及柯氏音不消失者，以柯氏音第Ⅳ时相（变音）定为舒张压。

（8）血压单位在临床使用时采用毫米汞柱（mmHg），在我国正式出版物中注明毫米汞柱与千帕斯卡（kPa）的换算关系，1mmHg =0.133kPa。

（9）应相隔 1 ~ 2min 重复测量，取 2 次读数的平均值记录。如果收缩压或舒张压的 2 次凑数相差 5mmHg 以上，应再次测量，取 3 次读数的平均值记录。

2. 自测血压 具体如下。

（1）对于评估血压水平及严重程度，评价降压效应，改善治疗依从性，增强治疗的主动参与，自测血压具有独特优点。且无白大衣效应，可重复性较好。目前，患者家庭自测血压在评价血压水平和指导降压治疗上已经成为诊所血压的重要补充。然而，对于精神焦虑或根据血压读数常自行改变治疗方案的患者，不建议自测血压。

（2）推荐使用符合国际标准的上臂式全自动或半自动电子血压计，正常上限参考值为 135/85mmHg。应注意患者向医生报告自测血压数据时可能有主观选择性，即报告偏差，患者有意或无意选择较高或较低的血压读数向医师报告，影响医师判断病情和修改治疗。有记忆存储数据功能的电子血压计可克服报告偏差。血压读数的报告方式可采用每周或每月的平均值。家庭自测血压低于诊所血压，家庭自测血压 135/85mmHg 相当于诊所血压 140/90mmHg。对血压正常的人建议定期测量血压（20 ~ 29 岁，每 2 年测 1 次；30 岁以上每年至少 1 次）。

3. 动态血压 具体如下。

（1）动态血压监测能提供日常活动和睡眠时血压的情况：动态血压监测提供评价在无靶器官损害的情况下（白大衣效应）高血压的可靠证据，也有助于评估明显耐药的患者，抗高血压药物引起的低血压综合征，阵发性高血压以及自主神经功能失调。动态血压测值常低于诊所血压测值。通常高血压患者清醒时血压 ≥ 135/85mmHg，睡眠时 ≥ 120/75mmHg。动态血压监测值与靶器官损害的相关性优于诊所血压。动态血压监测能提供血压升高占测量总数的百分比、整体血压负荷及睡眠时血压降低的程度。大多数人在夜间血压下降 10% ~ 20%，如果不存在这种血压下降现象，则其发生心血管事件的危险会增加。

（2）动态血压测量应使用符合国际标准的监测仪：动态血压的正常值推荐以下国内参考标准：24h 平均值 <130/80mmHg，白昼平均值 <135/85mmHg，夜间平均值 <125/75mmHg。正常情况下，夜间血压均值比白昼血压值低 10% ~ 15%。

（3）动态血压监测在临床上可用于诊断白大衣性高血压、隐蔽性高血压、顽固难治性高血压、发作性高血压或低血压，评估血压升高严重程度，但是目前主要仍用于临床研究，例如评估心血管调节机制、预后意义、新药或治疗方案疗效考核等，不能取代诊所血压测量。

（4）动态血压测量时应注意以下问题：①测量时间间隔应设定一般为每 30min 测 1 次。可根据需要而设定所需的时间间隔。②指导患者日常活动，避免剧烈运动。测血压时患者上臂要保持伸展和静止状态。③若首次检查由于伪迹较多而使读数 <80% 的预期值，应再次测量。④可根据 24h 平均血压，日间血压或夜间血压进行临床决策参考，但倾向于应用 24h 平均血压。

（五）适量运动

1. 运动的作用　运动除了可以促进血液循环，降低胆固醇的生成外，并能增强肌肉、骨骼，减少关节僵硬的发生，还能增加食欲，促进肠胃蠕动、预防便秘、改善睡眠。

2. 运动的形式　最好养成持续运动的习惯，对中老年人应包括有氧、伸展及增强肌力练习 3 类，具体项目可选择步行、慢跑、太极拳、门球、气功等。

3. 运动强度的控制　每个参加运动的人特别是中老年人和高血压患者在运动前最好了解一下自己的身体状况，以决定自己的运动种类、强度、频度和持续运动时间。运动强度必须因人而异，按科学锻炼的要求，常用运动强度指标可用运动时最大心率达到 180（或 170）减去年龄，如 50 岁的人运动心率为 120 ~ 130 次 /min，如果求精确则采用最大心率的 60% ~ 85% 作为运动适宜心率，需在医师指导下进行。运动频度一般要求每周 3 ~ 5 次，每次持续 20 ~ 60min 即可，可根据运动者身体状况和所选择的运动种类以及气候条件等而定。

（六）在医生指导下正确用药

1. 减药　高血压患者一般须终身治疗。患者经确诊为高血压后若自行停药，其血压（或迟或早）终将回复到治疗前水平。但患者的血压若长期控制，可以试图小心、逐步地减少服药数或剂量。尤其是认真地进行非药物治疗，密切地观察改进生活方式进度和效果的患者。患者在试行这种"逐步减药"时，应十分仔细地监测血压。

2. 记录　一般高血压病患者的治疗时间长达数十年，治疗方案会有多次变换，包括药物的选择。最好建议患者详细记录其用过的治疗药物及疗效。医生则更应为经手治疗的患者保存充分的记录，随时备用。

3. 剂量的调整　对大多数非重症或急症高血压，要寻找其最小有效耐受剂量药物，也不宜降压太快。故开始给小剂量药物，经 1 个月后，如疗效不够而不良反应少或可耐受，可增加剂量；如出现不良反应不能耐受，则改用另一类药物。随访期间血压的测量应在每天的同一时间，对重症高血压，须及早控制其血压，可以较早递增剂量和合并用药。随访时除患者主观感觉外，还要做必要的化验检查，以了解靶器官状况和有无药物不良反应。对于非重症或急症高血压，经治疗血压长期稳定达 1 年以上，可以考虑减少剂量，目的为减少药物的可能不良反应，但以不影响疗效为前提。

（1）选择针对性强的降血压药：降血压药物品种很多，个体差异很大，同一种药物不同的患者服用后的效果会因人而异。对医生开的降血压药，护理人员和患者必须了解药物的名称、作用、剂量、用法、不良反应等，并遵照医嘱按时服药。

（2）合适的剂量：一般由小剂量开始，逐渐调整到合适的剂量。晚上睡觉前的治疗剂量，尤其要偏小，因入睡后如果血压降得太低，则易出现脑动脉血栓形成。药品剂量不能忽大忽小，否则血压波动太大，会造成实质性脏器的损伤。

（3）不能急于求成：如血压降得太低，常会引起急性缺血性脑血管病和心脏缺血性疾病的发生。

（4）不要轻易中断治疗：应用降血压药过程中，症状改善后，仍需坚持长期服药，也不可随意减少剂量，必须听从医生的治疗安排。

（5）不宜频繁更换降血压药物：各种降血压药，在人体内的作用时间不尽相同，更换降血压药时，往往会引起血压的波动，换降血压药必须在医生指导下进行，不宜多种药合用，以避免药物不良反应。

（6）患痴呆症或意识不清的老人，护理人员必须协助服药，并帮助管理好药物，以免发生危险。

（7）注意观察不良反应，必要时，采取相应的防范措施。若患者突然出现头痛、多汗、恶心、呕吐、烦躁、心慌等症状，家人协助患者立即平卧抬高头部，用湿毛巾敷在头部；测量血压，若血压过高，应用硝苯地平嚼碎舌下含服等，以快速降血压；如果半小时后血压仍不下降，且症状明显，应立即去医院就诊。

第三节　心绞痛

心绞痛（angina pectoris）是冠状动脉供血不足，心肌急剧的、暂时的缺血与缺氧引起的综合征。其特点为阵发性的前胸压榨性疼痛感觉，主要位于胸骨后部，可放射至左上肢，常发生于劳累或情绪激动时，持续数分钟，休息或服用硝酸酯制剂后消失。本病多见于男性，多数患者在40岁以上，劳累、情绪激动、饱食、受寒、阴雨天气、急性循环衰竭等为常见的诱因。

一、病因

1. 基本病因　对心脏予以机械性刺激并不引起疼痛，但心肌缺血、缺氧则引起疼痛。当冠状动脉的"供血"与心肌的"需氧"出现矛盾，冠状动脉血流量不能满足心肌代谢需要时，引起心肌急剧的、暂时的缺血、缺氧时，将导致心绞痛。

2. 其他病因　除冠状动脉粥样硬化外，主动脉瓣狭窄或关闭不全、梅毒性主动脉炎、肥厚性心肌病、先天性冠状动脉畸形、风湿性冠状动脉炎，都可引起冠状动脉在心室舒张期充盈障碍，引发心绞痛。

二、临床表现与诊断

（一）临床表现

1. 症状和体征　具体如下。

（1）部位：典型心绞痛主要在胸骨体上段或中段之后，可波及心前区，有手掌大小范围，可放射至左肩、左上肢前内侧，达无名指和小指；不典型心绞痛疼痛可位于胸骨下段、左心前区或上腹部，放射至颈、下颌、左肩胛部或右前胸。

（2）性质：胸痛为压迫、发闷，或紧缩性，也可有烧灼感。发作时，患者往往不自觉地停止原来的活动，直至症状缓解。

（3）诱因：典型的心绞痛常在相似的条件下发生。以体力劳累为主，其次为情绪激动。登楼、平地快步走、饱餐后步行、逆风行走，甚至用力大便或将臂举过头部的轻微动作，暴露于寒冷环境、进冷饮、身体其他部位的疼痛，以及恐怖、紧张、发怒、烦恼等情绪变化，都可诱发。晨间痛阈低，轻微劳力如刷牙、剃须、步行即可引起发作；上午及下午痛阈提高，则较重的劳力亦可不诱发。

（4）时间：疼痛出现后常逐步加重，然后在3～5min内逐渐消失，一般在停止原活动后缓解。一般为1～15min，多数3～5min，偶可达30min的，可数天或数星期发作1次，亦可1d内发作多次。

（5）硝酸甘油的效应：舌下含有硝酸甘油片如有效，心绞痛应于1～2min内缓解，对卧位型心绞痛，硝酸甘油可能无效。在评定硝酸甘油的效应时，还要注意患者所用的药物是否已经失效或接近失效。

2. 体征　平时无异常体征，心绞痛发作时常见心律增快、血压升高、表情焦虑、皮肤冷或出汗，有时出现第四或第三奔马律。可有暂时性心尖部收缩期杂音，是乳头肌缺血以致功能失调引起二尖瓣关闭不全所致。

（二）诊断

1. 冠心病诊断　具体如下。

（1）据典型的发作特点和体征，含用硝酸甘油后缓解，结合年龄和存在冠心病易患因素，除外其他原因所致的心绞痛，一般即可建立诊断。

（2）心绞痛发作时心电图：绝大多数患者 ST 段压低 0.1mV（1mm）以上，T 波平坦或倒置（变异型心绞痛者则有关导联 ST 段抬高），发作过后数分钟内逐渐恢复。

（3）心电图无改变的患者可考虑做负荷试验：发作不典型者，诊断要依靠观察硝酸甘油的疗效和发作时心电图的改变；如仍不能确诊，可多次复查心电图、心电图负荷试验或 24h 动态心电图连续监测，如心电图出现阳性变化或负荷试验诱发心绞痛发作亦可确诊。

（4）诊断有困难者可考虑行选择性冠状动脉造影或做冠状动脉 CT: 考虑施行外科手术治疗者则必须行选择性冠状动脉造影。冠状动脉内超声检查可显示管壁的病变，对诊断可能更有帮助。

2. 近年对确诊心绞痛的患者主张进行仔细的分型诊断　根据世界卫生组织"缺血性心脏病的命名及诊断标准"，现将心绞痛做如下归类。

（1）劳累性心绞痛：是由运动或其他增加心肌需氧量的情况所诱发的心绞痛。包括 3 种类型。①稳定型劳累性心绞痛：简称稳定型心绞痛，亦称普通型心绞痛。是最常见的心绞痛。指由心肌缺血缺氧引起的典型心绞痛发作，其性质在 1～3 个月内并无改变。即每日和每周疼痛发作次数大致相同，诱发疼痛的劳累和情绪激动程度相同，每次发作疼痛的性质和疼痛部位无改变，用硝酸甘油后也在相同时间内发生疗效。②初发型劳累性心绞痛：简称初发型心绞痛。指患者过去未发生过心绞痛或心肌梗死，而现在发生由心肌缺血缺氧引起的心绞痛，时间尚在 1～2 个月内。有过稳定型心绞痛但已数月不发生心绞痛，再发生心绞痛未到 1 个月者也归入本型。③恶化型劳累性心绞痛：进行型心绞痛指原有稳定型心绞痛的患者，在 3 个月内疼痛的频率、程度、诱发因素经常变动，进行性恶化。可发展为心肌梗死与猝死。

（2）自发性心绞痛：心绞痛发作与心肌需氧量无明显关系，与劳累性心绞痛相比，疼痛持续时间一般较长，程度较重，且不易为硝酸甘油所缓解。包括 4 种类型：①卧位型心绞痛：在休息时或熟睡时发生的心绞痛，其发作时间较长，症状也较重，发作与体力活动或情绪激动无明显关系，常发生在半夜，偶尔在午睡或休息时发作。疼痛常剧烈难忍，患者烦躁不安、起床走动。硝酸甘油的疗效不明显或仅能暂时缓解。可能与夜梦、夜间血压降低或发生未被察觉的左心室衰竭，以致狭窄的冠状动脉远端心肌灌注不足；或平卧时静脉回流增加，心脏工作量增加，需氧增加等有关。②变异型心绞痛：本型患者心绞痛的性质、与卧位型心绞痛相似，也常在夜间发作，但发作时心电图表现不同，显示有关导联的 ST 段抬高而与之相对应的导联中则 ST 段压低。本型心绞痛是由于在冠状动脉狭窄的基础上，该支血管发生痉挛，引起一片心肌缺血所致。③中间综合征：亦称冠状动脉功能不全。指心肌缺血引起的心绞痛发作历时较长，达 30min 或 1h 以上，发作常在休息时或睡眠中发生，但心电图、放射性核素和血清学检查无心肌坏死的表现。本型疼痛其性质是介于心绞痛与心肌梗死之间，常是心肌梗死的前奏。④梗死后心绞痛：在急性心肌梗死后不久或数周后发生的心绞痛。由于供血的冠状动脉阻塞，发生心肌梗死，但心肌尚未完全坏死，一部分未坏死的心肌处于严重缺血状态下又发生疼痛，随时有再发生梗死的可能。

（3）混合性心绞痛：劳累性和自发性心绞痛混合出现，因冠状动脉的病变使冠状动脉血流储备固定地减少，同时又发生短暂的再减损所致，兼有劳累性和自发性心绞痛的临床表现。有人认为这种心绞痛在临床上实甚常见。

（4）不稳定型心绞痛：在临床上被广泛应用并被认为是稳定型劳累性心绞痛和心肌梗死和猝死之间的中间状态。它包括了除稳定型劳累性心绞痛外的上述所有了类型。其病理基础是在原有病变上发生冠状动脉内膜下出血、粥样硬化斑块破裂、血小板或纤维蛋白凝集、冠状动脉痉挛等除了没有诊断心肌梗死的明确的心电图和心肌酶谱变化外，目前应用的不稳定心绞痛的定义根据以下 3 个病史特征做出。①在相对稳定的劳累相关性心绞痛基础上出现逐渐增强的疼痛。②新出现的心绞痛（通常 1 个月内），由很轻度的劳力活动即可引起心绞痛。③在静息和很轻劳力时出现心绞痛。

三、治疗原则

预防：主要预防动脉粥样硬化的发生和发展。

治疗原则：改善冠状动脉的血供；减低心肌的耗氧；同时治疗动脉粥样硬化。

（一）发作时的治疗

（1）休息：发作时立刻休息，经休息后症状可缓解。

（2）药物治疗：应用作用较快硝酸酯制剂。

（3）在应用上述药物的同时，可考虑用镇静药。

（二）缓解期的治疗

系统治疗，清除诱因、注意休息、使用作用持久的抗动脉粥样硬化药物，以防心绞痛发作，可单独、交替或联合应用。宜尽量避免各种确知足以诱致发作的因素。调节饮食，特别是一次进食不应过饱；禁绝烟酒。调整日常生活与工作量；减轻精神负担；保持适当的体力活动，但以不致发生疼痛症状为度；一般不需卧床休息。

（三）其他治疗

低分子右旋糖酐或羟乙基淀粉注射液，作用为改善微循环的灌流，可用于心绞痛的频繁发作。抗凝药，如肝素；溶血栓药和抗血小板药可用于治疗不稳定型心绞痛。高压氧治疗增加全身的氧供应，可使顽固的心绞痛得到改善，但疗效不易巩固。体外反搏治疗可能增加冠状动脉的血供，也可考虑应用。兼有早期心力衰竭者，治疗心绞痛的同时宜用快速作用的洋地黄类制剂。

（四）外科手术治疗

主动脉 – 冠状动脉旁路移植手术（coronary artery bypass grafting，CABG）方法：取患者自身的大隐静脉或内乳动脉作为旁路移植材料。一端吻合在主动脉，另一端吻合在有病变的冠状动脉段的远端，引主动脉的血液以改善该冠状动脉所供血的心肌的血流量。

（五）经皮腔内冠状动脉成形术

经皮腔内冠状动脉成形术（percutaneous transluminal coronary angioplasty，PTCA）方法：冠状动脉造影后，针对相应病变，应用带球囊的心导管经周围动脉送到冠状动脉，在导引钢丝的指引下进入狭窄部位；向球囊内加压注入稀释的造影剂使之扩张，解除狭窄。

（六）其他冠状动脉介入性治疗

由于 PTCA 有较高的术后再狭窄发生率，近来采用一些其他成型方法如激光冠状动脉成形术（PTCLA）、冠状动脉斑块旋切术、冠状动脉斑块旋磨术、冠状动脉内支架安置等，期望降低再狭窄发生率。

（七）运动锻炼疗法

谨慎安排进度适宜的运动锻炼有助于促进侧支循环的发展，提高体力活动的耐受量，改善症状。

四、常见护理问题

（一）舒适的改变：心绞痛

1. 相关因素　与心肌急剧、短暂地缺血、缺氧，冠状动脉痉挛有关。

2. 临床表现　阵发性胸骨后疼痛。

3. 护理措施　如下所述。

（1）心绞痛发作时立即停止步行或工作，休息片刻即可缓解。根据疼痛发生的特点，评估心绞痛严重程度（表 2-3），制定相应活动计划。频发者或严重心绞痛者，严格限制体力活动，并绝对卧床休息。

（2）遵医嘱给予患者舌下含服硝酸甘油、吸氧，记录心电图，并通知医生。心绞痛频发或严重者遵医嘱使用硝酸甘油静脉微泵推注。由于此类药物能扩张头面部血管，有些患者使用后会出现颜面潮红、头痛等症状，应向患者说明。

表 2-3 劳累性心绞痛分级

心绞痛分级	表现
Ⅰ级：日常活动时无症状	较日常活动重的体力活动，如平地小跑步、快速或持重物上三楼、上陡坡等时引起心绞痛
Ⅱ级：日常活动稍受限制	一般体力活动，如常速步行 1.5～2km、上三楼、上坡等即引起心绞痛
Ⅲ级：日常活动明显受限	较日常活动轻的体力活动，如常速步行 0.5～1km、上二楼、上小坡等即引起心绞痛
Ⅳ级：任何体力活动均引起心绞痛	轻微体力活动（如在室内缓行）即引起心绞痛，严重者休息时亦发生心绞痛

（3）用药后动态观察患者胸痛变化情况，同时监测 ECG，必要时进行心电监测。

（4）告知患者在心绞痛发作时的应对技巧：一是立即停止活动；另一是立即含服硝酸甘油。向患者讲解含服硝酸甘油是因为舌下有丰富的静脉丛，吸收见效比口服硝酸甘油快。若疼痛持续 15min 以上不缓解，则有可能发生心肌梗死，需立即急诊就医。

（二）焦虑

1. 相关因素　与心绞痛反复频繁发作、疗效不理想有关。

2. 临床表现　睡眠不佳，缺乏自信心、思维混乱。

3. 护理措施　如下所述。

（1）向患者讲解心绞痛的治疗是一个长期过程，需要有毅力，鼓励其说出内心想法，针对其具体心理情况给予指导与帮助。

（2）心绞痛发作时，尽量陪伴患者，多与患者沟通，指导患者掌握心绞痛发作的有效应对措施。

（3）及时向患者分析讲解疾病好转信息，增强患者治疗信心。

（4）告知患者不良心理状况对疾病的负面影响，鼓励患者进行舒展身心的活动（如听音乐、看报纸）等活动，转移患者注意力。

（三）知识缺乏

1. 相关因素　与缺乏知识来源，认识能力有限有关。

2. 临床表现　患者不能说出心绞痛相关知识，不知如何避免相关因素。

3. 护理措施　如下所述。

（1）避免诱发心绞痛的相关因素：如情绪激动、饱食、焦虑不安等不良心理状态。

（2）告知患者心绞痛的症状为胸骨后疼痛，可放射至左臂、颈、胸，常为压迫或紧缩感。

（3）指导患者硝酸甘油使用注意事项。

（4）提供简单易懂的书面或影像资料，使患者了解自身疾病的相关知识。

五、健康教育

（一）心理指导

告知患者需保持良好心态，因精神紧张、情绪激动、饱食、焦虑不安等不良心理状态，可诱发和加重病情。患者常因不适而烦躁不安，且伴恐惧，此时鼓励患者表达感觉，告知尽量做深呼吸，放松情绪才能使疾病尽快消除。

（二）饮食指导

1. 减少饮食热能　控制体重少量多餐（每天 4～5 餐），晚餐尤应控制进食量，提倡饭后散步，切忌暴饮暴食，避免过饱；减少脂肪总量，限制饱和脂肪酸和胆固醇的摄入量，增加不饱和脂肪酸；限制单糖和双糖摄入量，供给适量的矿物质及维生素，戒烟戒酒。

2. 在食物选择方面，应适当控制主食和含糖零食　多吃粗粮、杂粮，如玉米、小米、荞麦等；禽肉、鱼类，以及核桃仁、花生、葵花子等硬果类含不饱和脂肪酸较多，可多食用；多食蔬菜和水果，不限量，尤其是超体重者，更应多选用带色蔬菜，如菠菜、油菜、番茄、茄子和带酸味的新鲜水果，如苹果、橘子、山楂，提倡吃新鲜泡菜；多用豆油、花生油、菜油及香油等植物油；蛋白质按劳动强度供给，冠心病患者蛋白质按 2g/kg 供给。尽量多食用黄豆及其制品，如豆腐、豆干、百叶等，其他如绿豆、赤豆也很好。

3. **禁忌食物** 忌烟、酒、咖啡以及辛辣的刺激性食品；少用猪油、黄油等动物油烹调；禁用动物脂肪高的食物，如猪肉、牛肉、羊肉及含胆固醇高的动物内脏、动物脂肪、脑髓、贝类、乌贼鱼、蛋黄等；食盐不宜多用，每天 2 ~ 4g；含钠味精也应适量限用。

（三）作息指导

制定固定的日常活动计划，避免劳累。避免突发性的劳力动作，尤其在较长时间休息以后。如凌晨起来后活动动作宜慢。心绞痛发作时，应停止所有活动，卧床休息。频发或严重心绞痛患者，严格限制体力活动，应绝对卧床休息。

（四）用药指导

1. **硝酸酯类** 硝酸甘油是缓解心绞痛的首选药。

（1）心绞痛发作时可用短效制剂 1 片舌下含化，1 ~ 2min 即开始起作用，持续半小时；勿吞服。如药物不易溶解，可轻轻嚼碎继续含化。

（2）应用硝酸酯类药物时可能出现头晕、头胀痛、头部跳动感、面红、心悸，继续用药数日后可自行消失。

（3）硝酸甘油应储存在棕褐色的密闭小玻璃瓶中，防止受热、受潮，使用时应注意有效期，每用 6 个月须更换药物。如果含服药物时无舌尖麻刺、烧灼感，说明药物已失效，不宜再使用。

（4）为避免直立性低血压所引起的晕厥，用药后患者应平卧片刻，必要时吸氧。长期反复应用会产生耐药性而效力降低，但停用 10d 以上，复用可恢复效力。

2. **长期服用 β 受体阻滞药者** 如使用阿替洛尔（氨酰心安）、美托洛尔（倍他乐克）时，应指导患者用药。

（1）不能随意突然停药或漏服，否则会引起心绞痛加重或心肌梗死。

（2）应在饭前服用，因食物能延缓此类药物吸收。

（3）用药过程中注意监测心率、血压、心电图等。

3. **钙通道阻滞药** 目前不主张使用短效制剂（如硝苯地平），以减少心肌耗氧量。

（五）特殊及行为指导

（1）寒冷刺激可诱发心绞痛发作，不宜用冷水洗脸，洗澡时注意水温及时间。外出应戴口罩或围巾。

（2）患者应随身携带心绞痛急救盒（内装硝酸甘油片）：心绞痛发作时，立即停止活动并休息，保持安静。及时使用硝酸甘油制剂，如片剂舌下含服，喷雾剂喷舌底 1 ~ 2 下，贴剂粘贴在心前区。如果自行用药后，心绞痛未缓解。应请求协助救护。

（3）有条件者可以氧气吸入，使用氧气时，避免明火。

（4）患者洗澡时应告诉家属，不宜在饱餐或饥饿时进行，水温勿过冷过热，时间不宜过长，门不要上锁，以防发生意外。

（5）与患者讨论引起心绞痛的发作诱因，确定需要的帮助，总结预防发作的方法。

（六）病情观察指导

注意观察胸痛的发作时间、部位、性质、有无放射性及伴随症状，定时监测心率、心律。若心绞痛发作次数增加，持续时间延长，疼痛程度加重，含服硝酸甘油无效者，有可能是心肌梗死先兆，应立即就诊。

（七）出院指导

（1）减轻体重，肥胖者需限制饮食热量及适当增加体力活动，避免剧烈运动积极防治各种可加重病情的疾病，如高血压、糖尿病、贫血、甲状腺功能亢进等。特别要控制血压，使血压维持在正常水平。

（2）慢性稳定型心绞痛患者大多数可继续正常性生活，为预防心绞痛发作，可在 1h 前含服硝酸甘油 1 片。

（3）患者应随身携带硝酸甘油片以备急用，患者及家属应熟知药物的放置地点，以备急需。

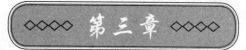

肾内科疾病护理

第一节 肾小球肾炎

一、急性肾小球肾炎

急性肾小球肾炎（acute glomerulonephritis，AGN）简称急性肾炎，是以急性肾炎综合征为主要表现的一组疾病。其特点为起病急，患者出现血尿、蛋白尿、水肿和高血压，可伴有一过性氮质血症。本病好发于儿童，男性居多。常有前驱感染，多见于链球菌感染后，其他细菌、病毒和寄生虫感染后电可引起。本部分主要介绍链球菌感染后急性肾炎。

（一）病因及发病机制

本病常发生于 β-溶血性链球菌"致肾炎菌株"引起的上呼吸道感染（多为扁桃体炎）或皮肤感染（多为脓疱疮）后，感染导致机体产生免疫反应而引起双侧肾脏弥漫性的炎症反应。目前多认为，链球菌的主要致病抗原是胞质或分泌蛋白的某些成分，抗原刺激机体产生相应抗体，形成免疫复合物沉积于肾小球而致病。同时，肾小球内的免疫复合物可激活补体，引起肾小球内皮细胞及系膜细胞增生，并吸引中性粒细胞及单核细胞浸润，导致肾脏病变。

（二）临床表现

前驱感染后常有 1 ~ 3 周（平均 10 日左右）的潜伏期。呼吸道感染的潜伏期较皮肤感染短。本病起病较急，病情轻重不一，轻者仅尿常规及血清补体 C3 异常，重者可出现急性肾功能衰竭。大多预后良好，常在数月内临床自愈。典型者呈急性肾炎综合征的表现。

1. 尿异常　几乎所有患者均有肾小球源性血尿，约 30% 出现肉眼血尿，且常为首发症状或患者就诊的原因。可伴有轻、中度蛋白尿，少数（<20%）患者可呈大量蛋白尿。

2. 水肿　80% 以上患者可出现水肿，常为起病的首发表现，表现为晨起眼睑水肿，呈"肾炎面容"，可伴有下肢轻度凹陷性水肿，少数严重者可波及全身。

3. 高血压约　80% 患者患病初期水钠潴留时，出现一过性轻、中度高血压，经利尿后血压恢复正常。少数患者可出现高血压脑病、急性左心衰竭等。

4. 肾功能异常　大部分患者起病时尿量减少（400 ~ 700mL/d），少数为少尿（<400mL/d）。可出现一过性轻度氮质血症。一般于 1 ~ 2 周后尿量增加，肾功能于利尿后数日恢复正常，极少数出现急性肾功能衰竭。

（三）辅助检查

1. 尿液检查　均有镜下血尿，呈多形性红细胞。尿蛋白多为+ ~ ++。尿沉渣中可有红细胞管型、颗粒管型等。早期尿中白细胞、上皮细胞稍增多。

2. 血清 C3 及总补体　发病初期下降，于 8 周内恢复正常，对本病诊断意义很大。血清抗链球菌溶血素"O"滴度可增高。

3. 肾功能检查　可有内生肌酐清除率（Ccr）降低，血尿素氮（BUN）、血肌酐（Cr）升高。

（四）诊断要点

链球菌感染后 1 ~ 3 周出现血尿、蛋白尿、水肿和高血压等肾炎综合征典型表现，血清补体 C3 降低，病情于发病 8 周内逐渐减轻至完全恢复者，即可诊断为急性肾小球肾炎。病理类型需行肾活组织检查确诊。

（五）治疗要点

本病患者的治疗以卧床休息、对症处理为主。本病为自限性疾病，不宜用糖皮质激素及细胞毒性药物。急性肾功能衰竭患者应予透析。

1. 对症治疗　利尿治疗可消除水肿，降低血压。尿后高血压控制不满意时，可加用其他降压药物。

2. 控制感染灶　以往主张使用青霉素或其他抗生素 10 ~ 14 日，现其必要性存在争议。对于反复发作的慢性扁桃体炎，待肾炎病情稳定后，可作扁桃体摘除术，手术前后两周应注射青霉素。

3. 透析治疗　对于少数发生急性肾功能衰竭者，应予血液透析或腹膜透析治疗，帮助患者度过急性期，一般不需长期维持透析。

（六）护理诊断／合作性问题

1. 体液过多　与肾小球滤过率下降、水钠潴留有关。

2. 活动无耐力　与疾病处于急性发作期、水肿、高血压等有关。

3. 潜在并发症　急性左心衰竭、高血压脑病、急性肾功能衰竭。

（七）护理措施

1. 一般护理　如下所述，

（1）休息与运动：急性期患者应绝对卧床休息，以增加肾血流量和减少肾脏负担。当其卧床休息 6 周 ~ 2 月，尿液检查只有蛋白尿和镜下血尿时，方可离床活动。病情稳定后逐渐增加运动量，避免劳累和剧烈活动，坚持 1 ~ 2 年，待完全康复后才能恢复正常的体力劳动。

（2）饮食护理：当患者有水肿、高血压或心力衰竭时，应严格限制盐的摄入，一般进盐应低于 3g/d，对于特别严重病例应完全禁盐。在急性期，为减少蛋白质的分解代谢，还应限制蛋白质的摄取量为 0.5 ~ 0.8g/（kg·d）。当血压下降、水肿消退、尿蛋白减少后，即可逐渐增加食盐和蛋白质的量。

除限制钠盐外，也应限制进水量，进水量的控制本着宁少勿多的原则。每日进水量应为不显性失水量（约 500mL）加上前一天 24h 尿量，此进水量包括饮食、饮水、服药、输液等所含水分的总量。另外，饮食应注意热量充足、易于消化和吸收。

2. 病情观察　注意观察水肿的范围、程度，有无胸腔积液、腹腔积液，有无呼吸困难、肺部湿啰音等急性左心衰竭的征象；监测高血压动态变化，监测有无头痛、呕吐、颈项强直等高血压脑病的表现；观察尿的变化及肾功能的变化，及早发现有无肾功能衰竭的可能。

3. 用药护理　在使用降压药的进程中，要注意一定要定时、定量服用，随时监测血压的变化，还要嘱患者服药后在床边坐几分钟，然后缓慢站起，防止眩晕及直立性低血压。

4. 心理护理　患者尤其是儿童对长期的卧床会产生忧郁、烦躁等心理反应，加上担心血尿、蛋白尿是否会恶化，会进一步加重精神负担。故应多关心、巡视患者，随时注意患者的情绪变化和精神需要，按照患者的要求予以尽快解决。关于卧床休息需要持续的时间和病情的变化等，应适当予以说明，并要组织一些有趣的活动活跃患者的精神生活，使患者能以愉快、乐观的态度安心接受治疗。

（八）健康指导

1. 预防指导　平时注意加强锻炼，增强体质。注意个人卫生，防止化脓性皮肤感染。有上呼吸道或皮肤感染时，应及时治疗。注意休息和保暖，限制活动量。

2. 生活指导　急性期严格卧床休息，按照病情进展调整作息制度。掌握饮食护理的意义及原则，切实遵循饮食计划。指导患者及其家属掌握本病的基本知识和观察护理方法，消除各种不利因素，防止疾病进一步加重。

3. 用药指导　遵医嘱正确使用抗生素、利尿药及降压药等，掌握不同药物的名称、剂量、给药方法，观察各种药物的疗效和不良反应。

4. 心理指导 增强战胜疾病的信心，保持良好的心境，积极配合诊疗计划。

二、急进性肾小球肾炎

急进性肾小球肾炎（rapidly progressive glomerulonephritis，RPGN），是一组病情发展急骤，由血尿、蛋白尿迅速发展为少尿或无尿直至急性肾功能衰竭的急性肾炎综合征。临床上，肾功能呈急剧进行性恶化，常在 3 个月内肾小球滤过率（GFR）下降 50% 以上，发展至终末期肾功能衰竭一般为数周或数月。

该病进展迅速，病情危重，预后差。病理改变特征为肾小球囊内细胞增生、纤维蛋白沉着，表现为广泛的新月体形成，故又称新月体肾炎。这组疾病发病率较低，危险性大，及时诊断、充分治疗尚可有效改变疾病的预后，临床上应高度重视。

（一）病因及发病机制

由多种原因所致的一组疾病，包括：①原发性急进性肾小球肾炎；②继发于全身性疾病（如系统性红斑狼疮肾炎）的急进性肾小球肾炎；③在原发性肾小球病（如系膜毛细血管性肾小球肾炎）的基础上形成广泛新月体，即病理类型转化而来的新月体性肾小球肾炎。本文着重讨论原发性急进性肾小球肾炎（以下简称急进性肾炎）。

RPGN 根据免疫病理可分为 3 型，其病因及发病机制各不相同：①Ⅰ型又称抗肾小球基底膜型肾小球肾炎，由于抗肾小球基底膜抗体与肾小球基底膜（GBM）抗原相结合激活补体而致病。②Ⅱ型又称免疫复合物型，因肾小球内循环免疫复合物的沉积或原位免疫复合物形成，激活补体而致病。③Ⅲ型为少或无免疫复合物型，肾小球内无或仅微量免疫球蛋白沉积。现已证实 50% ~ 80% 该型患者为原发性小血管炎肾损害，肾脏可为首发、甚至唯一受累器官或与其他系统损害并存。原发性小血管炎患者血清抗中性粒细胞胞质抗体（ANCA）常呈阳性。我国以Ⅱ型多见，Ⅰ型好发于青、中年，Ⅱ型及Ⅲ型常见于中、老年患者，男性居多。

RPGN 患者约半数以上有上呼吸道感染的前驱病史，其中少数为典型的链球菌感染，其他多为病毒感染，但感染与 RPGN 发病的关系尚未明确。接触某些有机化学溶剂、碳氢化合物如汽油，与 RPGN Ⅰ型发病有较密切的关系。某些药物如丙硫氧嘧啶（PTU）、肼苯达嗪等可引起 RPGN Ⅲ型。RPGN 的诱发因素包括吸烟、吸毒、接触碳氢化合物等。此外，遗传的易感性在 RPGN 发病中作用也已引起重视。

（二）病理

肾脏体积常较正常增大。病理类型为新月体性肾小球肾炎。光镜下通常以广泛（50% 以上）的肾小球囊腔内有大量新月体形成（占肾小球囊腔 50% 以上）为主要特征，病变早期为细胞性新月体，后期为纤维性新月体。另外，Ⅱ型常伴有肾小球内皮细胞和系膜细胞增生，Ⅲ型常可见肾小球节段性纤维素样坏死。免疫病理学检查是分型的主要依据，Ⅰ型 IgG 及 C3 呈光滑线条状沿肾小球毛细血管壁分布；Ⅱ型 IgG 及 C3 呈颗粒状沉积于系膜区及毛细血管壁；Ⅲ型肾小球内无或仅有微量免疫沉积物。电镜下可见Ⅱ型电子致密物在系膜区和内皮下沉积，Ⅰ型和Ⅲ型无电子致密物。

（三）临床表现

患者可有前驱呼吸道感染，起病多较急，病情急骤进展。Ⅰ型的临床特征为急性肾炎综合征（起病急、血尿、蛋白尿、少尿、水肿、高血压），且多在早期出现少尿或无尿，进行性肾功能恶化并发展成尿毒症；Ⅱ型患者约半数可伴肾病综合征；Ⅲ型患者常有不明原因的发热、乏力、关节痛或咯血等系统性血管炎的表现。

（四）辅助检查

1. 尿液检查 常见肉眼血尿，镜下大量红细胞、白细胞和红细胞管型，尿比重及渗透压降低，蛋白尿常呈阳性（+ ~ ++++）。

2. 肾功能检查 血尿素氮、肌酐浓度进行性升高，肌酐清除率进行性降低。

3. 免疫学检查 主要有抗 GBM 抗体阳性（Ⅰ型）、ANCA 阳性（Ⅲ型）。此外，Ⅱ型患者的血液循环免疫复合物及冷球蛋白可呈阳性，并可伴血清 C3 降低。

4. 影像学检查 半数患者 B 型超声显示双肾增大。

（五）治疗要点

包括针对急性免疫介导性炎症病变的强化治疗以及针对肾脏病变后果（如水钠潴留、高血压、尿毒症及感染等）的对症治疗两方面。尤其强调在早期作出病因诊断和免疫病理分型的基础上尽快进行强化治疗。

1. 强化疗法 如下所述。

（1）强化血浆置换疗法：应用血浆置换机分离患者的血浆和血细胞并弃去血浆，再以等量正常人的血浆（或血浆白蛋白）和患者血细胞混合后重新输入患者体内。通常每日或隔日 1 次，每次置换血浆 2 ~ 4L，直到血清抗体（如抗 GBM 抗体、ANCA）或免疫复合物转阴、病情好转，一般需置换约 6 ~ 10 次左右。该疗法需配合糖皮质激素 [口服泼尼松 1mg/（kg·d），2 ~ 3 个月后渐减] 及细胞毒性药物 [环磷酰胺 2 ~ 3mg/（kg·d）口服，累积量一般不超过 8g]，以防止在机体大量丢失免疫球蛋白后有害抗体大量合成而造成"反跳"。该疗法适用于各型急进性肾炎，但主要适用于Ⅰ型；对于 Goodpas-Lure 综合征和原发性小血管炎所致急进性肾炎（Ⅲ型）伴有威胁生命的肺出血作用较为肯定、迅速，应首选。

（2）甲泼尼龙冲击伴环磷酰胺治疗：为强化治疗之一。甲泼尼龙 0.5 ~ 1.0g 溶于 5% 葡萄糖中静脉滴入，每日或隔日 1 次，3 次为一疗程。必要时间隔 3 ~ 5 天可进行下一疗程，一般不超过 3 个疗程。甲泼尼龙冲击疗法也需辅以泼尼松及环磷酰胺常规口服治疗，方法同前。近年有人用环磷酰胺冲击疗法（0.8 ~ 1g 溶于 5% 葡萄糖静脉滴入，每月 1 次）替代常规口服，可减少环磷酰胺的不良反应，其确切优缺点和疗效尚待进一步总结。该疗法主要适用Ⅱ、Ⅲ型，Ⅰ型疗效较差。用甲泼尼龙冲击治疗时，应注意继发感染和水钠潴留等不良反应。

2. 替代治疗 凡急性肾功能衰竭已达透析指征者应及时透析。对强化治疗无效的晚期病例或肾功能已无法逆转者，则有赖于长期维持透析。肾移植应在病情静止半年（Ⅰ型、Ⅲ型患者血中抗 GBM 抗体、ANCA 需转阴）后进行。

3. 对症治疗 对水钠潴留、高血压及感染等需积极采取相应的治疗措施。

（六）护理诊断 / 合作性问题

1. 潜在并发症 急性肾功能衰竭。
2. 体液过多 与肾小球滤过率下降、大量激素治疗导致水钠潴留有关。
3. 有感染的危险 与激素、细胞毒性药物的应用、血浆置换、大量蛋白尿致机体抵抗力下降有关。
4. 恐惧 与疾病的病情进展快、预后差有关。
5. 知识缺乏 缺乏疾病防治的相关知识。

（七）护理措施

1. 病情监测 密切观察病情变化，及时识别急性肾功能衰竭的发生。监测项目包括：①生命体征：观察有无气促、端坐呼吸、肺部湿啰音等心力衰竭表现。②尿量：若尿量迅速减少或出现无尿，提示发生急性肾功能衰竭。③血肌酐、尿素氮、内生肌酐清除率：急性肾功能衰竭时可出现血尿素氮、肌酐浓度迅速进行性升高，肌酐清除率快速降低。④血清电解质：重点观察有无高血钾，急性肾功能衰竭时常可出现高血钾，并诱发心律失常、心脏骤停。⑤消化道症状：了解患者有无消化道症状，如食欲减退、恶心、呕吐、呕血或黑便等表现。⑥神经系统症状：有无意识模糊、定向障碍甚至昏迷等神经系统症状。

2. 用药护理 严格遵医嘱用药，密切观察激素、免疫抑制剂、利尿剂的效果和不良反应。糖皮质激素可导致水钠潴留、血压升高、精神兴奋、消化道出血、骨质疏松、继发感染、伤口愈合缓慢以及类肾上腺皮质功能亢进症的表现，如满月脸、水牛背、腹部脂肪堆积、多毛等。对肾脏患者，使用糖皮质激素后应特别注意有无加重肾损害导致病情恶化的水钠潴留、血压升高和继发感染等不良反应。激素和细胞毒性药物冲击治疗时，可明显抑制机体的免疫功能，必要时需要对患者实施保护性隔离，防止感染。血浆置换和透析治疗时，应注意严格无菌操作。

（八）健康指导

1. 疾病防护指导 部分患者的发病与前驱感染病史、吸烟或接触某些有机化学溶剂有关，应积极预防，注意保暖，避免受凉和感冒。

2. 疾病知识指导 向患者家属介绍疾病特点。

3. 用药指导 对患者及家属强调遵医嘱用药的重要性，告知激素及细胞毒性药物的作用、可能出现的不良反应和服药的注意事项，鼓励患者配合治疗。

4. 病情监测指导 向患者解释如何监测病情变化和病情经治疗缓解后的长期随访，防止疾病复发及恶化。

（九）预后

患者若能得到及时明确诊断和早期强化治疗，预后可得到显著改善。早期强化治疗可使部分患者得到缓解，避免或脱离透析，甚至少数患者肾功能得到完全恢复。若诊断不及时，早期未接受强化治疗，患者多于数周至半年内进展至不可逆肾功能衰竭。影响患者预后的主要因素有：①免疫病理类型：Ⅲ型较好，Ⅰ型差，Ⅱ型居中；②强化治疗是否及时：临床无少尿，血肌酐 $<530\mu mol/L$，病理尚未显示广泛不可逆病变（纤维性新月体、肾小球硬化或间质纤维化）时，即开始治疗者预后较好，否则预后差；③老年患者预后相对较差。

本病缓解后的长期转归，以逐渐转为慢性病变并发展为慢性肾功能衰竭较为常见，故应特别注意采取措施保护残存肾功能，延缓疾病进展和慢性肾功能衰竭的发生。部分患者可长期维持并缓解。仅少数患者（以Ⅲ型多见）可复发，必要时需重复肾活检，部分患者强化治疗仍可有效。

三、慢性肾小球肾炎

慢性肾小球肾炎（chronic glomerulonephritis，CGN），简称慢性肾炎，是一组以血尿、蛋白尿、高血压、水肿为基本临床表现的肾小球疾病。临床特点是病程长，起病初无症状，进展缓慢，最终可发展成慢性肾功能衰竭。由于不同的病理类型及病程阶段不同，疾病表现可多样化。可发生于任何年龄，以青、中年男性居多。

（一）病因及发病机制

绝大多数慢性肾炎由不同病因、不同病理类型的原发性肾小球疾病发展而来，仅少数由急性链球菌感染后肾小球肾炎所致。其发病机制主要与原发病的免疫炎症损伤有关。此外，高血压、大量蛋白尿、高血脂等非免疫非炎症性因素亦参与其慢性化进程。

（二）病理类型

慢性肾炎的常见病理类型有系膜增生性肾小球肾炎（包括IgA肾病和非IgA系膜增生性肾小球肾炎）、系膜毛细血管性肾炎、膜性肾病及局灶节段性肾小球硬化等。上述所有类型均可转化为不同程度的肾小球硬化、肾小管萎缩和间质纤维化，最终肾脏体积缩小，晚期进展成硬化性肾小球肾炎，临床上进入尿毒症阶段。

（三）临床表现

本病起病多缓慢、隐匿，部分患者因感染、劳累呈急性发作。临床表现多样，病情时轻时重，逐渐发展为慢性肾功能衰竭。

1. 一般表现 蛋白尿、血尿、高血压、水肿为基本临床表现。早期患者可有乏力、纳差、腰部疼痛；水肿可有可无；轻度尿异常，尿蛋白定量常在 1～3g/d，多有镜下血尿；血压可正常或轻度升高；肾功能正常或轻度受损。以上情况持续数年，甚至数十年，肾功能逐渐恶化出现相应临床表现（贫血、血压增高等）。

2. 特殊表现 有的患者可表现为血压（特别是舒张压）持续性升高，出现眼底出血、渗出，甚至视盘水肿；感染、劳累、妊娠和使用肾毒性药物可使病情急剧恶化，可能引起不可逆慢性肾衰竭。

（四）辅助检查

1. 尿液检查 尿蛋白+～+++，24h 尿蛋白定量常在 1～3g。尿中可有多形性的红细胞+～++，红细胞颗粒管型等。

2. 血液检查 肾功能不全的患者可有肾小球滤过率（GFR）下降，血尿素氮（BUN）、血肌酐（Cr）增高、内生肌酐清除率下降。贫血患者出现贫血的血常规改变。部分患者可有血脂升高，血浆白蛋白降低。另外，血清补体 C3 始终正常，或持续降低 8 周以上不恢复正常。

3. B 超检查 双肾可有结构紊乱、缩小、皮质变薄等改变。

4. 肾活组织检查 可以确定慢性肾炎的病理类型，对指导治疗和估计预后有重要价值。

（五）诊断要点

凡蛋白尿持续 1 年以上，伴血尿、水肿、高血压和肾功能不全，排除继发性肾炎、遗传性肾炎和慢性肾盂肾炎后，可诊断为慢性肾炎。

（六）治疗要点

慢性肾炎的治疗应以防止或延缓肾功能进行性恶化、改善或缓解临床症状及防治严重并发症为目标，主要治疗如下。

1. 优质低蛋白饮食和必需氨基酸治疗 限制食物中蛋白质及磷的摄入量，低蛋白及低磷饮食可减轻肾小球内高压力、高灌注及高滤过状态，延缓肾小球的硬化。根据肾功能的状况给予优质低蛋白饮食（每日 0.6～0.8g/kg），同时控制饮食中磷的摄入。在进食低蛋白饮食时，应适当增加糖类的摄入以满足机体生理代谢所需要的热量，防止负氮平衡。在低蛋白饮食 2 周后可使用必需氨基酸或 α－酮酸（每日 0.1～0.2g/kg）。极低蛋白饮食者，0.3g/（kg·d），应适当增加必需氨基酸（8～12g/d）或 α－酮酸，防止负氮平衡。有明显水肿和高血压时，需低盐饮食。

2. 对症治疗 主要是控制高血压。控制高血压尤其肾内毛细血管高血压是延缓慢性肾衰竭进展的重要措施。一般多选用血管紧张素转换酶抑制剂（ACEI）、血管紧张素 Ⅱ 受体拮抗剂（ARB）或钙通道阻滞剂。临床与实验研究结果均证实，ACEI 和 ARB 具有降低肾小球内血压、减少蛋白尿及保护肾功能的作用。肾功能损害的患者使用此类药物时应注意高钾血症的防治。其他降压药如 β－受体阻滞剂、α－受体阻滞剂、血管扩张药及利尿剂等亦可应用。患者应限盐，有明显水钠潴留的容量依赖型高血压患者选用噻嗪类利尿药。肾功能较差时，噻嗪类利尿剂无效或疗效较差，应改用袢利尿剂。

血压控制欠佳时，可联合使用多种抗高血压药物把血压控制到靶目标值。多数学者认为肾病患者的血压应较一般患者控制更严格，蛋白尿 ≥ 1.0g/24h，血压应控制在 125/75mmHg 以下；如果蛋白尿 ≤ 1.0g/24h，血压应控制在 130/80mmHg 以下。应尽量选用具有肾脏保护作用的降压药如 ACEI 和 ARB。

3. 特殊治疗 目前研究结果显示，大剂量双嘧达莫（300～400mg/d）、小剂量阿司匹林（40～300mg/d）对系膜毛细血管性肾小球肾炎有降低尿蛋白的作用。对糖皮质激素和细胞毒性药物一般不主张积极应用，但对病理类型较轻、肾体积正常、肾功能轻度受损而尿蛋白较多的患者在无禁忌时可试用。

4. 防治肾损害因素 包括：①预防和治疗各种感染，尤其是上呼吸道感染，因其可致慢性肾炎急性发作，使肾功能急剧恶化。②纠正水电解质和酸碱平衡紊乱。③禁用肾毒性药物，包括中药（如含马兜铃酸的中药关木通、广防己等）和西药（如氨基糖苷类、两性霉素、磺胺类抗生素等）。④及时治疗高脂血症、高尿酸血症。

（七）护理诊断／合作性问题

1. 营养失调：低于机体需要量 与限制蛋白饮食、低蛋白血症等有关。

2. 有感染的危险 与皮肤水肿、营养失调、应用糖皮质激素和细胞毒性药物致机体抵抗力下降有关。

3. 焦虑 与疾病的反复发作、预后不良有关。

4. 潜在并发症 慢性肾功能衰竭。

（八）护理措施

1. 一般护理

（1）休息与活动：慢性肾炎患者每日在保证充分休息和睡眠的基础上，应有适度的活动。尤其是肥胖者应通过活动减轻体重，以减少肾脏和心脏的负担。但对病情急性加重及伴有血尿、心力衰竭或并发感染的患者，应限制活动。

（2）饮食护理：慢性肾炎患者肾小管的重吸收作用不良，在排尿量达到一般标准时，应充分饮水，增加尿量以排泄体内废物。一般情况下不必限制饮食，但若肾功能已受到严重损害，伴有高血压且有发展为尿毒症的倾向时，应限制盐为 3 ~ 4g/d，蛋白质为 0.3 ~ 0.4g/（kg·d），且宜给予优质的动物蛋白，使之既能保证身体所需的营养，又可达到低磷饮食的要求，起到保护肾功能的作用。另外，应提供足够热量、富含维生素、易消化的饮食，适当调节高糖和脂类在饮食热量中的比例，以减轻自体蛋白质的分解，减轻肾脏负担。

2. 病情观察　密切观察血压的变化，因血压突然升高或持续高血压可加重肾功能的恶化。注意观察水肿的消长情况，注意患者有无出现胸闷、气急及腹胀等胸、腹腔积液的征象。监测患者的尿量变化及肾功能，如血肌酐（Cr）、血尿素氮（BUN）升高和尿量迅速减少，应警惕肾衰竭的发生。

3. 用药护理　使用利尿剂注意监测有无电解质、酸碱平衡紊乱，如低钾血症、低钠血症等；肾功能不全患者在应用 ACEI 降压时，应监测电解质，防止高血钾，另外注意观察有无持续性干咳的不良反应，如果发现要及时提醒医生换药；用血小板解聚药时注意观察有无出血倾向，监测出血、凝血时间等；激素或免疫抑制剂常用于慢性肾炎伴肾病综合征的患者，应观察该类药物可能出现的不良反应。

4. 心理护理　本病病程长，病情反复，长期服药疗效差、不良反应大，预后不良，患者易产生悲观、恐惧等不良情绪反应。且长期患病使患者生活、工作能力下降，经济负担加重，更进一步增加了患者及亲属的思想负担。因此心理护理尤为重要。积极主动与患者沟通，鼓励其说出内心的感受，对提出的问题予以耐心解答。与亲属一起做好患者的疏导工作，联系单位和社区解决患者的后顾之忧，使患者以良好的心态正确面对现实。

（九）健康指导

1. 预防感染指导　保持环境清洁、空气流通、阳光充足；注意休息，避免剧烈运动和过重的体力劳动；注意个人卫生，预防呼吸道和泌尿道感染，如出现感染症状时，应及时治疗。

2. 生活指导　严格按照饮食计划进餐；能够劳逸结合；学会与疾病有关的家庭护理知识，如如何控制饮水量、自我监测血压等。

3. 怀孕指导　在血压和 BUN 正常时，可安全怀孕。如曾有高血压症，且 BUN 较高，应该避孕，必要时行人工流产。

4. 用药指导　掌握利尿剂、降压药等各种药物的使用方法、用药过程中的注意事项；不使用对肾功能有害的药物，如氨基糖苷类抗生素、抗真菌药等。

5. 心理指导　能明确不良心理对疾病的危害性，学会有效的调适方法，心境平和，积极配合医护工作。

（十）预后

慢性肾炎呈持续进行性进展，最终发展至终末期肾衰竭。其进展的速度主要取决于肾脏病理类型、延缓肾功能进展的措施以及避免各种危险因素。其中长期大量蛋白尿、伴高血压或肾功能受损者预后较差。

微信扫码
◆ 临床科研
◆ 医学前沿
◆ 临床资讯
◆ 临床笔记

第二节 肾小管性酸中毒护理

肾小管性酸中毒（RTA）是一组因为肾酸化功能障碍而产生的临床综合征。其包括以下四型：Ⅰ型，远端 RTA（远端肾小管泌氢障碍）；Ⅱ型，近端 RTA（近端肾小管 HCO_3^- 重吸收障碍）；Ⅲ型（兼具Ⅰ型和Ⅱ型的特点）；Ⅳ型，高血钾性 RTA（远端肾小管醛固酮作用障碍）。

一、临床表现

1. Ⅰ型（远端）RTA

（1）慢性高氯性代谢性酸中毒，尿 pH>5.5。

（2）电解质紊乱：由于远端集合管 $H^+ - K^+$ 泵功能障碍，可导致低血钾，可出现肌无力、心律失常。

（3）骨病表现：血钙及碱性磷酸酶增高，血磷降低，可出现病理性骨折、骨质发育畸形。幼儿可有发育不良，牙齿发育滞后。

（4）常出现尿路结石。

2. Ⅱ型（近端）RTA

（1）出现以上Ⅰ型肾小管性酸中毒的所有表现。

（2）出现糖尿、氨基酸尿、磷酸盐尿及近端肾小管性酸中毒。

（3）尿路结石发生率比Ⅰ型发生率低。

3. Ⅲ型（混合型）RTA 远端小管酸化障碍较Ⅰ型严重，酸中毒程度比前两型重，并发症也较多。

4. Ⅳ型 RTA 表现为高氯性酸中毒、血钾增高，酸中毒程度轻，尿 pH 常在 5.5 以下，可出现程度不同的失盐症状。

二、辅助检查

RTA 患者住院治疗期间的检查项目见表 3-1。

表 3-1 RTA 患者住院治疗期间的检查项目

必须检查的项目	根据具体情况可选择的检查项目
血常规、尿常规、粪便常规、尿红细胞位相、24h 尿蛋白定量、尿本－周蛋白	T 淋巴细胞亚群、甲状腺功能、PPD、肿瘤系列、甲状旁腺素
肝肾功能、电解质、肌酶、血糖、血脂、凝血功能、感染性疾病筛查（乙型肝炎病毒、丙型肝炎病毒、HIV、梅毒等）、C 反应蛋白、血清及尿蛋白电泳	肾小管早期损伤系列、类风湿因子、尿培养及药物过敏试验、ANCA 系列、尿酶系列、24h 尿电解质、尿 PCO_2/血 PCO_2、呋塞米试验
抗核抗体谱、ENA 系列、红细胞沉降率、补体 C3 和 C4、免疫球蛋白（包括轻链）	双肾血管彩超、颈动脉彩超、眼底检查、胸腹部 CT
B 超（泌尿系统、肝胆脾胰）、胸部 X 线平片、心电图、超声心动图、血气分析、卧位盆腹腔 X 线平片	动态心电图、动态血压、放射性核素肾图
氯化铵负荷实验、HCO_3^- 排出分数	肾穿刺活体组织检查

1. 确诊Ⅰ型（远端）肾小管性酸中毒需行以下检查

（1）氯化铵负荷试验：停用碱性药物 2 日后给予氯化铵 0.1g/（kg·d）口服（每日量分 3 次），如果尿 pH 大于 5.5，则为阳性，有诊断价值。若患者有肝病，或已存在明显代谢性酸中毒，或患有活动性消化性新溃疡或重症胃炎者，不能用氯化铵做以上试验，则可用氯化钙代替。

（2）尿 PCO_2/血 PCO_2：Ⅰ型（远端）肾小管性酸中毒时远端小管管腔内 H^+ 减少，H_2CO_3 的产生也减少，即使尿液碱化，尿 PCO_2/血 PCO_2 也不会上升。Ⅰ型 RTA < 5%。

（3）呋塞米试验：正常人肌内注射呋塞米 20 ~ 40mg 后，远端小管的 Na^+ 增加，被大量重吸收，小管腔内电负性增多，为维持电荷平衡，小管上皮泌 H^+ 增多，伴随 K^+ 的排出，尿 pH 应有明显下降。不同原因者表现不同。

①弥漫性 H^+–ATP 酶障碍：应用呋塞米后，尿 pH 无明显下降；但 Na^+ 仍可被重吸收，故尿 K^+ 增高。

②局限性 H^+–ATP 酶障碍（病变位于髓质部集合管）：应用呋塞米后尿 pH 下降，尿 K^+ 可增加，但尿 pH 值大于 5.5。

③电压依赖型或 Na^+ 重吸收障碍（病变位于皮质集合管）：应用呋塞米后尿 pH 及尿 K^+ 不变。

（4）中性磷酸钠试验：静脉注射中性磷酸钠后，管腔负电荷和 pH 增加，刺激可滴定酸排泄，尿 pH 下降、PCO_2 上升。尿 PCO_2 较血 PCO_2 高 25mmHg（3.33kPa）以上，提示肾小管泌氢障碍。

2. Ⅱ型（近端）肾小管性酸中毒　Ⅱ型 RTA 的 HCO_3^- 排泄分数 > 15%。

3. Ⅲ型（混合型）肾小管性酸中毒　临床表现上兼有Ⅰ型和Ⅱ型 RTA 的特点。

4. Ⅳ型肾小管性酸中毒　病理基础为醛固酮分泌减少或远端肾小管对醛固酮的作用反应减弱时，可导致远端肾小管泌氢减少，出现Ⅳ型 RTA。

三、治疗原则

一般处理原则：纠正病因，对症治疗。

四、治疗方法

1. 纠正酸中毒　重症酸中毒可静脉滴注碳酸氢钠，每日给予补充 1 ~ 3mmoL/kg 碳酸氢盐以纠正酸中毒。一般病例常用枸橼酸钠、钾混合液（二者各 100g 加水至 1000mL，每毫升含碱基 2mmol），Ⅰ型 RTA 患者每日 1 ~ 5mmol/kg（根据血二氧化碳结合力测定或血气分析、尿钙测定调整剂量）；Ⅱ型 RTA 患者常需大剂量，即开始时每日 5 ~ 10mmol/kg，甚至达 10 ~ 15mmol/kg；Ⅲ型、Ⅳ型 RTA 患者也按上述原则调整剂量，但Ⅳ型应不含钾盐。此外，对碱剂的应用，有主张根据 24h 尿钙量，即 24h 尿钙 <2mg/kg 为宜。若有高钙尿者，可在上述混合液中加枸橼酸 70g，以促进在肠道内结合钙，防止肾钙化和肾结石形成。一般Ⅱ型患儿随年龄的增长，至 2 岁左右可自愈，但Ⅰ型患儿碱剂需持续应用，甚至终身应用。

2. 纠正血钾异常　低血钾者可用枸橼酸钾补钾。Ⅳ型 RTA 患者合并高血钾需避免引起钾潴留的药物及高钾食物，可应用袢利尿剂，已达透析指征时积极血液净化治疗。

3. 防治并发症　防治结石及钙化，钙缺乏时补充钙剂和活性维生素 D。

五、护理措施

1. 一般护理　①休息：乏力明显者卧床休息，病情恢复期逐渐恢复适当活动。②饮食管理：给予低盐、易于消化的清淡饮食及适当蛋白饮食。伴有高血钾者避免进食含钾高的食物，如香蕉、橘子等。③个人卫生：注意个人卫生，穿着棉质透气、宽松、舒适的病服并经常换洗。

2. 病情观察　①尿量：每周测体重 1 次，准确记录 24h 出入量。②测量患者的血压至少每日 2 次，注意定时间、定体位、定位置、定血压计测量。

3. 用药护理　①使用纠正水电解质紊乱和酸碱平衡失调药物时注意观察尿量。②低血钾患者静脉补钾时注意血管的保护，防止外渗。③避免接触肾毒性药物。

4. 心理护理　给予患者足够的关心和心理支持，及时把握患者的心理状况，鼓励患者说出内心感受，学会自我放松的方法，告诉患者保持良好心态对疾病的重要性。

六、健康教育

1. 饮食指导　低盐优质蛋白饮食。

2. 用药指导　遵医嘱按要求服药，在用药过程中如有不适及时告知医护人员。不随意增减剂量。避免应用肾毒性药物。

3. 休息与活动　生活规律，注意避免劳累及情绪波动。保证充足的睡眠。避免到人员密集场所，防止上呼吸道感染。

4. 避免诱因　认真配合治疗，按要求复诊。

第三节　急性肾衰竭

急性肾衰竭（acute renal failure，ARF）是由于各种病因引起的短期内（数小时或数日）肾功能急剧、进行性减退而出现的临床综合征。当肾衰竭发生时，原来应由尿液排出的废物，因为尿少或无尿而积存于体内，导致血肌酐（Cr）、尿素氮（BUN）升高，水、电解质和酸碱平衡失调，以及全身各系统并发症。

一、病因及发病机制

1. 病因　分三类：①肾前性：主要病因包括有效循环血容量减少和肾内血流动力学改变（包括肾前小动脉收缩或肾后小动脉扩张）等。②肾后性：肾后性肾衰竭的原因是急性尿路梗阻，梗阻可发生于从肾盂到尿道的任一水平。③肾性：肾性肾衰竭有肾实质损伤，包括急性肾小管坏死（acute' tubular necrosis，ATN）、急性肾间质病变及肾小球和肾血管病变。其中急性肾小管坏死是最常见的急性肾衰竭类型，可由肾缺血或肾毒性物质损伤肾小管上皮细胞引起，其结局高度依赖于并发症的严重程度。如无并发症，肾小管坏死的死亡率为 7% ~ 23%，而在手术后或并发多器官功能衰竭时，肾小管坏死的死亡率高达 50% ~ 80%。在此主要以急性肾小管坏死为代表进行叙述。

2. 发病机制　不同病因、病理类型的急性肾小管坏死有不同的发病机制。中毒所致的急性肾小管坏死，是年龄、糖尿病等多种因素的综合作用。对于缺血所致急性肾小管坏死的发病机制，当前主要有三种解释：①肾血流动力学异常：主要表现为肾皮质血流量减少，肾髓质淤血等。目前认为造成以上结果最主要的原因为：血管收缩因子产生过多，舒张因子产生相对过少。②肾小管上皮细胞代谢障碍：缺血引起缺氧，进而影响到上皮细胞的代谢。③肾小管上皮脱落，管腔中管型形成：肾小管管型造成管腔堵塞，使肾小管内压力过高，进一步降低了肾小球滤过，加剧了肾小管间质缺血性障碍。

二、临床表现

临床典型病程可分为三期。

1. 起始期　此期急性肾衰竭是可以预防的，患者常有诸如低血压、缺血、脓毒病和肾毒素等病因，无明显的肾实质损伤。但随着肾小管上皮损伤的进一步加重，GFR下降，临床表现开始明显，进入维持期。

2. 维持期　又称少尿期。典型持续 7 ~ 14d，也可短至几日，长达 4 ~ 6 周。患者可出现少尿，也可没有少尿，称非少尿型急性肾衰竭，其病情较轻，预后较好。但无论尿量是否减少，随着肾功能减退，可出现一系列尿毒症表现。

（1）全身并发症

①消化系统症状：食欲降低、恶心、呕吐、腹胀、腹泻等，严重者有消化道出血。

②呼吸系统症状：除感染的并发症外，尚可因容量负荷增大出现呼吸困难、咳嗽、憋气、胸闷等。

③循环系统症状：多因尿少和未控制饮水，导致体液过多，出现高血压和心力衰竭；可因毒素滞留、电解质紊乱、贫血及酸中毒引起各种心律失常及心肌病变。

④其他：常伴有肺部、尿路感染，感染是急性肾衰竭的主要死亡原因之一，死亡率高达70%。此外，患者也可出现神经系统表现，如意识不清、昏迷等。严重患者可有出血倾向，如 DIC 等。

（2）水、电解质和酸碱平衡失调：其中高钾血症、代谢性酸中毒最为常见。

①高钾血症：其发生与肾排钾减少、组织分解过快、酸中毒等因素有关。高钾血症对心肌细胞有毒性作用，可诱发各种心律失常，严重者出现心室颤动、心跳骤停。

②代谢性酸中毒：主要因酸性代谢产物排出减少引起，同时急性肾衰竭常并发高分解代谢状态，又使酸性产物明显增多。

③其他：主要有低钠血症，由水潴留过多引起。还可有低钙、高磷血症，但远不如慢性肾衰竭明显。

3. 恢复期　肾小管细胞再生、修复，肾小管完整性恢复，肾小球滤过率逐渐恢复正常或接近正常范围。患者开始利尿，可有多尿表现，每日尿量可达 3000 ~ 5000mL，通常持续 1 ~ 3 周，继而再恢复正常。少数患者可遗留不同程度的肾结构和功能缺陷。

三、辅助检查

1. 血液检查　少尿期可有轻、中度贫血；血肌酐每日升高 44.2 ~ 88.4μmol/L（0.5 ~ 1.0mg/dl），血 BUN 每日可升高 3.6 ~ 10.7mmol/L（10 ~ 30mg/dl）；血清钾浓度常大于 5.5mmol/L，可有低钠、低钙、高磷血症；血气分析提示代谢性酸中毒。

2. 尿液检查　尿常规检查尿蛋白多为+ ~ ++，尿沉渣可见肾小管上皮细胞，少许红、白细胞，上皮细胞管型、颗粒管型等；尿比重降低且固定，多在 1.015 以下；尿渗透浓度低于 350mmol/L；尿钠增高，多在 20 ~ 60mmol/L。

3. 其他　尿路超声显像对排除尿路梗阻和慢性肾功能不全很有帮助。如有足够理由怀疑梗阻所致，可做逆行性或下行性肾盂造影。另外，肾活检是进一步明确致病原因的重要手段。

四、诊断要点

患者尿量突然明显减少，肾功能急剧恶化（即血肌酐每天升高超过 44.2μmol/L 或在 24 ~ 72h 内血肌酐值相对增加25% ~ 100%），结合临床表现、原发病因和实验室检查，一般不难作出诊断。

五、治疗要点

1. 起始期治疗　治疗重点是纠正可逆的病因，预防额外的损伤。对于严重外伤、心力衰竭、急性失血等都应进行治疗，同时停用影响肾灌注或肾毒性的药物。

2. 维持期治疗　治疗重点为调节水、电解质和酸碱平衡、控制氮质潴留、供给足够营养和治疗原发病。

（1）高钾血症的处理：当血钾超过 6.5mmol/L，心电图表现异常变化时，应紧急处理如下：① 10% 葡萄糖酸钙 10 ~ 20mL 稀释后缓慢静注。② 5%NaHCO$_3$ 100 ~ 200mL 静滴。③ 50% 葡萄糖液 50mL 加普通胰岛素 10U 缓慢静脉注射。④用钠型离子交换树脂 15 ~ 30g，每日 3 次口服。⑤透析疗法是治疗高钾血症最有效的方法，适用于以上措施无效和伴有高分解代谢的患者。

（2）透析疗法：凡具有明显尿毒症综合征者都是透析疗法的指征，具体包括：心包炎、严重脑病、高钾血症、严重代谢性酸中毒及容量负荷过重对利尿剂治疗无效。重症患者主张早期进行透析。对非高分解型、尿量正常的患者可试行内科保守治疗。

（3）其他：纠正水、电解质和酸碱平衡紊乱，控制心力衰竭，预防和治疗感染。

3. 多尿期治疗　此期治疗重点仍为维持水、电解质和酸碱平衡，控制氮质血症，防治各种并发症。对已进行透析者，应维持透析，当一般情况明显改善后可逐渐减少透析，直至病情稳定后停止透析。

4. 恢复期治疗　一般无需特殊处理，定期复查肾功能，避免肾毒性药物的使用。

六、护理诊断／合作性问题

1. 体液过多 与急性肾衰竭所致肾小球滤过功能受损、水分控制不严等因素有关。
2. 营养失调 低于机体需要量 与患者食欲低下、限制饮食中的蛋白质、透析、原发疾病等因素有关。
3. 有感染的危险 与限制蛋白质饮食、透析、机体抵抗力降低等有关。
4. 恐惧 与肾功能急骤恶化、症状重等因素有关。
5. 潜在并发症 高血压脑病、急性左心衰竭、心律失常、心包炎、DIC、多脏器功能衰竭等。

七、护理措施

1. 一般护理

1）休息与活动：少尿期要绝对卧床休息，保持安静，以减轻肾脏的负担，对意识障碍者，应加床护栏。当尿量增加、病情好转时，可逐渐增加活动量，但应注意利尿后的过分代谢，患者会有肌肉无力的现象，应避免独自下床。患者若因活动使病情恶化，应恢复前一日的活动量，甚至卧床休息。

2）饮食护理

（1）糖及热量：对发病初期因恶心、呕吐无法由口进食者，应由静脉补充葡萄糖，以维持基本热量。少尿期应给予足够的糖类（150g/d）。若患者能进食，可将乳糖75g、葡萄糖和蔗糖各37.5g溶于指定溶液中，使患者在一日中饮完。多尿期可自由进食。

（2）蛋白质：对一般少尿期的患者，蛋白质限制为0.5g/（kg·d），其中60%以上应为优质蛋白，如尿素氮太高，则应给予无蛋白饮食。接受透析的患者予高蛋白饮食，血液透析患者的蛋白质摄入量为1.0～1.2g/（kg·d），腹膜透析为1.2～1.3g/（kg·d）。对多尿期的患者，如尿素氮低于8.0mmol/L时，可给予正常量的蛋白质。

（3）其他：对少尿期患者，尽可能减少钠、钾、磷和氯的摄入量。多尿期时不必过度限制。

3）维持水平衡：急性肾衰竭少尿时，对于水分的出入量应严格测量和记录，按照"量出为入"的原则补充入液量。补液量的计算一般以500mL为基础补液量，加前一日的出液量。在利尿的早期，应努力使患者免于发生脱水，给予适当补充水分，以维持利尿作用。当氮质血症消失后，肾小管对盐和水分的再吸收能力改善，即不需要再供给大量的液体。

2. 病情观察 应对急性肾衰竭的患者进行临床监护。监测患者的神志、生命体征、尿量、体重，注意尿常规、肾功能、电解质及血气分析的变化。观察有无高血钾、低血钠或代谢性酸中毒的发生；有无严重头痛、恶心、呕吐及不同意识障碍等高血压脑病的表现；有无气促、端坐呼吸、肺部湿啰音等急性左心衰竭的征象；有无出现水中毒或稀释性低钠血症的症状，如头痛、嗜睡、意识障碍、共济失调、昏迷、抽搐等。

3. 用药护理 用甘露醇、呋塞米利尿治疗时应观察有无脑萎缩、溶血、耳聋等不良反应；使用血管扩张剂时注意监测血压的变化，防止低血压发生；纠正高血钾及酸中毒时，要随时监测电解质；使用肝素或双嘧达莫要注意有无皮下或内脏出血；输血要禁用库血；抗感染治疗时避免选用有肾毒性的抗生素。

4. 预防感染 感染是急性肾衰竭少尿期的主要死亡原因，故应采取切实措施，在护理的各个环节预防感染的发生。具体措施为：①尽量将患者安置在单人房间，做好病室的清洁消毒，避免与有上呼吸道感染者接触。②避免任意插放保留导尿管，可利用每24～48h导尿一次，获得每日尿量。③需留置尿管的患者应加强消毒、定期更换尿管和进行尿液检查以确定有无尿路感染。④卧床及虚弱的患者应定期翻身，协助做好全身皮肤的清洁，防止皮肤感染的发生。⑤意识清醒者，鼓励患者每小时进行深呼吸及有效排痰；意识不清者，定时抽取气管内分泌物，以预防肺部感染的发生。⑥唾液中的尿素可引起口角炎及腮腺炎，应协助做好口腔护理，保持口腔清洁、舒适。⑦对使用腹膜或血液透析治疗的患者，应按外科无菌技术操作。⑧避免其他意外损伤。

5. 心理护理 病情的危重会使患者产生对于死亡和失去工作的恐惧，同时因治疗费用的昂贵又会进一步加重患者及家属的心理负担。观察了解患者的心理变化及家庭经济状况，通过讲述各种检查和治疗进展信息，解除患者的恐惧，树立患者战胜疾病的信心；通过与社会机构的联系取得对患者的帮助，解除患者的经济忧患。还应给予患者高度同情、安慰和鼓励，以高度的责任心认真护理，使患者具有安全感、信赖感及良好的心理状态。

八、健康指导

1. 生活指导　合理休息，劳逸结合、防止劳累；严格遵守饮食计划，并注意加强营养；注意个人清洁卫生，注意保暖。

2. 病情监测　学会自测体重、尿量；明确高血压脑病、左心衰竭、高钾血症及代谢性酸中毒的表现；定期门诊随访，监测肾功能、电解质等。

3. 心理指导　在日常生活中能理智调节自己的情绪，保持愉快的心境；遇到病情变化时不恐慌，能及时采取积极的应对措施。

4. 预防指导　禁用库血；慎用氨基糖苷类抗生素；避免妊娠、手术、外伤；避免接触重金属、工业毒物等；误服或误食毒物，立即进行洗胃或导泻，并采用有效解毒剂。

第四节　慢性肾衰竭

慢性肾衰竭（chronic renal failure，CRF）简称肾衰，是在各种慢性肾脏病的基础上，肾功能缓慢减退至衰竭而出现的临床综合征。据统计，每1万人口中，每年约有1人发生肾衰。

随着病情的进展，根据肾小球滤过功能降低的程度，将慢性肾衰竭分为四期：①肾储备能力下降期：GFR减至正常的50%～80%，血肌酐正常，患者无症状。②氮质血症期：是肾衰早期，GFR降至正常的25%～50%，出现氮质血症，血肌酐已升高，但小于450μmol/L，无明显症状。③肾衰竭期：GFR降至正常的10%～25%，血肌酐显著升高（450～707μmol/L），患者贫血较明显，夜尿增多及水电解质失调，并可有轻度胃肠道、心血管和中枢神经系统症状。④尿毒症期：是肾衰的晚期，GFR减至正常的10%以下，血肌酐大于707μmol/L，临床出现显著的各系统症状和血生化异常。

一、病因及发病机制

任何能破坏肾的正常结构和功能的泌尿系统疾病，均可导致肾衰。国外最常见的病因依次为：糖尿病肾病、高血压肾病、肾小球肾炎、多囊肾等；在我国则为：原发性慢性肾小球肾炎、糖尿病肾病、高血压肾病、多囊肾、梗阻性肾病等。有些由于起病隐匿、到肾衰晚期才就诊的患者，往往因双侧肾已固缩而不能确定病因。

肾功能恶化的机制尚未完全明了。目前多数学者认为，当肾单位破坏至一定数量，"健存"肾单位代偿性地增加排泄负荷，因此发生肾小球内"三高"，即肾小球毛细血管的高灌注、高压力和高滤过，而肾小球内"三高"会引起肾小球硬化、肾小球通透性增加，使肾功能进一步恶化。此外，血管紧张素Ⅱ、蛋白尿、遗传因素都在肾衰的恶化中起着重要的作用。尿毒症各种症状的发生与水电解质酸碱平衡失调、尿毒症毒素、肾的；内分泌功能障碍等有关。

二、临床表现

肾衰早期仅表现为基础疾病的症状，到残余肾单位不能调节适应机体的最低要求时，尿毒症使各器官功能失调的症状才表现出来。

1. 水、电解质和酸碱平衡失调　可表现为钠、水平衡失调，如高钠或低钠血症、水肿或脱水；钾平衡失调，如高钾或低钾血症；代谢性酸中毒；低钙血症、高磷血症；高镁血症等。

2. 各系统表现

1）心血管和肺症状：心血管病变是肾衰最常见的死因，可有以下几个方面。

（1）高血压和左心室肥大：大部分患者存在不同程度的高血压，个别可为恶性高血压。高血压主要是由于水钠潴留引起的，也与肾素活性增高有关，使用重组人红细胞生成素（recombinant human eryth-ropoietin，rHuEPO）、环孢素等药物也会发生高血压。高血压可引起动脉硬化、左心室肥大、心力衰竭，并可加重肾损害。

（2）心力衰竭：是常见死亡原因之一。其原因大多与水钠潴留及高血压有关，部分患者亦与尿毒症性心肌病有关。尿毒症心肌病的病因可能与代谢废物的潴留和贫血等有关。

（3）心包炎：主要见于透析不充分者（透析相关性心包炎），临床表现与一般心包炎相同，但心包积液多为血性，可能与毛细血管破裂有关。严重者有心包填塞征。

（4）动脉粥样硬化：本病患者常有高甘油三酯血症及轻度胆固醇升高，动脉粥样硬化发展迅速，是主要的死亡原因之一。

（5）肺症状：体液过多可引起肺水肿，尿毒症毒素可引起"尿毒症肺炎"。后者表现为肺充血，肺部 X 线检查出现"蝴蝶翼"征。

2）血液系统表现

（1）贫血：尿毒症患者常有贫血，为正常色素性正细胞性贫血，主要原因有：①肾脏产生红细胞生成激素（erythropoietin，EPO）减少。②铁摄入不足；叶酸、蛋白质缺乏。③血透时失血及经常性的抽血检查。④肾衰时红细胞生存时间缩短。⑤有抑制血细胞生成的物质等因素。

（2）出血倾向：常表现为皮下出血、鼻出血、月经过多等。出血倾向与外周血小板破坏增多、出血时间延长、血小板聚集和黏附能力下降等有关。

（3）白细胞异常：中性粒细胞趋化、吞噬和杀菌的能力减弱，因而容易发生感染。部分患者白细胞减少。

3）神经、肌肉系统表现：早期常有疲乏、失眠、注意力不集中等精神症状，后期可出现性格改变、抑郁、记忆力下降、谵妄、幻觉、昏迷等。晚期患者常有周围神经病变，患者可出现肢体麻木、深反射迟钝或消失、肌无力等。但最常见的是肢端袜套样分布的感觉丧失。

4）胃肠道表现：食欲不振是常见的早期表现。另外，患者可出现口腔有尿味、恶心、呕吐、腹胀、腹泻、舌和口腔黏膜溃疡等。上消化道出血在本病患者也很常见，主要与胃黏膜糜烂和消化性溃疡有关，尤以前者常见。慢性肾衰竭患者的消化性溃疡发生率较正常人为高。

5）皮肤症状：常见皮肤瘙痒。患者面色较深而萎黄，轻度浮肿，称尿毒症面容，与贫血、尿素霜的沉积等有关。

6）肾性骨营养不良症：简称肾性骨病，是尿毒症时骨骼改变的总称。依常见顺序排列包括：纤维囊性骨炎、肾性骨软化症、骨质疏松症和肾性骨硬化症。骨病有症状者少见。早期诊断主要靠骨活组织检查。肾性骨病的发生与继发性甲状旁腺功能亢进、骨化三醇缺乏、营养不良、代谢性酸中毒等有关。

7）内分泌失调：肾衰时内分泌功能出现紊乱。患者常有性功能障碍，小儿性成熟延迟，女性性欲差，晚期可闭经、不孕，男性性欲缺乏和阳痿。

8）易于并发感染：尿毒症患者易并发严重感染，与机体免疫功能低下、白细胞功能异常等有关。以肺部和尿路感染常见，透析患者易发生动静脉瘘或腹膜入口感染、肝炎病毒感染等。

9）其他：可有体温过低、碳水化合物代谢异常、高尿酸血症、脂代谢异常等。

三、辅助检查

1. 血液检查 血常规可见红细胞数目下降，血红蛋白含量降低，白细胞可升高或降低；肾功能检查结果为内生肌酐清除率降低，血肌酐增高；血清电解质增高或降低；血气分析有代谢性酸中毒等。

2. 尿液检查 尿比重低，为 1.010。尿沉渣中有红细胞、白细胞、颗粒管型、蜡样管型等。

3. B 超或 X 线平片 显示双肾缩小。

四、诊断要点

根据慢性肾衰竭的临床表现，内生肌酐清除率下降，血肌酐、血尿素氮升高、B超等示双肾缩小，即可作出诊断。之后应进一步查明原发病。

五、治疗要点

1. 治疗原发疾病和纠正加重肾衰竭的因素　如治疗狼疮性肾炎可使肾功能有所改善，纠正水钠缺失、控制感染、解除尿路梗阻、控制心力衰竭、停止使用肾毒性药物等可使肾功能有不同程度的恢复。

2. 延缓慢性肾衰竭的发展　应在肾衰的早期进行。

（1）饮食治疗：饮食治疗可以延缓肾单位的破坏速度，缓解尿毒症的症状，因此，慢性肾衰竭的饮食治疗非常关键。要注意严格按照饮食治疗方案，保证蛋白质、热量、钠、钾、磷及水的合理摄入。

（2）必需氨基酸的应用：对于因各种原因不能透析、摄入蛋白质太少的尿毒症患者，为了使其维持良好的营养状态，必须加用必需氨基酸（essential amino acid，EAA）或必需氨基酸与 α－酮酸混合制剂。α－酮酸可与氨结合成相应的 EAA，EAA 在合成蛋白过程中，可利用一部分尿素，故可减少血中的尿素氮水平，改善尿毒症症状。EAA 的适应证为肾衰晚期患者。

（3）控制全身性和（或）肾小球内高压力：肾小球内高压力会促使肾小球硬化，全身性高血压不仅会促使肾小球硬化，且能增加心血管并发症的发生，故必须控制。首选血管紧张素 II 抑制药。

（4）其他：积极治疗高脂血症、伴有痛风的高尿酸血症。

3. 并发症的治疗　如下所述。

1）水、电解质和酸碱平衡失调

（1）钠、水平衡失调：对单纯水肿者，除限制盐和水的摄入外，可使用呋塞米利尿处理；对水肿伴稀释性低钠血症者，需严格限制水的摄入；透析者加强超滤并限制钠水摄入。

（2）高钾血症：如血钾中度升高，主要治疗引起高钾的原因，并限制钾的摄入。如血钾 >6.5mmol/L，心电图有高钾表现，则应紧急处理。

（3）钙、磷失调和肾性骨病：为防止继发性甲旁亢和肾性骨病，肾衰早期应积极限磷饮食，并使用肠道磷结合物，如口服碳酸钙 2g，每日 3 次。活性维生素 D_3（骨化三醇）主要用于长期透析的肾性骨病患者，使用过程中要注意监测血钙、磷浓度，防止异位钙化的发生。对与铝中毒有关的肾性骨病，主要是避免铝的摄入，并可通过血液透析降低血铝水平。目前对透析相关性淀粉样变骨病还没有好的治疗方案。

（4）代谢性酸中毒：一般口服碳酸氢钠，严重者静脉补碱。透析疗法能纠正各种水、电解质、酸碱平衡失调。

2）心血管和肺

（1）高血压：通过减少水和钠盐的摄入，及对尿量较多者选用利尿剂清除水、钠潴留，多数患者的血压可恢复正常。对透析者可用透析超滤脱水降压。其他的降压方法与一般高血压相同，首选 ACEI。

（2）心力衰竭：除应特别强调清除水、钠潴留外，其他与一般心力衰竭治疗相同，但疗效较差。

（3）心包炎：积极透析可望改善，当出现心包填塞时，应紧急心包穿刺或心包切开引流。

（4）尿毒症肺炎：透析可迅速获得疗效。

3）血液系统：透析、补充叶酸和铁剂均能改善肾衰贫血。而使用 rHuEPO 皮下注射疗效更为显著，同时注意补充造血原料，如铁、叶酸等。

4）感染：治疗与一般感染相同，但要注意在疗效相近时，尽量选择对肾毒性小的药物。

5）其他：充分透析、肾移植、使用骨化三醇和 EPO 可改善肾衰患者神经、精神和肌肉系统症状；外用乳化油剂、口服抗组胺药及强化透析对部分患者的皮肤瘙痒有效。

4. 替代治疗　透析（血液透析、腹膜透析）和肾移植是替代肾功能的治疗方法。尿毒症患者经药物治疗无效时，便应透析治疗。血液透析和腹膜透析的疗效相近，各有优缺点，应综合考虑患者的情况来选用。透析一个时期后，可考虑是否做肾移植。

六、护理评估

询问本病的有关病史，如有无各种原发性肾脏病史；有无其他导致继发性肾脏病的疾病史；有无导致肾功能进一步恶化的诱因。评估患者的临床症状，如有无出现厌食、恶心、呕吐、口臭等消化道症状；有无头晕、胸闷、气促等缺血的表现；有无出现皮肤瘙痒，及鼻、牙龈、皮下等部位出血等症状；有无兴奋、淡漠、嗜睡等精神症状。评估患者的体征，如生命体征、精神意识状态有无异常；有无出现贫血面容、尿毒症面容；皮肤有无出血点、瘀斑、尿素霜的沉积等；皮肤水肿的部位、程度、特点，有无出现胸腔、心包积液，腹水征；有无心力衰竭、心包填塞征的征象；肾区有无叩击痛；神经反射有无异常等。判断患者的辅助检查结果，如有无血红蛋白含量降低；血尿素氮及血肌酐升高的程度；肾小管功能有无异常；血电解质和二氧化碳结合力的变化；肾影像学检查的结果。此外，应注意评估患者及其家属的心理变化及社会支持情况，如有无抑郁、恐惧、绝望等负性情绪；家庭、单位、社区的支持度如何等。

七、护理诊断／合作性问题

1. 营养失调：低于机体需要量与长期限制蛋白质摄入、消化功能紊乱、水电解质紊乱、贫血等因素有关。
2. 体液过多　与肾小球滤过功能降低导致水钠潴留，多饮水或补液不当等因素有关。
3. 活动无耐力　与心脏病变，贫血，水、电解质和酸碱平衡紊乱有关。
4. 有感染的危险　与白细胞功能降低、透析等有关。
5. 绝望　与病情危重及预后差有关。

八、护理目标

（1）患者能保持足够营养物质的摄入，身体营养状况有所改善。
（2）能遵守饮食计划，水肿减轻或消退。
（3）自诉活动耐力增强。
（4）住院期间不发生感染。
（5）能按照诊疗计划配合治疗和护理，对治疗有信心。

九、护理措施

1. 一般护理

（1）休息与活动：慢性肾衰竭患者以休息为主，尽量减少对患者的干扰，并协助其做好日常的生活护理，如对视力模糊的患者，将物品放在固定易取的地方，对因尿素霜沉积而皮肤瘙痒的患者，每日用温水擦澡。但对病情程度不同的患者还应有所区别，如症状不明显、病情稳定者，可在护理人员或亲属的陪伴下活动，活动以不出现疲劳、胸痛、呼吸困难、头晕为度；对症状明显、病情加重者，应绝对卧床休息，且应保证患者的安全与舒适，如对意识不清者，加床护栏，防止患者跌落；对长期卧床者，定时为患者翻身和做被动肢体活动，防止压疮或肌肉萎缩。

2）饮食护理

（1）蛋白质：在高热量的前提下，应根据患者的 GFR 来调整蛋白质的摄入量。当 GFR<50mL/min 时，就应开始限制蛋白质的摄入，其中 50% 以上的蛋白质必须是富含必需氨基酸的蛋白质（即高生物价优质蛋白质），如鸡蛋、鱼、牛奶、瘦肉等。当 GFR<5mL/min 时，每日摄入蛋白质约为 20g（0.3g/kg），此时患者需应用 EAA 疗法；当 GFR 在 5 ~ 10mL/min 时，每日摄入的蛋白质约为 25g（0.4g/kg）；GFR 在 10 ~ 20mL/min 者约为 35g（0.6g/kg）；GFR>20mL/min 者，可加 5g。尽量少摄入植物蛋白，如花生、豆类及其制品，因其含非必需氨基酸多。米、面中所含的植物蛋白也要设法去除，如可部分采用麦淀粉作主食。

静脉输入必需氨基酸应注意输液速度。输液过程中若有恶心、呕吐应给予止吐剂，同时减慢输液速度。切勿在氨基酸内加入其他药物，以免引起不良反应。

（2）热量与糖类：患者每日应摄取足够的热量，以防止体内蛋白质过度分解。每日供应热量至少125.6kj/kg（30kcal/kg），主要由碳水化合物和脂肪供给。低蛋白摄入会引起患者的饥饿感，这时可食芋头、马铃薯、苹果、马蹄粉等补充糖类。

（3）盐分与水分：肾衰早期，患者无法排出浓缩的尿液，需要比正常人摄入或排出更多的水分和盐分，才能处理尿中溶质。又因肾小管对钠的重吸收能力减退，而每日从尿中流失的钠增加，所以应增加水分和盐分的摄入。到肾衰末期，由于肾小球的滤过率降低，尿量减少，钠由尿的丢失已不明显，应注意限制水分和盐分的摄入。

（4）其他：低蛋白饮食时，钙、铁及维生素 B_{12} 含量不足，应注意补充；避免摄取含钾量高的食物，如白菜、萝卜、梨、桃、葡萄、西瓜等；低磷饮食，不超过 600mg/d；还应注意供给富含维生素 C、B 族维生素的食物。

2. 病情观察　认真观察身体症状和体征的变化；严密监测意识状态，生命体征；每日定时测量体重，准确记录出入水量。注意观察有无液体量过多的症状和体征：如短期内体重迅速增加、血压升高、意识改变、心率加快、肺底湿啰音、颈静脉怒张等；结合肾功能、血清电解质、血气分析结果，观察有无高血压脑病、心力衰竭、尿毒症性肺炎及电解质代谢紊乱和酸碱平衡失调等并发症的表现。观察有无感染的征象，如体温升高、寒战、疲乏无力，咳嗽、咳脓性痰，肺部湿啰音，尿路刺激征，白细胞增高等。

3. 预防感染　要注意慢性肾衰竭患者皮肤和口腔护理的特殊性。慢性肾衰竭患者由于尿素霜的刺激，常感皮肤瘙痒，注意勿用力搔抓，可每日用温水清洗后涂抹止痒剂。此外，慢性肾衰竭患者口腔容易发生溃疡、出血及口唇干裂，应加强口腔护理，保持口腔湿润，可增进食欲。

4. 用药护理　用红细胞生成激素纠正患者的贫血时，注意观察用药后副反应，如头痛、高血压、癫痫发作等，定期查血红蛋白和血细胞比容等。使用骨化三醇治疗肾性骨病时，要随时监测血钙、磷的浓度，防止内脏、皮下、关节血管钙化和肾功能恶化。用降压、强心、降脂等其他药物时，注意观察其副反应。

5. 心理护理　慢性肾衰患者的预后不佳，加上身体形象改变以及性方面的问题，常会有退缩、消极、自杀等行为。护理人员应以热情、关切的态度去接触患者，使其感受到真诚与温暖。并应鼓励家属理解并接受患者的改变，安排有意义的知觉刺激环境或鼓励其参加社交活动，使患者意识到自身的价值，积极接受疾病的挑战。对于患者的病情和治疗，应使患者和家属都有所了解，因为在漫长的治疗过程中，需要家人的支持、鼓励和细心的照顾。

十、护理评价

（1）患者的贫血状况有无所好转，血红蛋白、血清白蛋白在正常范围。

（2）机体的水肿程度是否减轻或消退。

（3）自诉活动耐力是否增强。

（4）体温是否正常，有无发生感染。

（5）患者情绪稳定，生活规律，定时服药或透析。

十一、健康指导

1. 生活指导　注意劳逸结合，避免劳累和重体力活动。严格遵从饮食治疗的原则，注意水钠限制和蛋白质的合理摄入。

2. 预防指导　注意个人卫生，保持口腔、皮肤及会阴部的清洁。皮肤痒时避免用力搔抓。注意保暖，避免受凉。尽量避免妊娠。

3. 病情观察指导　准确记录每日的尿量、血压、体重。定期复查肾功能、血清电解质等。

4. 用药指导　严格遵医嘱用药，避免使用肾毒性较大的药物，如氨基糖苷类抗生素等。

5. 透析指导　慢性肾衰竭患者应注意保护和有计划地使用血管，尽量保留前臂、肘等部位的大静脉，以备用于血透治疗。已行透析治疗的患者，血液透析者应注意保护好动－静脉瘘管，腹膜透析者保护好腹膜透析管道。

6. 心理指导　注重心理调节，保持良好的心态，培养积极的应对能力。

第五节　糖尿病肾病的护理

糖尿病肾病是糖尿病患者最主要的微血管病变之一。糖尿病肾病（DN）是一严重的糖尿病慢性并发症。糖尿病肾病是我国继发性肾小球疾病中一个非常多见的疾病，也是导致终末期肾衰竭的一个重要原因。通常所说的糖尿病肾病是指糖尿病性肾小球硬化症，是一种以血管损害为主的肾小球病变。已证明胰岛素依赖型或非胰岛素依赖型糖尿病患者中 20%～30% 会发生肾病，终末期糖尿病肾病已占肾透析治疗的 50% 以上。

一、常见病因

糖尿病肾病发病原因十分复杂，包括众多参与因素。总的来说它是起始于糖代谢障碍所致的血糖过高，在一定的遗传背景以及一些相关的获得危险性因子参与下，通过启动了许多细胞因子的网络，最终造成全身一些重要器官的损害，其中肾脏损害即为糖尿病肾病。糖尿病肾病病因包括以下几种。

1. 遗传因素　遗传因素与糖尿病肾病发生有十分密切的关系，在男女两性中，不论胰岛素依赖型或非胰岛素依赖型糖尿病，男性发生糖尿病肾病的比例一般较女性为高。

2. 肾脏血流动力学异常　在 1 型糖尿病肾病中约 1/2 病例 GFR 上升 25%～50%。在 2 型糖尿病肾病中，GRF 过高不仅表现为基础值较常人增高，还表现为增加蛋白质摄入后，上升的程度更为显著，除 GFR 过高以外，肾血流量在本病中也显著升高。

3. 血糖过高引致代谢改变为影响糖尿病肾病发生的关键　不少临床实验证明，糖尿病肾病的发生与血糖控制情况有关。血糖导致主要通过肾脏血流动力学改变以及代谢异常引致肾脏损害，其中代谢异常导致损害的机制主要有肾组织糖代谢紊乱。

4. 高血压　几乎任何糖尿病肾病均伴有高血压，在 1 型糖尿病肾病中高血压与蛋白尿平行发生，而在 2 型糖尿病肾病中则常在糖尿病肾病发生前即出现。

5. 血管活性物质代谢异常　①血管紧张素系统激活。②内皮系统代谢异常。③前列腺素族代谢异常。④生长因子代谢异常。

二、临床表现

1. 水肿　早期糖尿病肾病患者一般没有水肿，少数患者在血浆蛋白降低前，可有轻度水肿，当 24h 尿蛋白超过 3g 时，水肿就会出现。明显的全身水肿，仅见于糖尿病性肾病迅速发展者。

2. 贫血　有明显氮质血症的糖尿病患者，可有轻度至中度的贫血，用铁剂治疗无效。贫血为红细胞生成障碍所致，可能与长期限制蛋白质饮食，氮质血症有关。

3. 蛋白尿　开始由于肾小球滤过压增高和滤过膜上电荷改变，尿中仅有微量白蛋白出现，为选择性蛋白尿，没有球蛋白增加，这种状态可持续多年。随着肾小球基底膜滤孔的增大，大分子物质可以通过而出现非选择性临床蛋白尿，随病变的进一步发展，尿蛋白逐渐变为持续性重度蛋白尿，如果尿蛋白每日超过 3g，是预后不良的征象。糖尿病性肾病患者蛋白尿的严重程度多呈进行性发展，直至出现肾病综合征。

4. 高血压 高血压在糖尿病性肾病患者中常见。严重的肾病多合并高血压，而高血压能加速糖尿病肾病的进展和恶化。故有效的控制高血压是十分重要的。

5. 其他症状

（1）网膜病变：如眼底出血、血管硬化等。

（2）神经病变：如累及自主神经时，膀胱反射功能减退导致排尿困难、尿潴留等。

（3）血管病变：如心力衰竭或心肌梗死。

三、辅助检查

1. 尿微量清蛋白测定 正常人尿清蛋白（UAE）每分钟 <20μg，而微量白蛋白（每分钟 20 ~ 200μg）为早期糖尿病肾病的特征，若6个月内连现两次尿 UAE 每分钟 >20μg 但 <200μg 并能排除其他可能引起 UAE 增加的原因，如糖尿病酮症酸中毒、泌尿系感染、运动、原发性高血压、心力衰竭等，即可诊断为糖尿病肾病。

2. 尿 NAG 酶、THP（Tamm-Horsefall 蛋白）、[32-微球蛋白（β_2-MG）] 测定 在正常白蛋白尿时其尿 NAC 酶已明显增高，微量白蛋白尿时尿 β_2-MG 升高，尿 THP 明显下降，均可视为糖尿病肾病的早期诊断标准。

3. 肾功能检测 用 ^{99m}Tc-DTPA 测定肾小球滤过率及肾血流量，以反映糖尿病肾病早期肾小球高滤过状态。

4. 肾脏 B 超和腹部 X 线片 肾脏体积增大，为早期糖尿病肾损害的标志。

5. 肾活检 可提供特异性的诊断依据，对糖尿病微量白蛋白尿者，进行肾活检有助确诊早期糖尿病肾病。

四、治疗原则

1. 内科治疗

（1）糖尿病的治疗：①饮食治疗：目前主张在糖尿病肾病的早期即应限制蛋白质的摄入（每日 0.8g/kg）。对已有水肿和肾功能不全的患者，在饮食上除限制钠的摄入外，对蛋白质摄入宜采取少而精的原则（每日 0.6g/kg），必要时可适量输氨基酸和血浆。在胰岛素保证下可适当增加糖类的摄入以保证足够的热量。脂肪宜选用植物油。②药物治疗：口服降糖药。对于单纯饮食和口服降糖药控制不好并已有肾功能不全的患者应尽早使用胰岛素。应用胰岛素时需监测血糖及时调整剂量。

（2）抗高血压治疗：高血压可加速糖尿病肾病的进展和恶化，要求控制糖尿病患者的血压水平比非糖尿病高血压患者低。舒张压 <75mmHg，还应限制钠的摄入，戒烟、限制饮酒，减轻体重和适当运动。降压药多主张首先选用血管紧张素转化酶抑制药，常与钙离子拮抗药合用，也可选用 α_1 受体拮抗药如哌唑嗪。根据病情可适当加用利尿药。

2. 血液净化治疗 终末期糖尿病肾病患者只能接受透析治疗，主要有两种方式：长期血透和不卧床持续腹膜透析。近来绝大多数终末期糖尿病肾病患者采取腹膜透析，因为它不增加心脏负荷及应激，能较好控制细胞外液容量和高血压。还可腹腔注射胰岛素，操作方便费用节省，但某些患者因长期腹透吸收大量葡萄糖而致肥胖和高血脂。关于透析时机的选择宜稍早于非糖尿病患者。

3. 肾或肾、胰联合移植 只有极少的患者能得到这种治疗。因此对糖尿病肾病最根本的措施还是尽可能地控制糖尿病以防止糖尿病肾病的发生和发展。

4. 活血化瘀应对糖尿病肾病 糖尿病肾病最主要的病理改变是肾小球硬化和基底膜的损伤。活血化瘀是药物活性物质选择性地靶向定位于各级动脉血管与其紧密融合，促使肾动脉扩张，增加肾脏的有效血液灌注，增加对受损肾小球的供氧，从而改善微循环，促进新陈代谢，从而有效缓解和恢复肾小球的硬化状态。

5. 针灸治疗 针灸治疗糖尿病,早在两千多年前的《史记·扁鹊仓公列传》就有病案记载。针刺治疗糖尿病,强调辨证取穴和对症配穴相结合,治疗一般采用多种治疗方法相配合的综合治疗,其疗效比较可靠。但是,针刺的操作技术不是一般患者都能够正确掌握的,因此,针刺治疗不宜作为患者自我保健技术。应在医院由医师操作进行。

五、护理

1. 护理评估

(1)高血压:90%以上的患者有高血压。

(2)蛋白尿:常为本病早期最主要的临床表现。由早期的微量蛋白尿、间歇性蛋白尿发展到后期持续性蛋白尿,直至出现肾脏器质性改变。

(3)肾功能改变:50%~70%的糖尿病后期患者有肾功能损害。持续性大量蛋白尿患者,其肾功能呈进行性恶化,约25%的糖尿病后期患者发生终末期尿毒症。

(4)网膜病变:如眼底出血、血管硬化等。

(5)神经病变:如累及自主神经时,膀胱反射功能减退导致排尿困难、尿潴留等。

(6)血管病变:如心力衰竭或心肌梗死。

(7)水肿:早期糖尿病肾病患者一般没有水肿,少数患者在血浆蛋白降低前,可有轻度水肿,当24h尿蛋白超过3g时,水肿就会出现。明显的全身水肿,仅见于糖尿病性肾病迅速发展者。

(8)贫血:有明显氮质血症的糖尿病患者,可有轻度至中度的贫血,用铁剂治疗无效。贫血为红细胞生成障碍所致,可能与长期限制蛋白饮食、氮质血症有关。

2. 护理要点及措施

1)一般护理:

(1)提供安静并且没有感染的休养环境。

(2)向患者及其家属讲解糖尿病的危害,通过控制血糖减轻糖尿病肾病的病理改变。

(3)病情轻的患者注意劳逸结合,无高血压,水肿不明显,无肾功能损害,蛋白不多的患者可适当参加体育锻炼以增强体质,预防感染;对水肿明显,血压较高患者或肾功能不全的患者,强调卧床休息,按病情给予相应的护理级别。

(4)监测体重,每日2次,每次在固定时间穿着相同衣服测量。

(5)记录24h出入量,限制水的摄入,水的摄入量应控制在前1日尿量加500mL为宜。

(6)观察尿量、颜色、性状变化:有明显异常及时报告医师,每周至少化验尿常规和尿比重1次。

(7)注意观察患者的血压、水肿、尿量、尿检结果及肾功能变化,如有少尿、水肿、高血压,应及时报告主管医师给予相应的处理。

(8)注意观察患者神志、呼吸、血压心率的变化:注意高血压脑病、心功能不全的先兆症状。

(9)密切观察患者的生化指标:观察有无贫血、电解质紊乱、酸碱失衡、尿素氮升高、血糖变化等情况。如发现异常及时报告医师处理。

(10)指导使用胰岛素的患者,根据血糖、尿糖计算胰岛素的剂量。

(11)密切观察患者的病情变化,监测患者尿糖、蛋白尿、肾功能尿酮体、血钾的变化,观察患者呼吸的频率和深度,有无库斯曼呼吸,有无烂苹果气味,有无恶心呕吐,"三多一少"症状是否加重等异常情况,应立即通知医生遵医嘱给予处理。

2)皮肤护理:

(1)糖尿病肾病患者皮肤内含糖量增加,适宜细菌繁殖,血糖增高,血液中嗜中性粒细胞移动缓慢,杀菌能力降低,加上机体形成抗体的能力下降,故常并发皮肤化脓性感染、真菌感染,应加强皮肤护理,保持皮肤清洁,勤换衣服,皮肤干燥者涂油保护,并及时治疗毛囊炎。

(2)糖尿病肾病患者常伴有血管病变,可引起肢体缺血或血管栓塞,在感染和外伤的基础上极易发生组织坏死,容易合并有足部坏死。

（3）创面处理，切除坏死组织，彻底清创，每日换药 1 次，换药时用生理盐水和 3% 过氧化氢溶液冲洗。

（4）每晚用温水（40℃）泡脚 20min，泡后用软毛巾轻轻擦干，防止任何微小的损伤，忌用热水袋，以免烫伤。

（5）趾甲不宜过短，以免损伤甲沟引起感染。

（6）经常观察足背动脉搏动、皮肤色泽及弹性，及时发现缺血现象。

（7）避免各种外伤，如摔伤、挤压伤，鞋的松紧要适宜，鞋口不要太紧。

（8）做好皮肤清洁护理，特别是会阴部水肿的患者，尽量用软垫支撑起受摩擦部位，减少活动防止摩擦。

3）水肿护理：

（1）糖尿病肾病患者因长期低蛋白，常发生水肿，加上小血管病变引起组织营养不良，易导致皮肤破损甚至压疮。

（2）卧床休息时应避免局部长时间受压，每 2h 协助翻身 1 次，协助翻身时应避免拖、拉、拽等动作，特别是需要便盆的患者，动作要轻柔，以免擦伤皮肤。

（3）由于体内蛋白的丢失、长期水肿和循环障碍，皮肤抵抗力和愈合力降低、弹性渐丧失，容易受损伤，应经常擦洗和翻身，并保持被褥干燥平整，每日用 50℃ 的温水擦背及骨突处，以免发生压疮。

（4）定时观察并按摩容易发生压疮的部位。

（5）适当抬高肢体，加快静脉回流以减轻水肿。

（6）对水肿轻者限制活动，重者卧床休息，并抬高下肢。

（7）对已发生压疮者，按常规治疗。

4）饮食护理：

（1）教会患者及其家属根据标准体重、热量标准来计算饮食中的蛋白质、脂肪和糖类的含量，并教会患者如何分配三餐食物，及合理安排膳食结构，对肾功能不全的患者可控制植物蛋白的摄入，以减轻肾脏负担。

（2）根据患者的具体情况，与营养师一起根据患者的体重、病情计算出每日所需要热量及糖类、蛋白质、脂肪的比例，并按照要求提供食物，鼓励患者按时按定量进餐。

（3）提供优质高蛋白饮食，如牛奶、鸡蛋、鱼类，肾功能不全时要控制植物蛋白的摄入。

（4）在平时膳食时要保证膳食中糖类的摄入，又要控制糖类的摄入，控制血糖，通过提供足够的热量以减少自体蛋白质的分解。

（5）限制钠的摄入，每日膳食中钠应低于 3g，少尿时应控制钾的摄入，保证全面营养。

5）心理护理：

（1）安慰患者，鼓励患者讲出心中的感受，以消除紧张情绪，保持思想乐观，情绪稳定。

（2）主动向患者介绍环境及同病室的病友，消除患者的陌生和紧张。

（3）耐心向患者解释病情，使患者认识到糖尿病目前不能根本治愈，如果控制不佳可以导致糖尿病肾病，糖尿病肾病应严格按糖尿病饮食进行治疗，还要注意肾功能的变化，大多数糖尿病肾病可以通过治疗得到控制。

（4）向患者解释使用胰岛素的好处，通过使用胰岛素可以降低血糖有利于肾病的恢复。

（5）增加患者的探视次数，必要时留家人陪伴，通过良好的思想沟通，减轻患者的思想压力，有利于病愈。

3. 健康教育

（1）患者出院后随身带有卡片，姓名、年龄、住址、诊断证明，目前所用药物和剂量，携带急救盒，以便在低血糖抢救时参考。

（2）避免过劳、外伤、精神创伤，保持情绪稳定，按时服药，避免受凉感冒及各种感染。在呼吸道感染疾病流行期，尽量少到公共场所。

（3）督促、检查、协助患者及家属完成糖尿病的自我监测，按要求完成尿糖、血糖测定，以便为调整用药提供依据。

（4）督促患者按医嘱服药，并注意观察治疗效果，要严格控制血糖和尿糖，一般来说，空腹血糖应控制在 5.6 ~ 7.8mmol/L，合并高血压者应把血压控制在 125 ~ 131/79 ~ 86mmHg（16.7 ~ 17.5/10.5 ~ 11.5kPa）。

（5）指导饮食：低蛋白饮食可减少肾小球的滤过率，还可使尿蛋白排出量减少，故目前多主张低蛋白饮食。一期患者蛋白摄入量控制在每日每千克体重 1g，二期患者以每日每千克体重 0.6 ~ 0.8g 为宜，并以动物蛋白为主。

（6）利尿药的应用：对有水肿的患者可按医嘱使用利尿药，同时适当限制水和钠的摄入，以减轻肾脏负担。

（7）防止泌尿道感染：泌尿道感染会使糖尿病加重，最后导致肾衰竭，所以，积极预防和治疗泌尿道感染非常重要。要搞好个人卫生，尤其是女性要注意会阴部清洁卫生。对有感染者应查明感染细菌或做药敏试验，选择适当抗生素治疗。

（8）定期做尿微量白蛋白监测，尿常规、肾功能检查，以便及时掌握病情变化。

（9）注意保护肾脏，避免使用对肾脏有损害的药物及造影剂。

（10）尽量避免泌尿道各种器械检查及导尿，以免诱发感染。

第六节　狼疮性肾炎的护理

系统性红斑狼疮是一种多因素参与的系统性自身免疫性疾病。其临床特征是由自身抗体引起的免疫炎症反应，最终导致细胞、器官的损伤和破坏。肾脏是系统性红斑狼疮侵袭的主要器官之一，肾脏受累后引起的肾小球肾炎称为狼疮性肾炎。目前，我国狼疮性肾炎是继发性肾小球疾病中的主要疾病。系统性红斑狼疮多发病于育龄女性，北京统计的男性女性之比，在 14 ~ 39 岁组为 1 ∶ 13，40 ~ 59 岁组为 1 ∶ 4。

一、常见病因

目前，引发狼疮性肾炎的病因、发病机制尚未明确，可能与机体的遗传背景、内分泌、代谢紊乱、环境（如感染、药物、毒物）及机体免疫异常等因素有关。

1. 遗传因素　本病患者近亲发病率高达 5% ~ 12%。单卵双胎发病率 24% ~ 57%。于黑种人与亚裔人群发病率明显提高。

2. 内分泌因素　本病女性显著高于男性，且多在生育期发病，均提示雌激素与本病发生有关。

3. 环境因素　如以下内容所述。

（1）病毒感染：可能与慢病毒 –C 病毒感染有关，或与麻疹病毒，副流感病毒Ⅰ、Ⅱ型，EB 病毒，风疹病毒和黏病毒等感染有关。

（2）药物因素：药物可诱发（如青霉素、磺胺类、保泰松等）或引起（如肼屈嗪、普鲁卡因胺、氯丙嗪、苯妥英钠、异烟肼）狼疮样综合征。

（3）物理因素：紫外线照射加重本病见于 40% 患者。紫外线可使 DNA 转化为胸腺嘧啶二聚体，而使抗原性增强，促发本病。寒冷、强烈电光照射均可诱发或加重本病。

4. 机体免疫异常　①体液免疫的变化：本病是机体对内源性（自身）抗原所发生的免疫复合物性疾病，并伴有 T 细胞功能紊乱。②细胞免疫：抑制性 T 细胞功能及数量下降，使机体体液免疫（抗体生成旺盛）。

二、临床表现

1. 狼疮性肾炎全身表现　间断发热；颧部红斑，由于形状似蝴蝶，狼疮性肾炎又称蝶形红斑；无痛性口腔溃疡；多个关节肿痛；发生癫痫或精神异常；狼疮性肾炎患者手足遇冷变得苍白，温暖后转为紫红，继之恢复常色，又称"雷诺现象"。

2. 肾脏表现　蛋白尿和（或）肾病综合征是狼疮肾炎常见的表现，约 1/4 的系统性红斑狼疮患者表现为肾病综合征范围的蛋白尿。与狼疮肾炎相关的临床表现还包括高血压、水电解质和酸碱平衡紊乱、高血脂等。

三、辅助检查

1. 尿常规检查　尿蛋白、镜下白细胞、红细胞及管型尿。

2. 血常规　多数有中度贫血，偶呈溶血性贫血、血白细胞下降，血小板多数少于 $100 \times 10^9/L$，血沉较快。

3. 免疫学检查　血清多种自身抗体阳性，γ-球蛋白显著增高，血循环免疫复合物阳性，低补体血症，尤其在活动期。血红斑狼疮细胞阳性，皮肤狼疮带试验阳性。

4. 肾功能　重型活动性狼疮性肾炎伴有可逆性的 Ccr 不同程度下降、血尿素氮和肌酐升高、血白蛋白降低或肝功转氨酶增高；终末期狼疮性肾炎 Ccr 明显下降和血肌酐、尿素氮显著升高。

5. 影像学检查　B 超示双肾增大提示急性病变；部分患者合并肝、脾大或心包炎。

6. 肾活检　可了解病理类型、病变活动性从而决定治疗方案。以肾脏损害为首发表现的系统性红斑狼疮，肾活检有助于确诊。

四、治疗原则

1. 一般治疗　活动期患者应注意卧床休息，慢性期或病情稳定者可适当活动，但要注意劳逸结合；注意预防感染，一旦感染应积极治疗；夏天穿长袖衣服，减少暴露部位，避免日晒。

2. 药物治疗　如以下内容所述。

（1）免疫抑制治疗：主要以糖皮质激素为基本药物。糖皮质激素用量：病情较轻的患者采用泼尼松口服；病情较重者用大剂量甲泼尼龙冲击治疗。冲击治疗后泼尼松用量为每日 40mg（体重在 50～60kg 的患者）。

（2）细胞毒类药物：环磷酰胺。

（3）新型细胞毒类药物：包括环孢霉素 A、骁悉及中药雷公藤制剂等。

（4）抗血栓治疗：双嘧达莫、小分子量肝素、尿激酶等。

（5）血浆置换治疗。

（6）透析或肾移植。

五、护理

1. 护理评估　如以下内容所述。

（1）80% 患者有皮肤黏膜的损害，常见于暴露部位出现对称的皮疹，典型者在双面颊和鼻梁部有深红色及蝶形红斑。

（2）90% 患者有关节受累，大多数关节肿痛是首发症状，受累的关节常是近端指间关节、腕、足部、膝和踝关节。呈对称分布，较少引起畸形。

2. 护理要点及措施　如以下内容所述。

（1）密切观察病情：观察生命体征，观察皮肤黏膜情况，观察各组织器官功能等情况。

（2）皮肤黏膜护理：避免紫外线，保持清洁卫生，避免刺激，忌用碱性肥皂、化妆品及化学药品。忌染发、烫发、卷发。忌刺激性饮食。户外活动时面部可拭氯喹冷霜，穿长袖衣裤，戴宽边帽，减少阳光照射，以免皮肤损害加重。室内应有窗帘。做好口腔护理，出现溃疡、破溃时用呋喃西林溶液漱口；出现真菌感染时用制霉菌素、碳酸氢钠漱口，每日 3 ~ 4 次；必要时给予口腔护理。对指、趾、鼻尖、耳垂等部位广泛小动脉炎合并雷诺现象者，应给予保暖以免肢体末梢冻伤和坏死。

（3）用药护理：一旦出现感染应及时大量应用抗生素。狼疮性肾炎患者在家护理时，要时刻防治感冒，注意御寒保暖；如果感冒后，要遵照医嘱，服用肾毒性小的感冒药，如维 C 银翘片、双黄连口服液、板蓝根冲剂等。应用糖皮质激素的患者，病情控制后可采取每日或隔日上午 7：00 ~ 8：00 服药，以减少药物对肾上腺皮质的抑制作用，且采取逐量减药的方法，以免引起"反跳"现象。

（4）日常护理

1）饮食护理：狼疮肾炎患者应摄取足够的营养，如蛋白质、维生素、矿物质，以清淡为宜。水分、盐分宜做适度限制。避免大量的烟、酒或刺激性食物。骨质疏松可以使用维生素 D。

2）休息活动：狼疮性肾炎患者要有充足的睡眠，以减轻疲劳，同时可适当参加各种活动、家务劳动和丰富的文娱活动，可进行轻体力劳动。运动可以促进血液循环，增进心肺功能，保持肌肉、骨骼的韧性，对任何人都有助益，狼疮患者也不例外，注意不要过度疲劳。

3）心理护理：疾病以及服用激素可引起患者体态、相貌变化、不能生育、严重患者的部分功用丧失，使患者心情低落，心理负担过重，对生活失去信心，甚至拒绝医治。家人应多关心患者，让患者感觉社会的温暖和周围人的爱心，增加对医治的信心，并说明药物反应是可逆的。

3. 健康指导　如下内容所述：

（1）介绍疾病知识，提醒避免诱因，指导自我护理，保持良好心态，劳逸结合，避免劳累，定期门诊复查。

（2）介绍药物知识：告知患者药物的作用、不良反应及服用方法，嘱患者遵医嘱服药。

（3）介绍预防感染的方法：告知患者如何预防皮肤、口腔及其他部位的感染，嘱患者避免阳光直射，禁止日光浴，同时避免疲劳、预防接种及服用诱发本病的药物等。

（4）介绍生育知识：狼疮性肾炎好发于女性，患者应避孕，病情稳定及肾功能正常者可受孕，并在医师指导下妊娠。

第七节　尿酸性肾病的护理

一、概述

尿酸性肾病（uric acid nephropathy）是指尿酸盐 – 尿酸结晶沉积于肾髓质、间质或远端集合管所致的肾损害。本病以男性多见，主要表现为痛风性关节炎和肾损害。关节受累最多的始于跖关节，依次为踝、趾、指、腕、膝和肘关节，关节病变可见痛风石和痛风结节。肾受累可有腰痛、蛋白尿、血尿、肾功能不全等表现。

二、治疗原则

碱化尿液，抑制尿酸合成，促进尿酸排泄，饮食、对症及中医药等治疗。

三、护理要点

1. 一般护理　尿酸是嘌呤代谢的终末产物，由于嘌呤代谢紊乱使血尿酸生成过多或肾排泄减少。鼓励患者多饮水，每日 2 500 ~ 3 000mL，以稀释尿液，防止结石的形成，准确记录饮水量和尿量。忌烟忌酒，特别是啤酒，含有嘌呤，过多饮用一方面可在体内产生大量乳酸，阻止尿酸排出；另一方面酒精是高热能物质，大量饮用导致尿酸生成增加，应严格限制。

2. 休息与活动　有血尿、蛋白尿、关节疼痛者应卧床休息，置受累关节以舒适位置，护理操作时动作应轻柔，尽量保护受累部位。待症状减轻可循序渐进的运动，以有氧运动为宜，如跳舞、做操、散步等。避免剧烈活动使有氧运动转为无氧运动而产生大量的次黄嘌呤，使尿酸增高，加重病情。

3. 病情观察　尿酸结石阻塞尿路时，可引起尿路感染，表现为尿急、尿频、尿痛、发热、腰痛等，应做好病情观察。

四、健康指导

1. 告知患者避免诱发因素　精神紧张、疲劳、宴请、酗酒、感染、外伤等。

2. 指导患者掌握本病的相关知识　加强饮食管理，多饮水，控制肥胖等十分重要。

3. 定期复查　出院6个月内每月复诊1次，以后视病情递减，复检项目：血尿常规、血生化、血尿酸、肝肾功能等。

第八节　高钙性肾病的护理

高钙性肾病是指血钙升高和（或）尿钙过多引起的肾功能性或器质性的改变。临床以多尿、低渗尿等肾小管间质功能障碍及急（慢）性肾衰竭和尿路结石三大征象为主要表现。

一、诊断路径

（一）临床表现

高钙性肾病的临床表现主要分为高钙血症本身引起的临床症状以及引起高血钙的原发病的表现两个方面。高钙性肾病的肾损害主要表现为肾小管–间质功能障碍、急（慢）性肾衰竭及尿路结石。

1. 肾损害　如下所述：

（1）肾小管间质损害：高钙血症时交感神经兴奋，肾血管痉挛缺血，以致对缺血较为敏感的髓袢升支受损，导致尿浓缩功能障碍，而有多尿、夜尿和低渗尿现象。持续的高钙血症在短时期内即可发生组织学改变，主要累及髓袢升支、远端肾小管和集合管。若病程迁延过久，最终累及肾小球，导致肾小球玻璃样变、纤维化，肾萎缩。患者临床上早期有多尿、夜尿多、口渴、多饮、低渗尿、肾性糖尿、氨基酸尿、肾小管性蛋白尿等症状。

（2）酸碱平衡失调：原发性甲状旁腺功能亢进症时，因甲状旁腺激素抑制肾小管碳酸氢根离子重吸收，同时刺激胃酸分泌、骨吸收和低钾血症，导致代谢性碱中毒。

（3）急性肾衰竭：主要因肾小动脉收缩引起肾缺血，高钙血症引起肾小管萎缩，肾小管上皮细胞脱落和结晶引起小管梗阻，以及与脱水、肾血流量减少有关。临床上表现为进行性少尿、并发急性肾衰竭，以及在原有肾功能不全的基础上急剧恶化。

（4）慢性肾衰竭：长期高血钙，肾实质钙盐沉积，最终双肾萎缩，从而导致慢性肾衰竭。

（5）肾结石和泌尿系统感染：高钙血症时尿钙增加，易形成结石。如有尿路梗阻，可继发泌尿系统感染。

2. 高钙血症表现　如下所述：

（1）神经系统表现：较早出现，可表现为嗜睡、意识淡漠、抽搐，重者以出现昏迷、肌无力及肌张力降低为特征表现，多无局部神经系统定位体征。

（2）精神症状：可出现各种精神症状，包括抑郁、烦躁，严重病例则有妄想、幻觉。

（3）消化道症状：常有畏食、恶心、呕吐，可合并消化性溃疡，甚至发生消化道出血和穿孔。

（4）心血管系统表现：许多患者表现为中度高血压，且高血压不容易控制。在高血钙纠正后，血压即可迅速恢复。此外，尚有QT间期缩短、ST段下移、T波变宽、一度房室传导阻滞，重者可有心房颤动、心室颤动，也可诱发心力衰竭。

（二）辅助检查

1. 肾活体组织检查 特征性表现为肾小管上皮细胞及肾间质内见到钙颗粒沉积，Von Kossa 染色可证实沉积物为钙。镜下可表现为肾小管坏死，肾小管上皮细胞脱落，管腔扩张，伴再生。

2. 高钙血症 成年人血钙大于 2.75mmol/L，可找到引起高血钙的原因，如甲状旁腺功能亢进症、恶性肿瘤、肾上腺功能不全等疾病。

3. 尿液检查 早期主要表现为尿浓缩功能下降、尿酸化功能下降等肾小管受损的表现，可有轻度蛋白尿，若合并大量蛋白尿，则提示合并肾小球疾病。

4. 肾功能检查 严重而持续的高血钙可引起肾衰竭。尽快纠正高血钙，肾功能可恢复。若不能及时纠正，则会逐渐发展为慢性肾衰竭。

5. 影像学检查 因为尿中钙增加，易合并肾结石的形成。

二、治疗路径

（一）治疗原则

一般处理原则：①积极控制原发病；②降血钙治疗；③纠正酸碱平衡失调、电解质紊乱；④保护肾功能；⑤其他如避免过度劳累、预防感染、避免使用肾毒性药物等。

（二）治疗方法

（1）引起高钙血症的原发病的治疗。

（2）降血钙治疗

1）水化：严重的高血钙通常都伴有脱水，因此恢复血管内容量是治疗的第一步。扩容应首选生理盐水，每日 2 ~ 4L。而对老年人，尤其是有心脏和肾疾病的老年人应适当控制生理盐水的用量。

2）利尿：袢利尿剂可促进钠和钙的排出，应首先补足血管内容量，否则会加重脱水和高血钙；同时应密切监测电解质的变化。应避免使用噻嗪类利尿剂，因为噻嗪类利尿剂抑制肾小管对钙的排泄。

3）血液透析：高钙血症合并肾衰竭者可使用低钙透析液降低血钙。

（3）肾损害的治疗：若存在肾小管酸中毒，应补充枸橼酸盐，避免出现肾结石。若存在肾功能不全，必要时应行血液透析治疗。

（4）高血压的治疗：多数患者合并高血压，因高血钙可引起血管平滑肌的收缩，故降压效果差。血钙降低后，高血压可迅速降至正常。

三、护理路径

（一）护理措施

1. 一般护理 如下所述：

（1）休息与活动：充分休息，适当活动，但对于病情急性加重及伴有血尿或并发感染的患者应限制活动。

（2）饮食护理：避免食用含钙高的食物，适当多饮水。

2. 病情观察 如下所述：

（1）血压的变化：准确测量血压，同时注意患者的主诉，有无头痛、头晕等症状。

（2）神经精神系统症状：密切观察患者有无嗜睡、意识淡漠、抽搐，甚至昏迷、肌无力及肌张力降低等表现，以及抑郁、烦躁、妄想、幻觉等精神症状。

（3）尿色、尿量的变化及肾功能：观察患者尿的性状，正确留取血标本、尿标本。

3. 用药护理 如下所述：

（1）使用利尿剂：注意监测有无电解质紊乱及酸碱平衡失调。

（2）水化治疗：注意观察患者有无心力衰竭的早期表现。

4. 心理护理　护理人员应积极主动与患者沟通，对患者提出的问题予以耐心解答；应与患者家属一起做好患者心理疏导工作，解除患者后顾之忧，使患者以良好的心态正确面对现实。

（二）健康教育

（1）生活指导：劳逸结合，注意休息和保暖，合理饮食，学会自我监测血压等。

（2）适当运动：可根据病情适当活动，选择合适的运动方式，如散步、打太极拳等，避免到人员密集的场所活动。

（3）遵医嘱按时用药，不随意增减药量。避免使用对肾功能有害的药物，如氨基苷类抗生素、抗真菌药等。

（4）定期门诊随访，病情出现变化时及时就医。

第九节　重链病肾损害的护理

重链病（HCD）是由于浆细胞发生突变并异常增殖，合成功能障碍，只产生免疫球蛋白的重链或有缺陷的重链，不能与轻链组成完整的免疫球蛋白分子，致使血清中和尿中出现大量游离的无免疫功能的重链。按重链抗原不同，可将本病分为 γ 重链病（γ-HCD）、α 重链病（α-HCD）、μ 重链病（μ-HCD）、δ 重链病（δ-HCD）。

一、诊断路径

（一）临床表现

HCD 具有明显的异质性，临床表现多样，主要受累部位随 HCD 类型而不同。

1. γ-HCD　从 1964 年首次报道至今，文献报道已超过 120 例。平均发病年龄为 60 岁，女性多于男性。γ-HCD 临床表现多样，可有贫血、发热、体重减轻、淋巴结增大、肝脾大、蛋白尿。多数有淋巴结病或者脾大者，最终多诊断为某种淋巴结增殖性疾病。10%～15% 的患者有结外病变，如皮肤损害和甲状腺浸润。逐渐缩小且质地较硬的淋巴结病和因韦氏淋巴结环受累引起的上颚及腭垂肿胀 γ～HCD 特征性的病变，但发生率不到 20%。

本病约 1/4 的 γ-HCD 患者并发自身免疫性疾病，以类风湿性关节炎为最常见，其次为自身免疫性溶血性贫血、干燥综合征、系统性红斑狼疮、脉管炎、特发性血小板减少性紫癜及重症肌无力等。自身免疫性疾病又可促使本病进展，提示慢性抗原刺激可能与本病的发病机制有关，少数患者可有结核及慢性胆囊炎史，或在诊断本病前已有多年高 γ-球蛋白血症。γ-HCD 肾损害与溶骨病变发生率远不及骨髓瘤，本一周蛋白尿引起的肾衰竭和淀粉样变性也很少见。

2. α-HCD　最常见的类型，首例由 Seligmann 在 1968 年发现，迄今已有 400 余例报道。患者多为青年，男性略多于女性。临床上 α-HCD 可分为肠型和肺型。绝大多数 α-HCD 为肠型，临床特征是营养吸收障碍综合征，表现为反复或慢性腹泻，伴腹痛、体重减轻，常有发热，在青少年可出现生长延迟。肠钡餐检查见到小肠黏膜增厚、粗糙、肠腔狭窄或扩张。杵状指和肠系膜淋巴结病常见，后者有时表现为腹部肿块，但浅表淋巴结增大少见。25% 的患者中度肝大，脾大较少见，可出现低白蛋白血症引起的腹水和外周水肿。血清及尿液中存在 α 重链的 Fc 段，尿和血清中无轻链蛋白，肾病变不明显。肺型 α-HCD 极少见，以呼吸困难为主要表现。

3. μ-HCD　本病罕见，1969 年首例报道至今，文献报道约 33 例。中位发病年龄为 57.5 岁（15～78 岁），男性略多丁女性。其临床表现：①进行性贫血，呈正细胞正色素性，红细胞沉降率增快；②常有肝脾大；③部分患者有淋巴结增大；④少数患者 X 线平片见到骨损害；⑤骨髓检查以淋巴细胞为主或淋巴样浆细胞增多，浆细胞增多一般不超过 10%，易误诊为慢性淋巴细胞性白血病，但胞质内常有空泡存在；⑥尿蛋白明显增多，轻链蛋白阳性，多数属 K 型。

（二）辅助检查

重链病患者住院治疗期间的检查项目见表 3-2。

表 3-2　重链病患者住院治疗期间的检查项目

必须检查的项目	根据具体情况可选择的检查项目
血常规、尿常规、粪便常规、尿红细胞位相、24h 尿蛋白定量、尿本－周蛋白	T 淋巴细胞亚群、甲状腺功能、PPD、肿瘤系列 尿 β_2－微球蛋白、NAG、血型、血和尿轻链定量、类风湿因子
肝肾功能、电解质、肌酶、血糖、血脂、凝血功能、感染性疾病筛查（乙型肝炎病毒、丙型肝炎病毒、HIV、梅毒等）、C 反应蛋白	双肾血管彩超、颈动脉彩超、眼底检查、腹部 CT 尿培养及药物过敏试验、ANCA 系列、溶血系列
抗核抗体谱、红细胞沉降率、补体 C3 和 C4、免疫球蛋白（包括轻链）、抗心磷脂抗体	肝功能测定、小肠内镜
B 超（泌尿系统、肝胆脾胰）、胸部 X 线平片、心电图、超声心动图、浅表淋巴结超声	肾穿刺活体组织检查
皮肤或舌活体组织检查、骨髓活体组织检查	

1. 血常规　γ-HCD 可见正细胞正色素性中度贫血，白细胞计数及分类一般正常，淋巴细胞升高。μ-HCD 可见血红蛋白降低，少数患者可见淋巴细胞增多和血小板减少。

2. 血清免疫球蛋白电泳　γ-HCD 可见 β_1 或者 β_2 区免疫球蛋白单株峰。μ-HCD 可见单株峰。

3. 骨髓活体组织检查　淋巴细胞、浆细胞或者淋巴样浆细胞增多，部分患者骨髓像正常。

4. 小肠内镜　α-HCD 病程早期显示假息肉样病变，当浸润突破肌层后可见"鹅卵石"样改变，晚期形成散在溃烂的肿块或者长节段肠壁广泛浸润增厚。

二、治疗路径

（一）治疗原则

一般处理原则：①消除病因及诱因；②肾功能替代治疗；③化疗，必要时联合放射治疗（放疗）；④自体骨髓移植；⑤对症治疗及支持治疗。

（二）治疗方法

重链病无有效的治疗方法，所有的患者晚期均会发展成为慢性肾衰竭。部分患者应用细胞毒性药物（氧芬肿和泼尼松）治疗，可使蛋白尿消失和改善肾功能；应用糖皮质激素和环磷酰胺治疗，早期病例缓解率高。肾功能不全可发展至终末期肾衰竭而需要透析或肾移植。

1. α-重链病　对于尚无淋巴瘤证据的患者，应首先试用抗生素治疗，如四环素 2g/d，也可用氨苄西林（氨苄青霉素）或甲硝唑。若 3 个月内不见效或患者已有免疫增殖性小肠病或伴有淋巴瘤时，应采用化疗。其化疗方案与淋巴瘤相同，即 CHOP（环磷酰胺、多柔比星、长春新碱、泼尼松）或 MOPP（氮芥、长春新碱、丙卡巴肼、泼尼松）。化疗常可取得一定疗效。处于病程晚期（病理 III 期）已有淋巴瘤的患者在化疗取得缓解后易复发，对此类患者可考虑强烈化疗及放疗后辅以自体骨髓移植治疗。

2. γ-重链病　对无症状的患者可随诊观察。对出现症状的患者可用环磷酰胺、长春新碱、泼尼松联合化疗，或给予氧芬肿和泼尼松治疗，常可获得疗效。

3. μ-重链病　目前无特别而有效的方法，可采用 COP（环磷酰胺、长春新碱、泼尼松）或 COP 加柔红霉素或加卡莫司汀。

三、护理路径

（一）护理措施

1. 一般护理　如下所述。

（1）休息与活动：充分休息，适当活动。

（2）饮食护理：一般情况下不必限制饮食。但若肾功能已受到严重损害，应当限盐为每日 3 ~ 4g，蛋白质为 0.3 ~ 0.48g/（kg·d），且给予优质蛋白。另外提供足够高热量，富含维生素、易消化饮食，适当调节高糖和脂类在饮食热量中的比例，以减轻自体蛋白质的分解、减轻肾负担。

2. 病情观察　①观察腹痛、腹泻的情况，疼痛的程度、性质以及腹泻的次数、性状。②严密观察生命体征，及时发现病情变化。③尿色、尿量的变化及肾功能：观察患者尿的性状，正确留取血标本、尿标本。

3. 用药护理　①应用环磷酰胺，应注意出血性膀胱炎的发生。②激素或化疗药物的应用，应观察药物可能出现的不良反应。③使用甲硝唑抗感染治疗的患者注意观察体温变化，并及时观察胃肠道反应。

4. 心理护理　本病病程长，病情反复，长期服药不良反应大，患者易产生悲观、恐惧等不良情绪。护理人员应积极主动与患者沟通，鼓励患者说出内心感受，对患者提出的问题予以耐心解答；应与患者家属一起做好患者心理疏导工作，解除患者后顾之忧，使患者以良好的心态正确面对现实。

5. 感染的护理　①病室环境清洁卫生，定期空气消毒，限制探视，进行保护性隔离。②严格执行消毒隔离制度和无菌操作技术。③做好口腔、会阴及肛门的护理。④观察患者有无发热、感染伴随症状及体征，鼓励患者多饮水，警惕感染中毒性休克。⑤遵医嘱按时给予抗感染治疗。⑥对患者及家属做好预防感染的卫生宣教工作。

（二）健康教育

（1）预防感染：保持环境清洁，注意个人卫生，预防呼吸系统感染、肠道感染、泌尿系统感染。若患上呼吸道感染、咽炎、腭扁桃体炎等，应及时就医。

（2）生活指导：劳逸结合，注意休息和保暖。加强营养，提高抵抗力。

（3）适当运动：可根据病情适当活动，选择合适的运动方式，如散步、打太极拳等，避免到人员密集的场所活动。

（4）遵医嘱按时用药，不随意增减药量，避免使用对肾功能有害的药物。

（5）定期门诊随访，病情出现变化时及时就医。

第十节　肾动脉血栓及栓塞护理

肾动脉血栓及栓塞是指肾动脉主干及其分支的血栓形成或栓塞，导致肾动脉狭窄或闭塞，引起肾功能恶化。肾动脉血栓可因创伤、动脉粥样硬化、血管炎或血液高凝状态而产生。肾动脉栓塞的栓子主要来源于心脏，偶有肿瘤栓子、脂肪栓子等心脏外的栓子。

一、临床表现

肾动脉血栓及栓塞临床症状的出现取决于肾动脉阻塞的速度、程度和范围。肾局部小血管阻塞临床上常无症状和体征，而肾动脉主干及大分支阻塞则常出现典型临床表现。

1. 急性肾梗死　突然出现剧烈腰痛、腹痛、背痛，可类似于肾绞痛、急性肾盂肾炎、急性心肌梗死、急性胆囊炎和急性胰腺炎，出现发热、恶心、呕吐及患侧脊肋角叩痛。

2. 高血压　约60%的患者在肾动脉栓塞后，因肾缺血引起肾素释放而立即发生高血压，可持续 2 ~ 3 周；而后由于血栓处动脉再通或侧支循环形成，肾缺血改善，部分患者高血压可恢复正常，也有部分患者呈持续性高血压。创伤性肾动脉血栓形成者，即使经溶栓治疗后血管损伤恢复，但是肾功能常难以恢复，约50％的患者遗留持续性高血压。

3. 急（慢）性肾功能不全　急性双肾或孤立肾，肾动脉栓塞常可导致突然无尿、少尿及急性肾损伤。若一侧肾血管痉挛或存在基础性肾病，则对侧肾动脉急性栓塞也可引起急性肾损伤。慢性肾动脉栓塞时，因可建立侧支循环代偿，肾功能可暂时无改变，但双侧慢性肾动脉栓塞导致的肾梗死，常伴有肾功能不全。

二、辅助检查

患者常有末梢血白细胞增加，核左移。尿常规可出现蛋白尿及镜下血尿。肾梗死后可见门冬氨酸氨基转移酶升高，3～4日后下降到正常的乳酸脱氢酶常在梗死后1～2日升高，2周后降至正常水平；碱性磷酸酶常于梗死后3～5日达高峰，4周后恢复正常。目前最可靠的诊断手段为肾动脉造影，特别是数字减影血管造影（DSA）。肾动脉造影为有创性检查，可能造成肾血管损伤或发生造影剂肾损害。无创性检查（如放射性核素肾扫描）显示患肾示踪剂缺失或灌注减少；B超可发现肾动脉主干血栓；螺旋CT可提供快速和准确诊断，可显示肾梗死的特征性变化，并确定创伤引起的肾蒂损伤的解剖部位；MRI检查可清晰显示肾动脉和肾灌注异常。

三、治疗原则

肾动脉血栓及栓塞治疗的关键是尽快恢复肾血流，包括原发病治疗、肾动脉内灌注溶栓治疗、抗凝治疗等。

四、治疗方法

1. 手术治疗　对于双侧肾动脉血栓或孤立肾肾动脉血栓形成，推荐行动脉内溶栓治疗和（或）腔内血管成形术。血流开通以后需要长期抗凝。上述治疗无效者可以考虑行外科血管重建。

2. 溶栓治疗　溶栓治疗能否成功的关键是早期治疗，一般推荐12h以内，部分病例溶栓治疗可逆转急性肾损伤。动脉溶栓成功率高于静脉溶栓，动脉内溶栓治疗的主要不良反应是出血和远端血栓形成。

3. 抗凝治疗　抗凝治疗可预防血栓形成，促使肾功能恢复，提高生存率。常用药物有肝素、华法林等。

五、护理措施

1. 一般护理　①休息与活动：充分休息，适当活动，但对于病情急性加重及伴有血尿或并发感染的患者应限制活动。②饮食护理：一般情况下不必限制饮食。若肾功能已受到严重损害，应当限盐为3～4g/d，蛋白质为0.6～0.8g/（kg·d），且宜给优质蛋白。另外提供足够高热量，富含维生素、易消化饮食，适当调节高糖和脂类在饮食热量中的比例，以减轻自体蛋白质的分解，减轻肾负担。

2. 病情观察　①血压的变化：准确测量血压，尤其是使用降压药物或调整降压药物剂量的患者。同时注意患者的主诉，有无头痛、头晕等症状。②水肿的消长：准确记录出入量，必要时监测体重变化。③尿颜色、尿量的变化及肾功能：观察患者尿的性状，正确留取血标本、尿标本。

3. 用药护理　抗凝及溶栓治疗，注意观察有无出血倾向及疾病恢复情况。

4. 心理护理　护理人员应积极主动与患者沟通，鼓励患者说出内心感受，对患者提出的问题予以耐心解答；并与患者家属一起做好患者心理疏导工作，解除患者后顾之忧，使患者以良好的心态正确面对现实。

六、健康教育

1. 预防感染　保持环境清洁，注意个人卫生，预防呼吸系统感染、肠道感染、泌尿系统感染。

2. 生活指导　注意休息和保暖，合理饮食，学会自我监测血压等。

3. 适当运动　可根据病情适当活动，选择合适的运动方式，如散步、打太极拳等，避免到人群密集的场所活动。

4. 遵医嘱按时用药　不随意增减药量，避免使用对肾功能有害的药物。

5. 定期门诊随访　病情出现变化时及时就医。

第十一节　肾小动脉胆固醇结晶护理

肾小动脉胆固醇结晶主要见于弥漫性动脉粥样硬化者，含胆固醇结晶的动脉粥样硬化斑块在受到机械性损伤（如经动脉的外科手术、介入手术、应用抗凝剂或溶栓药物等）后，其内的粥样物质（胆固醇）在血管内随血液散落到全身各处，引起器官损伤，其中肾受累最多见。

一、临床表现

该病多见于老年男性，有动脉粥样硬化病史，且近期接受介入性诊断治疗或抗凝溶栓治疗。

1. 非特异性表现　可出现发热、肌痛及体重减轻等，血常规见嗜酸性粒细胞增多，也可有贫血、红细胞沉降率增快及低补体血症等。

2. 肾受累的表现　约半数患者出现临床症状，胆固醇结晶栓塞可引起肾功能损伤。一些患者仅为轻中度肾功能受损，而严重者则需长期依赖透析治疗。肾受累多表现为以下三种情况：①突发急性肾衰竭，常伴有其他部位胆固醇结晶栓塞的证据，多在诱发事件后数日发病。②亚急性肾损伤，肾损伤逐步进展，血肌酐在数周内逐渐增加。部分患者可在慢性肾病基础上发生栓塞。③慢性肾损害伴肾血管硬化和（或）缺血性肾病，通常无症状，仅在肾活体组织检查或尸检中发现胆固醇结晶栓塞，常易误诊。约50% 患者可有轻度蛋白尿，少数有大量蛋白尿。尿沉渣镜检可见红细胞、白细胞和颗粒管型，部分患者可有嗜酸性粒细胞尿。患者常有高血压，甚至可表现为恶性高血压，可能是由肾素血管紧张素系统的过度激活所致。

3. 肾外表现　皮肤受累的体征和症状多种多样，典型的临床表现包括网状青斑（下肢、臀部和腹壁）、指甲床梗死以及足趾坏疽、溃疡和出现蓝紫色斑点，又称"蓝趾综合征"，是该病极为特异的表现，皮肤小结节、紫癜和瘀点常见于双侧下肢及远端，严重病例可发生阴囊和阴茎坏死；胃肠道受累占18% ~ 48%，黏膜溃疡或梗死致胃肠道出血较为常见，也可表现为腹泻、肠梗阻、进食后腹痛和小肠穿孔；肌肉骨骼受累的症状包括肌痛、关节痛，有时可出现横纹肌溶解；中枢神经系统的表现包括精神紊乱、头痛、局部神经障碍和一过性黑蒙，突发脑血管意外、下肢轻瘫、视网膜动脉阻塞可致视网膜梗死，又称为 Hollenhorst 征，为该病的附加诊断特征。

二、辅助检查

1. 肾活体组织检查　病理表现为受累区的小叶间动脉、弓形动脉及叶间动脉可见到胆固醇结晶形成空白区及血管壁细胞反应性增生，肾小球玻璃样变及肾小管萎缩。

2. 尿液检查　轻度蛋白尿，少数患者有肾病范围蛋白尿。尿沉渣镜检可见红细胞、白细胞和颗粒管型，部分患者可有嗜酸性粒细胞尿。

3. 血液检查　血肌酐轻度升高，可有贫血、白细胞升高、红细胞沉降率增快、C 反应蛋白升高及血清补体降低等。

4. 影像学检查　血管彩超可见动脉硬化斑块形成。

三、治疗原则

本病治疗的主要目的在于阻止局部缺血的进展和防止肾胆固醇结晶栓塞反复发生。

四、治疗方法

本病尚无有效的治疗方法，抗血小板药物无效，应避免使用抗凝剂以防胆固醇结晶再次脱落；严格控制血压，必要时给予透析治疗。有研究指出，不需要使用抗凝剂的腹膜透析效果更好，此外还应避免再次介入治疗。

五、护理措施

1. 一般护理 ①休息与活动：充分休息，适当活动，但对于病情急性加重及伴有血尿或并发感染的患者应限制活动。②饮食护理：一般情况下不必限制饮食。若肾功能已受到严重损害，应当限盐为 3 ~ 4g/d，蛋白质为 0.6 ~ 0.8g/（kg·d），且给予优质蛋白。另外提供足够高热量，富含维生素、易消化饮食，适当调节高糖和脂类在饮食热量中的比例，以减轻自体蛋白质的分解，减轻肾负担。

2. 病情观察 ①血压的变化：准确测量血压，尤其是使用降压药物或调整降压药物剂量的患者。同时注意患者的主诉，有无头痛、头晕等症状。②水肿的消长：准确记录出入量，必要时监测体重变化。③尿颜色、尿量的变化及肾功能：观察患者尿的性状，正确留取血标本、尿标本。④观察患者有无网状青斑（下肢、臀部和腹壁）、指甲床梗死、足趾坏疽、溃疡和出现蓝紫色斑点。

3. 用药护理 ①使用利尿剂：注意监测有无电解质紊乱及酸碱平衡失调。②应用 ACEI 类降压药：监测电解质，防止高血钾；注意有无持续性干咳。

4. 心理护理 护理人员应积极主动与患者沟通，鼓励患者说出内心感受，对患者提出的问题予以耐心解答；并与患者家属一起做好患者心理疏导工作，解除患者后顾之忧，使患者以良好的心态正确面对现实。

六、健康教育

1. 预防感染 保持环境清洁，注意个人卫生，预防呼吸系统感染、肠道感染、泌尿系统感染。

2. 生活指导 劳逸结合，注意休息，饮食合理，学会自我监测血压等，足部保暖。

3. 适当运动 可根据病情适当活动，选择合适的运动方式，如散步、打太极拳等，避免到人群密集的场所活动。

4. 遵医嘱按时用药 不随意增减药量，避免使用对肾功能有害的药物。

5. 定期门诊随访 病情出现变化时及时就医。

第十二节 妊娠期高血压及其肾损害护理

妊娠期高血压是指在妊娠前无高血压病史，在妊娠后期出现血压升高，收缩压 ≥ 140mmHg 和（或）舒张压 ≥ 90mmHg，若同时伴尿蛋白阳性，则称为先兆子痫。患者在先兆子痫基础上合并抽搐或昏迷，则称为子痫。妊娠期出现的高血压非常多见，它包括以下两种情况：可以是与妊娠有关的高血压，也可以是原有的原发性高血压或肾性高血压。美国国家高血压教育计划工作组在 2000 年提出妊娠高血压疾病的概念，即包括以上两种情况。本病是产科最常见的并发症之一，也是引起妊娠期急性肾衰竭及孕妇死亡的重要原因之一，应当引起妇产科医师和肾内科医师足够的重视。本章主要讲述妊娠期高血压及其肾损害。

一、临床表现

妊娠期高血压多见于年轻初产妇或高龄初产妇，重度营养不良者更易出现。

1. 高血压　妊娠前及妊娠早期血压正常，至妊娠中晚期，通常在24周以后出现血压的升高，超过140/90mmHg，可合并或不合并蛋白尿及肾功能异常。轻症患者可无明显的临床表现，仅在产前检查中发现。当血压升高严重时，患者可出现头痛、头晕、视物模糊等症状。妊娠期高血压在产后12周可恢复，诊断在产后才能确定。

2. 蛋白尿　尿蛋白阳性是先兆子痫的重要指标。妊娠期血压升高的基础上出现尿蛋白阳性者应考虑先兆子痫。随病情加重，蛋白尿逐渐增多，血清白蛋白明显降低，表现为肾病综合征。

3. 水肿　轻度水肿仅表现为体重迅速增加，水肿逐渐加重可出现体表可凹性水肿，休息后不缓解。水肿常常从双下肢开始，逐渐波及全身，甚至可出现体腔大量积液及严重的肺水肿。

4. 肾功能异常　妊娠期高血压可出现轻至中度肾功能异常，妊娠解除后常常迅速恢复正常。若发生严重的肾衰竭，一般多见于妊娠合并特殊类型的急性肾衰竭，如HELLP综合征（先兆子痫患者出现溶血酐酶升高及血小板减少）。

5. 中枢神经系统　患者可出现头晕、头痛、恶心、呕吐。严重时可伴发抽搐，典型表现为癫痫样发作。反复、长时间发作患者可出现昏迷。

6. 其他　肝损害在妊娠期高血压中较为多见，表现为肝酶和乳酸脱氢酶的升高，且常常伴有血尿酸异常。此外，还可合并血小板降低和凝血功能异常。

上述临床表现在妊娠解除后均逐渐恢复，最迟不超过3个月，且一般不会遗留有后遗症。若超过3个月仍未恢复，应考虑合并原发性或继发性肾小球疾病。

二、辅助检查

1. 尿液检查　表现为妊娠中晚期出现的不同程度的蛋白尿。除尿常规外应测定24h尿蛋白定量，若尿蛋白定性≥（+），特别是24h尿蛋白定量≥0.3g，则考虑存在先兆子痫。随病情进展，血压逐渐升高，尿蛋白量也逐渐增多，可表现为肾病综合征，但较少出现管型。若出现大量红细胞及管型常预示肾病变严重。

2. 血液检查　由于孕妇的肾血流量及肾小球滤过率升高，因此正常妊娠期平均尿素氮及血肌酐水平较非妊娠妇女要低，一旦血肌酐 > 70 μmol/L 即应考虑出现肾功能异常。妊娠期高血压患者可出现轻至中度肾功能减退，血肌酐及尿素氮升高，且随着妊娠解除肾功能常迅速恢复正常。部分患者可出现氨基转移酶升高，同时伴乳酸脱氢酶升高。本病患者还常常出现血尿酸升高，是合并先兆子痫早期的指标。严重病例可出现凝血功能异常及弥散性血管内凝血。

3. 眼底检查　在先兆子痫患者眼底可看到小动脉痉挛以及视网膜水肿、渗出、出血。

4. 血常规　可表现出贫血，消耗性血小板降低。

5. 肾穿刺活体组织检查　对于临床表现典型，诊断较为明确，产后迅速恢复的妊娠期蛋白尿不建议行肾穿刺活体组织检查。对于妊娠早期出现的蛋白尿，或产后3个月不能恢复的蛋白尿和肾功能异常需经病理学检查以明确诊断。典型妊娠期高血压疾病的肾病理改变为内皮细胞病变。光镜下可见到肾小球毛细血管内皮细胞肿胀，阻塞毛细血管腔，可伴有系膜细胞及基质增生，严重时可插入内皮细胞与基底膜之间形成双轨征，甚至可出现毛细血管内微血栓形成，小动脉透明变性、内膜增厚。免疫病理可见到少量IgM、IgG在肾小球系膜区及毛细血管袢沉积。上述理改变通常在产后迅速消退，3个月左右完全恢复正常。

三、治疗原则

一般处理原则：妊娠结束前应积极控制血压，预防抽搐及其他并发症，保证胎儿安全。一旦时机成熟，应尽早结束妊娠。

四、治疗方法

1. 积极控制血压　降低血压可预防子痫，并减少脑出血等并发症的发生。降压过程应平稳、缓和，避免胎盘血供短期内快速降低。

（1）一般治疗：对于妊娠期高血压患者，首先应休息，特别是应左侧卧位休息，以改善胎盘血流，利于消肿；其次可适当低盐饮食。轻症患者通过上述治疗血压即可恢复正常。

（2）药物治疗：中重度妊娠期高血压患者，特别是合并明显蛋白尿的患者，在一般治疗基础上尚需加用降压药物；通常可选择的药物有硝苯地平、拉贝洛尔、甲基多巴、肼屈嗪。严重的难以控制的高血压还可选择硝酸甘油、酚妥拉明、硝普钠。ACEI 及 ARB 类药物由于可减少胎盘血流，威胁胎儿安全，应避免使用。

2. 预防抽搐　硫酸镁可有效缓解全身小动脉痉挛，是目前最有效且安全控制先兆子痫的药物，首次剂量为 2.5 ～ 4g，用葡萄糖注射液 20mL 稀释后，缓慢静脉注射 10min 以上，以后每小时 1g 静脉滴注维持。治疗过程中应注意观察患者是否存在腱反射减弱、心律失常和呼吸抑制，特别是存在肾功能异常的患者更易出现硫酸镁的过量中毒，一旦发生应使用 10% 葡糖糖酸钙缓慢静脉注射以拮抗。对于情绪紧张、焦虑的患者适当使用镇静药物：如地西泮、苯巴比妥等也可预防子痫的发生。

3. 对症治疗　全身水肿明显甚至出现肺水肿及心功能不全时可给予袢利尿剂治疗。合并肝功能异常时应给予保肝治疗。对于合并严重低蛋白血症的患者通常不建议过度补充蛋白，仅在利尿效果不佳时可配合使用蛋白治疗。

4. 解除妊娠　本病在妊娠解除后，病情多数情况下可迅速缓解。因此，对于胎儿已经发育成熟或病情危重出现多系统并发症的患者，应尽早解除妊娠。

五、护理措施

1. 一般护理　①休息与活动：减少活动，保持安静，左侧卧位休息。当病情好转时可逐渐增加活动量，不应劳累。②预防感染：做好病室的清洁消毒，避免与上呼吸道感染患者接触。卧床患者定时翻身，协助做好全身皮肤的清洁，防止皮肤感染的发生；保持口腔清洁、舒适；避免其他意外损伤。③饮食护理：低盐饮食，营养合理搭配，满足妊娠期需要。

2. 病情观察　①严密观察血压变化，降压过程应平稳、缓和，避免胎盘血供短期内快速降低。②观察尿量变化，严格记录出入量，注意尿液的性状。③有无严重头痛、恶心、呕吐及意识障碍等中枢神经系统的表现；④有无气促、端坐呼吸、肺部湿啰音等急性左心衰竭的征象。

3. 用药护理　①用呋塞米利尿治疗时应观察尿量变化。②用血管扩张剂时要注意监测血压的变化。③使用镇静药物要注意患者的反应，观察患者生命体征。④使用硫酸镁等控制先兆子痫的药物时，应注意观察患者是否存在腱反射减弱、心律失常和呼吸抑制的情况，备好拮抗药物（10% 葡糖糖酸钙）。

4. 心理护理　积极为患者讲述各种检查和治疗进展，树立患者战胜疾病的信心，还应给予患者高度同情、安慰和鼓励，使患者具有安全感、信赖感及良好的心理状态。

六、健康教育

1. 生活指导　合理休息，劳逸结合，防止劳累。严格遵守饮食计划，并注意加强营养。注意个人清洁卫生，注意保暖。

2. 病情监测　学会自测体重、尿量，监测血压。明确高血压、左心衰竭、先兆子痫的表现。定期门诊随访，监测肾功能、电解质等。

3. 心理指导　心情愉快，在生活中能理智调节自己的情绪，能积极地采取应对措施。

4. 特殊情况　胎儿已经发育成熟或病情危重出现多系统并发症的患者，应尽早解除妊娠。

第四章

心外科疾病护理

第一节　常见的心血管疾病

一、心血管系统简介

在心血管外科领域，心血管系统主要指心包、心脏和大血管等。

1. 心包　为一纤维浆膜囊，包裹整个心脏和大血管根部。心包分脏、壁两层，脏层覆盖心脏表面，又称心外膜，脏、壁层间即为心包腔，为潜在间隙，正常情况下仅有约20mL浆液。心包的主要作用是保护和润滑心脏。

2. 心脏　是一个中空的肌性器官，位于胸部前下纵隔的心包腔内。主要结构有4个腔、2间隔和4个瓣膜。4个心腔分别为左、右心房和左、右心室；2个间隔分别为房间隔和室间隔；4个瓣膜分别为左心系统的二尖瓣和主动脉瓣，右心系统的三尖瓣和肺动脉瓣。心脏的血供主要来自左、右冠状动脉，左冠状动脉有两支重要分支即前降支和回旋支。心脏的传导系统由特殊的心肌细胞组成，主要包括窦房结、结间束、房室结、房室束（又称希氏束）和左、右束支以及浦肯野纤维。心脏的主要生理功能是推动血液循环和维持血压。

3. 大血管　主要有上、下腔静脉，肺动、静脉和主动脉。上、下腔静脉与右心房相连；肺动脉主干与右心室流出道相连，分左、右肺动脉2支；肺静脉有右上、右下、左上和左下肺静脉4根，均开口于左心房，主动脉与左心室流出道相连，分升主动脉、主动脉弓和降主动脉3段。

二、常见的心血管疾病

1. 心包疾病　主要有心包炎、心包囊肿和心包肿瘤。临床上以慢性缩窄性心包炎最常见。心包肿瘤罕见。

慢性缩窄性心包炎为心包的脏层和壁层因炎性病变而发生纤维组织沉积、粘连、增厚和硬化，使心包间隙消失，从而压迫和限制心脏和大血管的舒缩，引起心功能不全。在国内发病率占心脏病的1.25% ~ 1.6%，好发于青少年。最常见的病因是结核菌感染，约占50%。临床上主要表现为右侧心力衰竭，通常在发病数月或数年因心力衰竭或继发性感染而死亡。心包剥脱术是目前最常用和有效的治疗方法。

2. 常见先天性心脏病　参见本书相关章节。

3. 后天性心脏瓣膜病　引起后天性心脏瓣膜病变的原因有多种，如风湿性、退行性病变、感染和冠心病等。在我国以风湿性最常见，其中以二尖瓣病变最多见，主动脉瓣病变其次，三尖瓣病变少见。瓣膜病变可分狭窄和关闭不全二类，临床上以混合型多见，常同时存在多个瓣膜病变，称为联合瓣膜病变，其中以二尖瓣合并主动脉瓣病变，二尖瓣合并三尖瓣病变最常见。

（1）二尖瓣狭窄（Mitral stenosis, MS）：正常二尖瓣瓣口为椭圆形，长径为3 ~ 4cm，长径：短径约为2 : 1。MS以风湿性最常见，其病理改变是瓣膜纤维化增厚，可有钙质沉着，交界区粘连融合，使瓣口狭窄，常还伴有瓣下结构腱素、乳头肌的增粗、融合或缩短等改变。当二尖瓣口长径 <1.5cm 时

即可产生临床症状。通常根据瓣口长径／面积将 MS 分为轻度（长径 >1.2cm，面积 >1.0cm²）、中度（长径 0.8 ~ 1.2cm，面积 0.8 ~ 1.0cm²）和重度（长径 <0.8cm，面积 <0.8cm²）三级，根据病变形态又将 MS 分为隔膜型、隔膜漏斗型和漏斗型三型。手术治疗方式有闭式二尖瓣扩张术或经皮穿刺二尖瓣球囊扩张术、体外循环直视下狭窄切开成形术或瓣膜替换术。

（2）二尖瓣关闭不全（Mitral insufficiency，MI）：病因有风湿性和非风湿性 2 大类。风湿性 MI 几乎均并发有 MS，主要病理改变是部分瓣叶特别是后瓣叶增厚挛缩，交界无粘连或粘连轻，致瓣膜闭合不完全。非风湿性 MI 中以二尖瓣脱垂最常见，其病理改变为瓣叶黏液样变性，瓣叶面积和瓣环周长扩大，或伴有腱索延长、断裂等引起关闭不全。手术方法有体外循环下二尖瓣成形术和二尖瓣置换术。

（3）主动脉瓣狭窄（aortic stenosis，AS）：正常主动脉瓣口面积为 2.6 ~ 3.5cm²，单纯 AS 较少见，多由风湿性、退行性病变引起，主要病理改变有瓣叶增厚、钙化和交界融合，使瓣叶僵硬，瓣口缩小，当瓣口面积为 0.7 ~ 1.0cm² 即可产生明显的跨瓣压差，引起左心室向心性肥厚和扩大，以及心排血量减少，导致心力衰竭。严重 AS 还可引起冠状动脉供血不足，产生心绞痛、晕厥或诱发心室颤动而发生猝死。因此，AS 患者的跨瓣压差 >6.7kPa，或主动脉瓣有效开口面积在 1.0cm² 以下时应早期手术。手术方法有瓣膜成形和替换两种。

（4）主动脉瓣关闭不全（aortic insufficiency，AI）：常见的病因有风湿性、马方综合征和心内膜炎等。风湿性 AI 大多并发 AS，主要是由于瓣叶增厚、瘢痕及钙化形成导致的瓣叶活动受限和变形。马方综合征是因主动脉壁中层囊性坏死引起主动脉扩张，瓣环扩大而致 AI。细菌性心内膜炎时细菌可直接侵犯和破坏主动脉瓣膜，引起关闭不全，AI 可引起左心室容量负荷过量，导致左室离心性扩大和肥厚，最终引起心力衰竭。AI 手术治疗方法同 AS。

4. 冠心病　是中、老年人的一种常见病。主要是由于冠状动脉粥样硬化性病变，引起冠状动脉腔狭窄，导致心肌供血（氧）不足，产生心绞痛、心律失常、心力衰竭或心肌梗死。后者可并发室间隔缺损、室壁瘤或急性二尖瓣关闭不全而危及患者生命。临床上将冠状动脉狭窄按其程度分为 4 级，管腔内径减少 <25% 为 Ⅰ 级；管腔内径减少 25% ~ 50% 为 Ⅱ 级；管腔内径减少 50% ~ 75% 为 Ⅲ 级；管腔内径减少 >75% 为 Ⅳ 级。管腔狭窄达 Ⅲ 级以上者即可出现明显临床症状。冠心病的诊断主要依据冠状动脉造影，治疗方法主要有内科药物、导管介入法和外科手术三大类。药物治疗仅能缓解症状和控制发展；介入疗法有经皮穿刺冠状动脉成形术（percutaneous transluminal coronary angioplasty，PTCA）、冠状动脉血管内支架置入术等；手术方法即冠状动脉旁路移植术（CABG，包括升主动脉 – 大隐静脉 – 冠状动脉旁路术、内乳动脉 – 冠状动脉旁路术、桡动脉 – 冠状动脉旁路术、胃网膜右动脉 – 冠状动脉旁路术等），另外还包括心肌梗死并发症的外科治疗。冠状动脉弥漫性病变，病变远端血管口径太细或不通；严重心肺功能下降者为手术禁忌证。

5. 大血管疾病

（1）胸主动脉瘤：最常见的大血管疾病，为主动脉壁因各种原因的损伤和破坏后引起的瘤样扩大。按其病因可分为硬化性、中层囊性坏死性、创伤性、梅毒性、感染性主动脉瘤等。主要有疼痛和压迫症状，后者可因压迫部位的不同而产生不同的症状，如压迫食管产生吞咽困难、压迫气管产生呼吸困难、压迫喉返神经产生声音嘶哑等，最严重为瘤体破裂引起大出血而死亡。手术治疗有动脉瘤切除和主动脉壁修补或人造血管移植等。

（2）主动脉夹层或夹层动脉瘤：是指任何原因引起的主动脉内膜及中层损伤，使血液沿内膜的撕裂破口进入内膜与中层之间，形成血肿，并随压力传导向近端及远端延伸，形成中层分离性膨胀，将主动脉腔分隔成真腔和假腔。根据夹层分离的部位以及涉及的范围，DeBakey 将其分为 Ⅰ 型、Ⅱ 型和 Ⅲ 型，Stanford 分为 A（相当于 DeBakey Ⅰ 型和 Ⅱ 型）和 B（相当于 DeBakey Ⅲ 型）两型。此病自然预后凶险，急性发病后，如未得到及时诊治，病死率 24 小时内达 25%、1 周内 50%，2 周内 75%。主要临床表现有急性胸痛和压迫症状。该病诊断主要依靠螺旋 CT 或 MRI（尤其三维成像）或主动脉造影检查。治疗主要有外科人工血管置换或介入血管封堵。

6. 心脏肿瘤　以良性肿瘤多见，其中又以黏液瘤最为常见。心脏恶性肿瘤（包括转移瘤）罕见。

心脏黏液瘤一般被认为是起源于心内膜下间叶组织，最常见于左心房，约占75%，其次为右心房，约占20%，绝大多数为单发，多数有瘤蒂，常附着于心房间隔卵圆窝处，瘤体可随心脏舒缩而活动。

瘤组织外观类似胶胨样组织，常呈分叶状或葡萄串珠状，非常脆，易脱落成为瘤栓，极少数会发生恶变，变为黏液肉瘤。主要临床表现可概括为阻塞、栓塞症状和全身反应（如发热、关节或肌肉疼痛等）。手术摘除是其唯一有效的治疗方法。

第二节　低温麻醉、体外循环与心肌保护

一、低温麻醉

低温麻醉是为了开展心脏、大血管手术而发展起来的一种特殊麻醉方法。其主要目的是通过降低体温来降低全身各器官组织的代谢活动、减少耗氧量和增强一些重要脏器的组织细胞对缺氧的耐受性，从而满足在心脏大血管手术时须暂时性阻断血液循环的需要。有研究表明：体温降至30℃，基础代谢率降低30%~40%；降至26.7℃时，代谢率可降低50%；降至20℃和15℃时，代谢率可分别降低75%和85%。脑细胞对缺氧最敏感，其耐受缺氧的安全时间在常温37℃时仅为3~4分钟，当降温至30℃时，可延长至6~8分钟。

临床上低温麻醉通常根据降温的程度分为浅、中、深三级。①浅低温：在28~35℃。②中低温：在25~28℃。③深低温：在25℃以下。降温的方法常用的有体表降温和血液降温两种。后者常与体外循环合用。

二、体外循环

体外循环是将体内静脉血引至体外进行氧合，然后再经动脉输回体内，从而使血液可不经过心、肺而进行周身循环，以达到既能满足心脏、大血管手术时术野基本无血，又能满足其他重要脏器和组织在手术期间有良好的供血、供氧的需要，是心脏外科发展的重要支持。自1953年Gibbon首先应用于临床以来，随着心脏外科的发展，体外循环设备与技术也日臻完善。

1. 体外循环装置　体外循环的实施必须有一套性能优良、安全可靠的装置。其基本设备包括血泵及其调控仪、氧合器、各种插管和连接管道、热交换器和水箱、心内吸引、贮血器、血液微栓过滤器、心肌保护液灌注系统以及液面报警和气泡探测等监测装置，还要有应急电源等。其中最主要的是血泵和氧合器。

（1）血泵：根据工作原理可分滚压泵和离心泵两类，临床上以前者最常用。根据其产生的血流方式又有搏动泵和非搏动泵之分，前者可产生节律性搏动血流，有类似生理性血流的效应，后者只产生恒流。从理论上讲，搏动血流灌注较符合生理，优于恒流灌注，但临床实践证明在高流量时两者效果相同，恒流灌注操作相对简便，因此，临床上目前仍以恒流灌注最常用。

（2）氧合器：即人工肺，代替肺脏使静脉血氧合并排出二氧化碳。按设计原理可分为3种类型。①血（薄）膜式氧合器：血液散布在平面上形成血液薄膜，与氧气接触并进行气体交换。②鼓泡式氧合器：静脉血进入氧合室，氧气通过发泡板产生无数氧泡，通过气泡，进行氧气与二氧化碳的交换。③膜式氧合器：又称膜肺，用高分子渗透膜制成，血液和气体通过半透膜进行气体交换，血、气互不直接接触，血液中有形成分破坏少，尤其适用于转流时间较长和小儿心血管手术。目前，临床上膜式氧合器最常用，血膜式氧合器已停用。

（3）变温器：是调节体外循环中血液温度的装置，可作为单独部件存在，多与氧合器组成一体，变温器的水温与血温差应为10~15℃，水温最高不得超过42℃。

（4）贮血器：是一容器，内含滤过网和去泡装置，用作贮存预充液、心内回血等。

（5）滤过器：滤过体外循环过程中可能产生的气泡、血小板凝块、纤维素、脂肪粒、硅油栓以及患者体内脱落的微小组织块等，不同部位应用滤过器的网眼大小各异。

2. 体外循环方法 临床上常用的有全身体外循环和左心转流两种。

（1）全身体外循环：在术中阻断上、下腔静脉和主动脉近心端，使心肺无血液循环，是心内直视手术最常用的方法。根据是否结合低温和低温程度，可分为以下几种。①常温（>35℃）体外循环：用于心内操作简单、手术时间短、心脏不停搏手术者。要求体外循环氧合性能好，能满足高流量灌注需要。②浅低温（32～35℃）体外循环：主要用于心内操作较简单、手术时间较短或可不停搏手术者。采用体外循环血流降温，心内操作期间鼻咽温／肛温维持在32℃以上，心内操作即将结束时开始血液复温，鼻咽温／肛温升至35～36℃时停止复温。③中低温（26～31℃）体外循环：适用大多数心内手术者。心内操作期间通常鼻咽温／肛温维持在28℃左右，心内操作即将结束时开始血液复温，复温至鼻咽温／肛温在36～36.5℃时停止。④深低温（20～25℃）微流量体外循环：多用于心内畸形复杂，侧支循环丰富预计手术时间较长的患者。术中使鼻咽温／肛温降至20℃左右，心内操作期间将灌注流量降低，最低为每分钟5～10mL/kg。这样既保持手术野清晰又防止空气进入体循环发生气栓。⑤深低温（<18～20℃）停循环：主要用于婴幼儿心内直视手术和成人主动脉瘤手术。术中将鼻咽温／肛温降至20℃以下，停止血液循环，这样可提供良好的手术野，但需具备良好条件和熟练的灌注技术。

（2）左心转流：经左心房插管将血引出体外，再用血泵经股动脉回输入体内，转流中仅阻断主动脉的一部分，而不阻断心脏，主要用于动脉导管未闭和降主动脉手术。

体外循环建立前要进行液体的预充，现在常规采用血液稀释法，预充液应考虑血浆渗透压、电解质含量和血液稀释程度3个方面。血液稀释程度，各家掌握不一，血红蛋白为50～100g/L，血细胞比容0.10～0.30L。预充用的晶体液通常有乳酸林格液、生理盐水和50%葡萄糖注射液等；胶体液可选用ACD血、血浆、人血白蛋白等，还需加入钾离子、镁离子、碳酸氢钠及抗生素等。

体外循环手术技术复杂，术后生理变化大，可能出现多种并发症或体外循环机器故障引起的意外。因此，对体外循环手术患者，除在术中进行严密监测外，术后还要进行持续的监护，随时发现和处理并发症，提高手术成功率。

三、心肌保护

心肌保护是指心脏手术中为预防或减轻心肌组织缺血、缺氧，维持心肌细胞内细胞器和细胞膜的解剖结构和功能完整，保护心肌组织正常的生理性收缩功能而采取的一切措施和方法。临床上一般指术中应用心肌保护液（也称心肌停搏液、麻痹液），一方面使心脏停搏，显著降低心肌组织的氧耗；另一方面提供心肌代谢所需的一些基础底物，以利于减轻心肌组织的缺氧反应，从而达到保护心肌的作用。根据配方，可分晶体心肌保护液和含血心肌保护液两大类，临床上以冷（4℃）晶体心肌保护液和中低温（29℃）含血心肌保护液最常用。心肌保护液的灌注方法有间断和持续灌注两种，根据灌注部位可分为主动脉根部或冠状动脉开口顺灌和冠状静脉窦逆灌两种，临床上可单独应用，也常两者结合应用。

第三节 心血管外科手术的围术期护理

一、术前检查及护理

（一）术前检查

1. 血化验检查 除入院常规的化验检查（如血、尿、粪常规，肝、肾功能）外，心血管手术前的特殊化验检查如下。

（1）凝血机制的检查：出血时间、凝血时间、血小板计数、凝血酶原时间（PT）的测定。

（2）溶血检查：乳酸脱氢酶、网织红细胞等，为术后是否有血液破坏做随访对照。但目前已一般不列为常规检查内容。

（3）水、电解质及血气分析：电解质主要为血清钾、钠、氯，必要时查钙、镁，特别是血清钾、镁，术前应保持正常水平，有利于预防洋地黄中毒和心律失常。血气分析主要了解缺氧和酸中毒程度以及判断心内分流情况，对先天性紫绀型心脏病及并发肺高压者尤为重要。

2. 影像检查

（1）胸部 X 线片：常规摄后前位及左前斜或侧位片，以了解各心腔的大小及肺部情况。

（2）心电图（ECG）：主要观察有无心律失常、心肌缺血、心肌劳损和肥厚表现。一般常规行 12 导 ECG 检查即可，必要时行 24 小时动态 ECG 检查。对于疑有早期冠心病者也可行运动负荷 ECG 试验。

（3）心脏超声检查：可对心脏大小、心内畸形情况、大血管粗细、瓣膜病变类型及程度以及心功能提供较可靠和有用的数据。

（4）心导管检查：主要适用于复杂先天性心脏病、疑有三尖瓣器质性病变、肺动脉发育不良或高压者，做右心导管检查和（或）造影有利于明确诊断和了解病变严重程度。

（5）CT：主要适用于复杂先天性心脏病、疑有大血管病等检查，特别是通过三维重建有助于了解病变的类型、范围和严重程度等。

（6）心血管造影或 CT 血管造影（CT angiography，CTA）：对主动脉或其瓣膜有病变者，可做逆行主动脉造影；对年龄较大（一般 ≥ 50 岁）者，为排除冠状动脉血管病变，可先做 CTA 检查筛选，如阳性可进一步做冠状动脉造影，对高度疑有冠心病者也可直接行冠状动脉造影。

（7）磁共振（MRI）：主要适用于主动脉病变和大血管病变的检查，并可三维成像了解病变的范围及其程度。另外，还可无创测定心功能。

（8）放射性核素心肌灌注显像检查：主要适用于疑有心肌缺血或梗死的诊断及其评价。

3. 肺功能测定　重点了解肺通气功能。

4. 体重、身长测定　为计算体表面积和体外循环灌注流量以及测定血流动力学参数提供数据。

5. 周围静脉压的测定　了解右心室功能及有无三尖瓣反流，目前在临床上已少用。

6. 心脏电生理检查　适用于心律失常（如心房颤动、预激综合征等）行外科手术治疗者，主要了解窦房结的功能和异常传导路径的部位等。

（二）术前护理

1. 心理护理　心血管疾病大多病程较长，患者长期受疾病折磨及家庭、社会、经济等因素的困扰，会产生不同的心理反应，如焦虑、恐惧、紧张等。特别是面临重大的手术，存在着希望手术成功，又担心手术失败的双重矛盾心理。因此，术前必须详细了解患者的心理状态与需求，并做好术前指导，重点是使患者树立手术必定会成功的自信性和理解尽力配合医护人员治疗的必要性和重要性。为术后做好患者人工气道时的交流工作，制定一些非语言交流的措施和非语言交流表达方式，如手势语、图片卡，并说明在用气管插管作辅助呼吸时要禁食。口渴时，护士会用湿纱布湿润其口唇。

2. 一般护理

（1）减少和避免诱发因素：情绪激动、精神紧张、气候寒冷、环境刺激、饮食不当等，应告诫患者尽量避免。

（2）休息：适当休息可减轻心脏负荷，减轻肺充血及淤血，降低各器官对血流量的需求，也有利于药物效果的充分发挥。

（3）营养准备：给予高热量、高蛋白质、高维生素饮食，对于全身情况较差的患者，必要时给予要素饮食。术前一般不给予低钠饮食，以改善胃纳和防止低钠血症。

（4）吸氧：对心肺功能较差者可给予低流量（每分钟 2 ~ 3L）吸氧 1 小时，每日 3 次，以利于改善患者各器官的慢性缺氧情况。

（5）护理观察：定时测量记录患者的生命体征，做好患者的各项治疗工作，如给予强心、利尿药，激素类药等。熟悉各药物的药理作用，防止发生各类不良用药反应。

3. 术前访视宣教　一般在手术前 1 ~ 2 日，由担任手术后护理的重症监护病房（ICU）护士进行，在完成护理体检及记录患者客观资料后，向患者介绍 ICU 环境、制度、工作人员；介绍术后留置气管插管、胸管、尿管及动静脉导管的重要性及注意点，以避免患者术后面对诸多管道而产生恐慌或躁动以致造成管道脱出；告知患者术后虽然给予镇痛药，但切口仍会有不同程度的疼痛，护士将尽力采取多种方法帮助缓解疼痛，提高患者对疼痛的耐受性。

二、术后监护

心血管手术的创伤大，影响心、肺、肾、肝、脑等重要器官的生理功能，特别是那些病变复杂和心功能减退明显的患者，由于创伤、麻醉和体外循环的影响，具有更大的危险性，术后病情严重，并发症多且变化迅速，必须在 ICU 严密监护和治疗，从而最大限度地预防和减少并发症，降低病死率，提高手术效果。

（一）心电监护

心血管术后早期，心率、心律异常甚为常见。因此，患者进入 ICU 即予 24 小时连续心电监测，通常连续监测 48 ~ 72 小时，直到病情稳定后改为间歇性监测与记录。理想的心率每分钟应保持在 80 ~ 100 次，心率 >160 次/分或 <60 次/分则可能影响心排血量，应给予纠正。

心率增快的常见原因有：术后发热、血容量不足或出血、低血钾、心功能不全、心脏压塞、缺氧、切口疼痛和血管活血药物作用等。心率减慢的常见原因有：结性心律、高血钾、房室传导阻滞、洋地黄和抗心律失常等药物作用。除密切观察心率变化外，还须密切观察心律的变化，常见的心律失常有室性期前收缩和室性心动过速等，要严密监护，及时发现和处理，可通过使用药物或起搏器等维持合适的心率、心律。对于冠状动脉旁路移植术的患者，术后除常规三道动态心电监护外，于术后 2 小时、4 小时、8 小时、12 小时、24 小时定时定位描记 12 导联 ECG，须特别注意 ST 段和 T 波的变化，以了解有无心肌缺血或梗死的表现及其动态变化。若在监护过程中发现可疑的心电波形变化，随时做全套 ECG，重点观察对比有无 ST-T 和 T 波的改变，有无新的病理性 Q 波出现或原有 Q 波加深等，以便及早发现和及时防治。对于先心有房、室间隔缺损修补术者，术后要注意观察有无房室传导阻滞等现象。

（二）循环压力监护

1. 血压　血压的波动主要受血容量、心排血量、外周阻力 3 个因素的影响。术后 6 ~ 8 小时，血压波动较大，8 小时后，排除明显的出血，低血压一般主要与心肺功能不全有关。术后一般要求收缩压在 100 ~ 120mmHg 间为宜，术前有明显高血压者可稍高 10 ~ 20mmHg。术后早期每 15 ~ 30 分钟测血压 1 次，以后视病情逐渐延长测量时间至每 2 ~ 4 小时测 1 次。术后早期通常采用桡动脉直接监测法连续测定，以便可根据血压值动态变化及时调整血管活性药物的使用浓度。病情平稳后可选用无创自动测压仪自动定时测定。

2. 中心静脉压（CVP）　CVP 主要反映右心房压力、心脏前负荷、血容量和静脉张力，其正常值为 6 ~ 12cmH$_2$O（0.59 ~ 1.18kPa）。体外循环停止后 CVP 变化较大，排除技术性原因，CVP 降低可能为血容量不足或扩血管药物用量过多；CVP 升高可能是容量负荷过重、心脏压塞、右心或全心功能不全、缩血管药物应用过多等。因此，术后 24 小时内每小时常规测量、记录中心静脉压 1 次，发现异常，及早做出对症处理。

3. 肺毛细血管楔压或左心房压　肺毛细血管楔压常采用颈内静脉穿刺技术放置 Swan-Ganz 导管进行测定，同时可测定右心房压、右心室压、肺动脉压。正常肺毛细血管楔压为 5 ~ 15mmHg（0.67 ~ 2kPa）。拔管前后严密观察生命体征变化。左心房测压于术中从右上肺静脉根部、房间沟切口或上腔静脉与升主动脉之间的左心房壁插入，深度为 2 ~ 3cm。左心房测压主要了解左心室充盈压，反映左心室顺应性与左心室舒张容量，从而有助于对血容量及左心功能评估。正常左心房压为 4 ~ 12mmHg（0.53 ~ 1.6kPa），左心房测压管必须在心包引流管拔除前拔出，拔出后要严密观察有无心脏活动性出血。

（三）呼吸监护

心血管术后一般经口或鼻插管接呼吸机支持呼吸 4 ~ 12 小时。呼吸机使用过程中主要监测内容：呼吸频率、潮气量、氧浓度、气道压力、吸呼比、指脉血氧饱和度、呼气末 CO_2 分压等，每 30 ~ 60 分钟记录 1 次。在呼吸机使用过程中，保持呼吸机与患者呼吸合拍，患者安静，根据病情定时做动脉血气分析，及时纠正酸碱失衡。待患者神志清醒，循环稳定，自主呼吸有力、平稳，血气分析正常，无严重并发症时可停用呼吸机，拔除气管插管后给予鼻导管持续供氧。在患者自主呼吸期间也应密切监测患者的呼吸频率、幅度、呼吸状态，肺部呼吸音等，加强呼吸道护理，给予雾化吸入，每 6 ~ 8 小时 1 次，并协助拍背咳痰，配合口服祛痰药物，以保持呼吸道通畅，防止肺部并发症。

（四）神经功能监护

1. 意识　意识监护应贯穿在整个监护过程中，在术后早期麻醉未醒期间尤为重要。意识状况主要靠临床指标和脑电双频指数（bispectral index，BIS）测定。

临床指标主要有可反映患者意识状态的一些自主的或按指令（刺激）反馈的活动或状态，如疼痛刺激反应、点头或摇头、睁眼或闭眼活动、定向眼球运动、四肢活动以及言语对答反应等，也包括 Glasglow 指数的测定。

BIS 是一个可反映大脑皮质功能状态的无创测定指标，主要用于外科手术中患者的麻醉深度和 ICU 患者镇静深度的动态检测。它是一个从 0 ~ 100 的无量纲常数，100 表示清醒状态下的脑电图状态，一般认为 BIS 值在 65 ~ 85 时大脑皮质处于睡眠镇静状态，40 ~ 65 时处于全身麻醉状态，<40 时大脑皮质处于爆发抑制状态。因此，动态监测 BIS 的变化可实时了解患者术后神志意识的状态及其恢复进程。

在患者麻醉清醒前应每 15 ~ 30 分钟观察判断并记录意识状态 1 次，直至清醒。通常心脏手术患者回 ICU 后 2 ~ 4 小时麻醉可清醒，如长时间未醒应警惕有无脑神经系统并发症（缺氧、栓塞或出血等）存在。对已明确有脑神经系统损伤，意识障碍无法恢复者，应每 1 ~ 2 小时动态持续观察并记录 1 次。

如清醒后又出现意识模糊或不清时，应考虑中枢神经系统继发性损害（如栓塞，尤其是脑气栓）的可能。

2. 瞳孔　包括瞳孔的对光反应及其灵敏度，瞳孔的大小及形状，每 1 ~ 2 小时观察记录 1 次，直至麻醉清醒。术后早期一般双侧瞳孔等大或一侧略小（通常与手术时体位有关），但对光反应存在和基本对称。如一侧瞳孔散大、对光反应明显减弱，多提示中脑受压，警惕脑栓塞或出血；双瞳散大、对光反应消失，提示中脑严重损伤，警惕有严重脑缺氧伴脑水肿；双瞳呈针尖样，警惕麻醉过深或脑室／蛛网膜下隙出血，发现以上变化应及时汇报医生。

3. 运动、感觉和反射　包括观察运动功能状态、有无不随意运动，有无反射及病理反射等，另外须注意双侧肢体活动、肌力等是否对称。

4. 精神症状　精神症状可表现为意识模糊伴知觉障碍、精神活动的兴奋和注意力丧失，患者常烦躁不安，活动兴奋性增高，对所有的刺激反应增强，且多不正确。应加强巡视，并采取适当措施保证患者安全，防止意外发生。

（五）体温监护

心血管手术后早期大多体温偏低，6 ~ 8 小时及以后逐渐恢复至正常，此后体温稍有升高，手术当日夜间可高达 39℃，大多在术后 2 ~ 3 日降至正常或低于 38.5℃。若术后体温持续升高不降，提示有内在致热源持续存在，若 48 ~ 72 小时体温仍高于 38.5℃，则要警惕有无感染或其他不良反应存在。因此，术后常规监测体温，每日 4 次，当腋表温度高于 38.5℃时，即给予物理或化学降温，并改测体温，每 4 小时 1 次。末梢温度也是反映心功能状况的一个良好指标，当低心排血量、血容量不足和心脏压塞时常可致末梢发凉、面色苍白。另外，有缺氧、呼吸功能不全时，也可产生上述现象。可根据血压、心率、CVP、尿量和血氧分压等指标进行综合判断，给予对症处理，尽快改善微循环灌注。术后每 30 ~ 60 分钟记录 1 次，至末梢转温（≥ 32℃）。

（六）水、电解质平衡监护

正确记录出入量对了解患者的水、电解质平衡和指导输液等均很重要。术后辅助呼吸期间每小时总结 1 次，以后每班做 8 小时、16 小时小结和 24 小时总结。体液排出量应大于晶体输入量，出现负平衡时要及时查找原因和通知医生，必要时按医嘱给予利尿等处理。电解质的平衡对维持心脏的正常生理功能至关重要。术后常规抽血查电解质、血细胞比容（HCT）每日 2 次或 3 次，根据电解质结果及时补充钾、钠、氯、钙、镁离子，防止因电解质紊乱引起心律失常和心功能不全，甚至心脏停搏；根据 HCT 值指导输全血和血浆，以维持正常血容量及血浆胶体渗透压，HCT 以维持在 0.30 ~ 0.35 为宜。

（七）尿的监护

尿是综合反映心、肾功能，组织灌注，体液平衡等情况的重要指标，心血管手术后常规留置导尿管，每小时观察记录尿量及性状 1 次。性状有异常时监测比重、pH。

1. 尿量　体外循环术后尿量的变化大致可分为 3 个阶段。①术后 6 ~ 8 小时，为高排尿期，平均每小时尿量达 3 ~ 5mL/kg。②循环稳定后至术后 1 ~ 2 日，体液基本稳定，早期呈轻度脱水，每小时尿量逐渐减少至 1mL/kg 左右，开始饮食后，24 小时尿量维持在 1 500 ~ 2 000mL。③术后 2 ~ 3 日开始，体液回收、尿量增多。尿量的多少与血液稀释、术后应用利尿药与心功能改善等因素有关。正常尿量为每小时 1mL/kg。尿量过多，一般临床意义不大。但需注意预防电解质紊乱，及早补充钾、钠及镁离子，防止引起心律失常。尿量过少，成人一般每小时 <30mL，须查明原因，常见的肾前性原因为血容量不足、血液浓缩、心功能不全、早期心脏压塞、脱水、高热、多汗等；肾性原因多为急性肾功能不全。

2. 尿比重　反映尿渗透压的高低，可溶性物质与水的比率。比重的高低主要决定于肾的浓缩功能，是测定肾功能的重要方法之一。正常尿比重为 1.015 ~ 1.025，尿少、比重高，提示肾功能正常，可能由于液体量摄入不足引起；尿少、而比重固定在 1.010 ± 0.003，呈等渗尿状态，则提示肾实质严重损害，丧失浓缩与稀释的功能。心血管手术后尿比重常随尿量的改变而增减。高排尿期或多尿时，比重低。药物对尿比重有较大影响，应用呋塞米后尿比重也较低。注射高渗性糖水、羟乙基淀粉等药物，尿虽多也可使尿比重增高。尿量持续性减少或无尿且呈等渗状态，可基本确立有急性肾衰竭。

3. 尿 pH　一般采用广泛试纸测定。尿 pH 决定于肾小管分泌氢离子量的多少，受用药与某些疾病的影响，一般能反映体内酸碱平衡的水平。正常尿 pH 呈弱酸性，平均为 6.5 左右。体外循环术后，一般呈弱酸性，pH 为 5 ~ 6，应用碱性药物后可达正常或接近正常，随着呼吸机的使用，持续 2 小时后，pH 可继续上升，偶可达 7 ~ 8，为轻度呼吸性碱中毒的表现。如 pH 过高，应随时检查呼吸机有否过度换气，同时做血气分析，以明确诊断，及时纠正。尿 pH 反映体内酸碱平衡。但在急性 CO_2 潴留突然解除后出现的"反常性"酸性尿，碱中毒并发脱水，缺钠和低血容量出现的酸性尿；严重血钾异常并发酸碱失衡时产生的"矛盾"尿时，应予注意。近年来，由于 ICU 内血气分析仪的普及，动脉血气快捷地反映了患者体内酸碱平衡，尿 pH 已不作为常规的监测内容。

三、术后一般护理

（一）循环压力监测的护理

1. 有创动脉置管

（1）患者入 ICU，观察动脉压力的波形正常后，妥善固定好测压连接管及穿刺侧肢体，做好标识，避免因患者活动导致置管脱出或接头松动而造成出血，或置管位置不正影响正常压力波形显示。穿刺处用透明敷贴覆盖，便于观察有无出血或脱出情况。

（2）严格保持测压管的无菌，换能器上连接的加压袋必须保持压力在 200 ~ 300mmHg（26.7 ~ 40.0kPa），如压力过低，可引起置管内回血凝固；采集动脉血标本后及时用肝素液冲洗管道，避免血栓阻塞管道，影响监测结果。穿刺部位应每日消毒后更换敷料，置管一般不超过 72 小时；血管活性药物用量减少，血压稳定后可拔除置管，拔除时应用厚无菌纱布按压 10 ~ 15 分钟，确认无出血后用绷带进行加压包扎，期间注意观察肢端有无青紫、肿胀、疼痛、麻木，24 小时可拆除绷带，更换敷料。

（3）每班或患者体位改变后必须调试换能器的零点，避免监测数据有误差。

（4）需调整血管活性药物时，必须严密观察有创血压的波形、数值。在更换需持续泵入的血管活性药物时，必须先在另一道微泵上把加好的药换上，调节好速度，确认泵运行正常情况下，再把延长管接上，避免因更换药液时间过长而影响血管活性药物进入机体的浓度，引起血压波动。

2. 中心静脉（CVP）置管

（1）患者入ICU时通常带有多腔中心静脉置管，以利于患者的给药及中心静脉压的观察。患者安置好后，立即把各连接静脉通路的管道理顺并确保管道连接处固定稳妥，所输入的各种药物分别进行标识，连接处用无菌巾保护。

（2）避免在监测中心静脉压的通路泵入升压药、血管扩张药、高浓度的钾等，以免测压时药物输入中断或输入过快引起病情变化。输入血管活性药物的必须单独一个通路，不能与其他药物用同一个通路或推注任何药物，防止血管活性药物不能匀速进入体内，造成血压、心率不稳定，影响心功能，甚至可导致患者的死亡。注意各个连接处须连接紧密，在更换液体、患者翻身、躁动时必须检查各连接处，避免接头松动、脱落，药物不能进入体内、血液外流，加重病情。

（3）每30～60分钟测量记录1次，或根据病情随时测定记录，体位变换后均需校零。患者应用呼吸机时如加有PEEP，应关闭PEEP，再进行测压。吸痰后需30分钟再测压；因深呼吸、咳嗽、躁动等因素，均对CVP的数值有影响，故测量时应避免上述情况。

（4）避免管道打折、扭曲，血栓阻塞。如有回血阻塞，不能强行用液体推注。用肝素液轻轻一边推一边回抽，如不通，必须关闭停止使用。

（5）留置导管是一种有创的侵入性操作，因此，在置管、换管、输液、配液中要严格无菌操作。碘伏消毒穿刺点及局部皮肤，每日1次，选择透气效果好的无菌透明敷料（贴膜）覆盖。

3. Swan-Ganz导管（即漂浮导管）　漂浮导管通常在术中麻醉后放置，如术中未放置，术后在ICU根据病情需放置时，应注意以下几点：

（1）做好放置漂浮导管的配合，放置前应检查漂浮导管各管腔是否通畅，气囊是否漏气。将漂浮导管连接压力换能器及多功能心电监护仪，连好冲洗装置，仔细排出管道内空气，将压力传感器固定在输液架上，高度为患者腋中线第4肋间（相当于右心房）水平。

（2）插管操作时，确保患者安静勿动（常规在麻醉或镇静状态下进行），严密观察心律变化。未充气导管尖端接触心内膜或心瓣膜时易出现心律失常，如出现室性期前收缩、室上性心动过速等ECG改变时，应将导管稍后退，室性期前收缩很快消失。严密观察患者呼吸情况，当患者出现气促、呼吸困难，要考虑有无气胸或空气栓塞可能。

（3）根据导管行走路径，密切观察导管在不同部位的图形和压力变化，并做好记录。

（4）操作毕，行床边X线摄片，确定导管位置。留置漂浮导管期间严密观察患者意识、面色、呼吸、血压等生命体征，注意心律变化，发现异常及时报告处理。保持管道通畅，每小时用肝素稀释液冲洗1次，预防血栓形成，严格执行无菌技术操作原则，插管皮肤处换药，每日1次，保持局部清洁干燥，观察患者体温变化。根据医嘱予预防性抗生素治疗。拔管时要在心电监护下进行，拔管后用沙袋加压止血，导管末端做细菌培养。

（二）气道护理

1. 气管插管护理　带气囊气管插管是术后患者通气、排痰与连接呼吸机辅助呼吸的唯一呼吸通气道。心血管术后一般经口或鼻插管接呼吸机支持呼吸4～12小时，在此期间患者的意愿不能用语言表达，因此，需精心护理，仔细观察，正确处理，才能避免并发症的发生。

（1）插管位置移动的预防：患者进入ICU后，必须检查气管插管固定是否适当、口腔内牙垫放置是否合适，必要时重新调整固定，并做好记录。同时需将患者的头部安放在舒适的位置，避免头部摆动或频繁的吞咽动作而引起喉、声带的损伤或插管脱出。患者因疼痛或对插管不适出现躁动时，应给予适量的镇静药。对需较长时间用呼吸机支持呼吸者，可选择经鼻插管或行气管切开，有利于提高患者对插管不适的耐受性。对于术后麻醉未醒或因神志或精神等因素不能配合者，应妥善固定好上肢，以免自行拔管。

（2）插管气囊的护理：根据插管气囊容量的大小给予适度充气，以维持患者的辅助呼吸和使气道不漏气。对于长期使用呼吸机的患者，最好使用带低压气囊的或者双气囊气管插管或套管。在呼吸机支持呼吸期间，应经常检查有无气囊漏气，并及时吸除口腔、咽部与气管内分泌物，防止分泌物进入气管内引起呼吸道阻塞、缺氧，甚至引起心搏骤停。

（3）清除呼吸道分泌物：及时吸除呼吸道分泌物，保持呼吸道通畅是术后气道护理的重要内容。吸痰时，应注意严格无菌操作，吸痰的同时嘱患者咳嗽，使深部的分泌物排至气管、支气管内，便于吸净。调整吸引负压，避免负压过大，损伤气道黏膜。每次吸痰时间不宜过长，每次通常在15秒钟以内，以免加重缺氧。吸痰时，严密观察心电示波图像，防止发生心律失常。

2. 拔除气管插管的护理 根据拔管指征，按以下步骤操作：先吸尽气道痰液，然后做肺部听诊与询问患者的自我感觉，证实无分泌物存在，即吸除口咽部分泌物，再更换吸痰管，将其插入气道内，放松气囊，边吸引，边缓慢拔出，同时嘱患者咳嗽，咳出残留于小支气管内的分泌物。随后，用鼻导管供氧，每分钟流量2~3L。调整合适体位，进行口腔护理、刷牙、漱口，洗脸。

（三）输液护理

（1）保留必需的静脉输液径路，并相对固定每条通道输入的液体与药物的种类，这种方法可减少差错，保证用药安全，同时对预防输液引起的并发症也可起到良好的作用。

（2）在每条径路的输液瓶或输血、血浆的标签上写明所加入药物的含量，尤其标明氯化钾及血管活性药，便于核对检查，预防差错事故的发生。

（3）在输液操作的各个环节，严格无菌操作，避免输液污染，深静脉置管部位，每日做常规消毒，有渗血时及时更换无菌透明敷料（贴膜），留置时间一般在2周以内。

（4）预防发生输液外渗性损伤：高渗性药物、肾上腺素、去甲肾上腺素、钾、钙等制剂应自深静脉置管处输入。术后早期上、下肢温差显著，下肢温度低，转暖慢，血管痉挛时间长，静脉回流缓慢，毛细血管静脉压增高，易发生周围血管输液外渗，故术后早期浅静脉穿刺尽量选用上肢静脉，并选择留置针，注意肢体保暖和适当抬高，留置针穿刺处需观察有无红肿等静脉炎现象，一旦出现，及早处理。

（5）采用微电脑输液泵、注射泵控制血管活性药物的输入，根据患者体重，正确计算和控制血管活性药物的剂量，需精确到每分钟 μg/kg 或每分钟 mg/kg，在输液过程中经常巡视，保证药物按时按量准确输入体内。在应用注射泵注入多巴胺、硝普钠、异丙肾上腺素等高浓度特殊药物过程中，若需要移动泵体，应尽量平行移动，避免垂直移动泵体影响患者生命体征。

（四）胸管护理

心血管手术后，常规放置心包及纵隔引流管，心包引流管在膈肌上对向心包切口，纵隔引流管置于胸骨后，其主要作用：①排出前纵隔与心腔内的渗血，预防纵隔感染、心脏压塞或心包积血以及减轻发热反应。②通过引流管观察与记录纵隔引流量与速度，有利于诊断术后活动性出血与决定二次开胸止血的时机。若手术切口经胸腔路径或术中损伤胸膜，则放置胸腔闭式引流管，以引出积血、积液，维持胸膜腔的正常生理功能，促进术后康复。术后早期，应定时挤压胸管，观察胸液量及性状，当每小时胸液量为150~200mL时，及时汇报医生，警惕有无活动性出血的可能，若经积极处理仍无转机则需再次开胸手术止血。若胸管引流液先多后突然减少，胸管通畅性差，排除引流管打折的因素，结合患者临床表现有血压下降、脉压缩小、心率快、尿量少、末梢凉或伴CVP高应考虑急性心脏压塞的可能，一旦明确，应及时手术解除。生命体征平稳后患者常规半卧位，胸管持续低负压吸引，定时观察，保持通畅，以利于胸液的流出。

（五）疼痛护理

1. 预先镇痛，避免疼痛对机体的不利影响 早期预防疼痛可有效缓解随后发生的长时间疼痛，从而可减少患者对阿片类药物的需求量，提高疼痛阈值。

2. 避免激发或加剧术后疼痛的因素 精神因素：精神压力过重、极度悲伤、性格忧郁；环境因素：

气温、噪声、强光、人多嘈杂等；身体因素：不良姿势、过度疲劳、低氧状态等。

3. 避免增加患者疼痛程度的各项操作　术后切口疼痛程度往往与咳嗽、深呼吸、体位改变等密切相关。术后最初患者能进行有效的咳嗽和深呼吸，但一旦在咳嗽和深呼吸时感受到了急剧的疼痛后就会自然而然地害怕疼痛和担心切口裂开，因此必须向患者讲述正确咳嗽的方法。术后早期活动非常重要，但应在疼痛控制较好的情况下进行。

4. 定时应用痛尺准确评估疼痛程度　因为疼痛存在着明显的个体差异性，应让患者自己描述疼痛。但当患者由于某种特殊情况不能用语言描述时，护士应通过观察患者脸部表情、四肢活动等肢体语言来评估疼痛程度。根据疼痛评分做好记录，选择相应的治疗措施，切实缓解疼痛。虽然在术后彻底地解除疼痛是不太可能的，但应尽力将疼痛控制在患者可以忍受的程度或感觉较舒服的状态。并及时观察处理镇痛治疗的并发症和评价效果，以利患者恢复。

（六）心理护理

术后患者身上有多根检查治疗导管、导线，活动受限，气管插管时不能说话，仪器的嘈杂声、切口的疼痛、晚夜间的光亮等，均可导致患者精神紧张、恐惧不安，甚至精神行为异常。因此，患者清醒后，护理人员应经常与患者进行沟通和交流，观察患者各种手势及体态表达的需求，做好治疗护理前的解释工作，注意语言温和，态度和蔼，解除患者的陌生感和恐惧感，满足心理需要，增强护患感情，使患者有一种可靠的安全感，能主动配合治疗、护理工作，早日康复。

（七）活动

全身麻醉清醒后给予半卧位，以利胸腔闭式引流管的体位引流、肺扩张和改善呼吸功能。对于循环稳定的患者，每2～3小时变换体位1次，帮助和指导患者做床上肢体功能锻炼，并鼓励和协助早期下床活动。对于仍留置胸管、尿管、胃管又有输液的患者也可借助多功能活动输液架早期下床活动，但护士在患者下床活动前要检查固定好各输液及引流管道，避免各接头脱开；活动量应根据患者的病情决定，活动前后要监测心率，防止活动过量，反而增加心脏负担，对康复不利。

（八）抗凝血护理

血栓栓塞为人造心脏瓣膜置换术后的严重并发症。当血液与非正常的心血管内膜或非生理性的人工瓣膜材料表面接触，始动凝血反应，导致纤维蛋白网与血小板凝块的形成。因此，不论置换机械瓣或生物瓣膜，术后均需抗凝血治疗。机械瓣应终身抗凝，生物瓣一般抗凝3～6个月。目前临床上常用的口服抗凝血药物为香豆素衍生物，有醋硝香豆素和华法林等，临床上华法林最常用，一般仅对华法林过敏者才用醋硝香豆素。口服抗凝药一般在拔除胸管后当天开始，其用法与剂量因人而异。

药物剂量的调整主要在术后开始服用后36小时至抗凝后1～2周，一般3～5日抽血查凝血酶原时间（PT），维持在正常对照的2.0倍左右（1.5～2.5倍），低于或超过该范围，可酌情加或减维持量的1/4～1/8，在调整后3日复查PT。为使PT报告标准化，提高其反映抗凝强度的正确性，以及不同医院的检测报告具有可比性，现均改用国际标准化比率（international normalized ratio，INR）来表示抗凝强度。INR的得出来自公式PTRISI= INR，其中ISI为国际敏感度指数，表示标准品组织活酶与每批组织活酶PT校正曲线的斜率，ISI愈接近1.0，就说明该试剂愈敏感。目前，PT检验报告单均有INR的显示，不再需要用患者PT/正常PT均值来计算倍数。INR的理想值国际上通常要求在2.0～3.0，由于欧美人较国人更易发生栓塞，因此国人的抗凝标准可稍降低些，目前认为维持INR在1.8～2.5较为合适。由于影响抗凝药效果的因素较多，除抗凝药本身外，还受饮食、其他药物、自身身体状况等因素影响，因此在抗凝治疗期间还必须定期复查PT或INR来调整抗凝药剂量。并且在出院前，应将抗凝治疗的必要性、重要性以及注意事项给患者及其家属详细、反复讲明，直至其完全理解、学会和掌握。

术后早期移植血管阻塞与血栓形成是冠状动脉旁路移植术后的严重并发症。因此，冠状动脉旁路移植术后一般也要进行一段时间的抗凝治疗，患者能进食时即可口服抗凝药物阿司匹林和（或）双嘧达莫，以提高移植血管的通畅性。

四、术后健康教育与出院指导

（一）心瓣膜置换术

心瓣膜置换术后患者良好的自我保健，对于保证手术效果，延长术后生存期和提高术后生存质量至关重要。为此，在术后康复期，应对患者加强健康教育，使患者掌握自我保健常识，术后常规给患者发放一本《保健手册》和做好如下出院健康指导：

1. 日常生活保健

（1）休息：术后一般常规需休息 3～6 个月，具体根据自身术前身体情况（主要是心功能）、术后恢复情况而定。恢复工作从轻体力劳动做起，一般先从生活自理、简单家务开始，逐步增加至正常强度工作。胸骨正中切口手术者，术后 3 个月内避免上肢提抬重物，恢复正式或正常工作前最好先到医院复查心脏彩超，了解瓣膜功能和心功能，并听取专科医生的建议。

（2）生活：作息应规律、心境要平和，注意预防感冒，避免劳累，防止外伤。一般心功能恢复正常或稳定后，日常生活不受限制，但要避免对身体易造成损伤的危险性活动。

（3）饮食：原则上正常、健康饮食即可。平时注意荤素搭配、均衡饮食，尽可能恢复到原先日常饮食习惯，但如并发有高血压、高血脂、糖尿病或慢性肾病等，需按专科医生的建议饮食。

2. 术后抗凝治疗指导

（1）基本原则：机械瓣置换者须终身抗凝；生物瓣置换者一般抗凝 3～6 个月即可，但有慢性心房颤动者仍需长期抗凝治疗。抗凝用药必须做到定时、适量、动态监测，以保证安全有效和减少与抗凝治疗有关的并发症（主要是血栓栓塞或出血）。

（2）抗凝药物服用及保管方法：目前最常用的抗凝药是华法林（Warfarin），国产的剂量是每片 2.5 mg（进口有 3mg、5mg 两种剂型），建议最好服用同一药厂、同一品牌的华法林。服药每天定时一次服用（一般每日下午 6～8 时为宜，并养成习惯），不可忘服；如需分药，要做到尽量均匀准确；若漏服应及时补上，但不可一次擅自盲目加倍服用。药品要防止曝光和受潮，建议冰箱冷藏。

（3）抗凝监测频率：一般以相对固定医院复查 PT 或 INR 为好，出院后早期（1 个月内）每 7～10 日 1 次，连续两次稳定，可延长为每个月 2 次或 3 次，半年后改为每 2～3 个月 1 次，1 年后可 3 个月 1 次。如 PT 或 INR 变动较大，最好再复查 1 次，以免检测误差，同时检查有无影响抗凝效果的情况，必要时及时联系医生或就医。

（4）药量调整方法：根据测得的 PT 或 INR 值调整抗凝药量。一般主动脉瓣置换术患者的 PT 或 INR 在 1.8～2.5，二尖瓣置换术或主动脉瓣、二尖瓣双瓣置换术患者的 PT 或 INR 在 2.0～3.0。低于或超过该范围，可酌情加或减维持量的 1/4～1/8。如 PT 或 INR 在 3.0～3.5 则可先停药 1 天，次日复查后再调整。如有疑问最好与医师联系。理想的抗凝剂量是既 PT 或 INR 值符合要求，临床上患者又无与抗凝有关的并发症（如栓塞和出血）发生。

（5）对抗凝作用有影响的常见因素

1）药物：增加抗凝作用的药物有苯巴比妥类，阿司匹林、双嘧达莫、吲哚美辛、氯霉素和新霉素等；削弱抗凝作用的有维生素 K 及止血药等。另外还有具有活血或止血作用的中药也会有影响，平时应尽量避免使用上述药物，如确实需用上述药物，必须在医师的指导下使用，并注意及时复查 PT 或 INR 调整抗凝药物的用量。

2）疾病：肝炎、充血性心力衰竭、发热和甲状腺功能亢进症等可致口服抗凝药敏感性增强。腹泻时肠道吸收较差，可减弱口服抗凝药的效果。应及时治疗以上疾病。

3）饮食：正常饮食一般对抗凝影响不大，但绿菜量过多会使 PT 或 INR 缩短，过少会使 PT 或 INR 延长；同样，食用肉食量过多会使 PT 或 INR 缩短，过少会使 PT 或 INR 延长。

（6）抗凝期间特殊事件的处理

1）外伤出血：如可做局部或缝合加压包扎止血的，可不停用抗凝药，但局部压迫止血或缝合加压包扎时间要较常人长。

2）大出血或须急诊手术：必须到医院处理，可肌内注射华法林拮抗药——维生素 K_1，在 4 ~ 5 小时进行手术。若不能等待，则可在手术前静脉注射维生素 K_1 手术后 36 ~ 72 小时，在局部无继发性出血情况下，重新开始抗凝。

3）择期手术：可在手术前停服抗凝药 2 ~ 3 日，化验凝血酶原时间，在达到接近正常后手术。手术后 36 ~ 72 小时重新开始抗凝。

4）避孕或怀孕：已婚的育龄妇女在服用华法林期间，应采取避孕措施，需怀孕者一般建议在换瓣手术后 1 ~ 2 年，并要求心功能已恢复正常或稳定。怀孕早期抗凝方法应接受医生的指导，有条件者在怀孕前 3 个月内可采取低分子肝素抗凝。

5）月经：服抗凝药后，妇女月经量一般不致增多，如有异常增多，可减量或停药，待月经一过，立即恢复原来服用剂量。

（7）抗凝常见并发症的观察：主要有过敏、栓塞和出血。

1）药物过敏：主要表现为皮肤过敏，点状小的红色皮疹、伴瘙痒，分布以四肢为主，重症者可遍及全身。轻症者局部对症处理即可，常可自行缓解；重症者需停药，更换抗凝药。

2）栓塞：脑栓塞最常见，主要表现为突发偏瘫、失语等。一旦出现此类情况，应立即入院检查（包括复查 PT 或 INR、彩超、头颅 CT 等）并给予相应处理。如复查 PT 或 INR 值偏低则需适当加量。特别需强调的是，即使 PT 或 INR 值在抗凝要求范围内，但处于或接近要求的下限（1.8 倍）附近，也应适当增加抗凝药剂量。

3）出血：常见有牙龈出血、皮下淤血、消化道和脑出血等。一旦出现，先停药和立即复查 PT 或 INR，再根据具体病情做进一步检查和处理。牙龈出血首先要进行口腔科检查，排除牙龈炎等口腔疾病因素；皮下淤血要排除外伤的因素；上消化道出血要行胃镜检查，以排除有无胃溃疡等潜在出血病灶；脑出血要做 CT 检查等。如出血不严重，无急症手术或存在危及生命的情况，通常暂停抗凝药入院观察、局部对症处理、调整抗凝药剂量即可。重者需住院 ICU 严密监护，必要时及时手术治疗。同样，在临床上有出血表现时，如复查 PT 或 INR 值偏高则需适当减量，即使仍在抗凝要求范围内，但处于或接近要求的上限（3.0 倍），也应适当减少抗凝药剂量。

（8）做好抗凝记录：每日服抗凝药情况应登记在《保健手册》的表格中，并适时填写 PT 或 INR，以及主要不良反应等，去医院看病或复查时随身携带，以供医生参考。

3. 术后随访要点

（1）心功能支持：心功能 Ⅱ 级以上者，一般术后早期需强心、利尿治疗 3 ~ 6 个月。强心常用地高辛（每日 0.125 ~ 0.25mg），但要注意预防过量中毒，若心率 <60 次 / 分或出现恶心、呕吐等不适，应自行停药，并及时就诊；利尿常用氢氯噻嗪、螺内酯、呋塞米等，服用利尿药需注意补钾。并注意多进富含钾的食物，如豆类、菌菇类、海产类（紫菜、干贝、海带等）、莲子萝卜干等。必要时复查血电解质（钾、钠、氯）。

（2）术后定期复查：一般要求术后半年至手术医院常规复查胸片、ECG、心动超声等。以后每 1 ~ 2 年 1 次。

（3）随时保持与医生联系：患者或其家属应时刻保持与主治或相关医生的联系方式（如电话），以便有突发情况随时联系或咨询。

（二）冠状动脉旁路移植术

1. 指导合理饮食　食用营养价值高，维生素丰富，低动物脂肪、低胆固醇，清淡易于消化、富含纤维素的食物，防止发生便秘。宜少量多餐，不可一次进食过饱，以免加重心脏负担，坚决戒烟酒。

2. 指导功能锻炼　活动量应逐渐增加，防止加重心脏负担。注意取大隐静脉下肢的功能锻炼，防止静脉血栓形成及足下垂。

3. 用药护理　CABG 术后一般要进行一段时间的抗凝治疗，遵医嘱继续服用抗凝药物阿司匹林肠溶片或者氯吡格雷（波立维），饭后服用减少胃肠道刺激；同时积极治疗高血压病、高血脂病、糖尿病，适量用药，及时复查调整用药量。

4. 生活护理 保持平和心境，避免过度紧张和情绪激动；生活规律，睡眠充足，适当午休，晚睡前不宜多看书报、电视，勿长时间书写，内衣穿着宽松，避免压迫胸部，切忌蒙被睡觉，以右侧睡为主。

5. 休息 术后3~6个月全休为主，适当活动，逐步增加活动量，以无不适症状为适度，以免加重心脏负担；6个月后恢复轻体力工作，勿长时间工作。

6. 定期复查 术后定期门诊复查ECG，早期一般每1~2个月1次。术后6个月常规复查心脏彩超、CTA，以后每1~2年1次，如发现异常需进一步行冠状动脉造影术。

第四节 心血管外科手术后常见并发症及护理

一、心功能不全及低心排综合征

低心排综合征是心脏排血量减少导致重要脏器灌注不足的休克综合症状，是体外循环心脏大手术后常见的并发症，如果处理不当，可危及患者生命。

（一）病因

（1）术前已存在心室发育不良、心肌萎缩或显著肥厚、心肌明显供血不全或收缩功能下降、肺动脉高压等。

（2）手术创伤直接损伤心肌，心肌保护不良，心肌缺血再灌注损伤，心内畸形纠正不彻底。

（3）术后水、电解质、酸碱平衡失调，缺氧，容量不足，心律失常，心力衰竭，胸腔积液（气），心脏压塞。

（4）术后主要并发症：急性人工瓣膜功能障碍或瓣周漏、心内缺损修补术后残余漏、冠状动脉移植术后心肌梗死等。

（二）症状和体征

（1）烦躁不安或表情淡漠。

（2）面色苍白，末梢湿冷、发绀和花斑，中心与末梢温差 > 3℃。

（3）血压下降，收缩压 < 90mmHg，脉差 < 20mmHg。

（4）心率增快，脉搏细速。

（5）CVP早期常下降，后期多升高，左心房压 > 15mmHg。

（6）尿量减少，每小时 < 0.5mL/kg且持续2小时以上。

（7）呼吸急促、发绀，PaO_2下降。

（8）每分钟心排指数 < $2.1L/m^2$。

（三）护理

（1）严密监测生命体征、血流动力学各项指标及其变化趋势，观察患者末梢循环状态（温度、湿度），观察、记录尿量及其变化趋势，定时检查各静脉径路的通畅性和安全性。

（2）补充血容量：CVP低、容量不足时要尽快补足，可采用专用的静脉径路、粗针头，必要时行深静脉置管，输新鲜血或血浆，并根据CVP和血压值调节输入速度，大量输血（浆）后注意补钙，一般500mL全血或血浆补钙1.0g。

（3）应用血管活性药物：在容量补足的基础上联合应用多巴胺和（或）多巴酚丁胺（每分钟3~10μg/kg）、肾上腺素（每分钟0.01~0.15μg/kg）和硝普钠或酚妥拉明等药物，并用输液泵或注射泵调控其输入速度。应用硝普钠时注意血压的变化，输液管道要注意避光，一次配液不宜太多，配好的硝普钠液一般使用不宜超过4小时。

（4）应用强心、利尿药：如毛花苷C、米力农、呋塞米等，毛花苷C 0.1~0.2mg静脉注射，每日1次或2次；米力农每分钟0.375~0.75μg/kg持续24小时静脉滴注，呋塞米每次20~100mg，保持每小时尿量≥1mL/kg，并注意补钾。

（5）心理护理：对精神紧张、烦躁不安的患者做好解释、安慰工作，稳定患者情绪，减少耗氧量。

二、心律失常

心律失常是心血管手术后早期常见的并发症，最易发生在术后24～72小时，常突然发生，变化迅速。严重的心律失常影响血流动力学而危及患者生命，必须立即处理。

（一）病因

1. 术前　术前已存在心律失常（如心房颤动、室性期前收缩等）者，术后大多仍然存在。另外，术前有明显心肌肥厚者，术后也易出现室性心律失常。

2. 术中　低温麻醉、体外循环、心肌缺血和再灌注损伤，以及手术操作使传导系统受损等。

3. 术后　缺氧、低血钾、低血镁、碱血症、血容量不足等。

4. 冠状动脉移植术后　移植血管急性阻塞或并发心肌梗死。

（二）类型

1. 室上性心动过速　心率>100次/分，律齐，QRS波的形态和时限正常，P波常不明显。常出现在术后早期，如成人心率>160次/分并持续时间过长，可导致心排血量和血压下降。

2. 心房扑动或快速房颤　P波消失，以F或f波代之，主要见于术前已有心房扑动或心房颤动者。通常当心室率>140次/分时，可影响血压。

3. 室性期前收缩、室性心动过速或心室颤动　室性期前收缩QRS波宽大畸形，时限>0.12秒钟，其前无P波，T波与QRS主波方向相反，代偿完全。常见于术后早期24小时内，频发室性期前收缩影响心排血量，若室性期前收缩>6次/分或RonT容易诱发室性心动过速或心室颤动而危及生命。

4. 心动过缓和传导阻滞　心率<60次/分，ECG可显示二度或三度AVB或病态窦房结综合征，常见于一些先天性心脏病（如房缺、室缺）术后。术后早期心室率<50次/分，可影响血压，患者会出现头晕、胸闷、乏力等症状。

（三）护理

1. 持续动态心电监护　术后早期72小时内常规持续动态心电监护，准确识别ECG，了解心律失常的性质，遵医嘱及时用药。

2. 防止低血钾、低血镁　是预防心律失常的重要环节。术前应充分纠正体内钾镁缺失，术中及术后依据尿量及血钾监测结果准确补钾，并同步补镁，一般钾：镁比为1∶1～1.5。

3. 备齐各类抗心律失常药　对临床上常用的抗心律失常药物要备足，并要熟练掌握常用抗心律失常药物的剂量、给药途径和方法，必要时预先配好备用。

4. 备好抢救仪器和物品　术中放置心外膜起搏导线，做好使用起搏器患者的监护，术后常规备好起搏器、床旁除颤器和心肺复苏必需物品，熟悉起搏器、除颤器的性能和使用方法，掌握心肺复苏的技术及步骤。

5. 保证静脉径路　术后早期应至少保证2条（或以上）可靠的静脉径路，必要时留置静脉套针或置管，连接三通分别用微泵单独调控各种血管活血药、抗心律失常药和其他重要药物的输入速度和用量。

（四）处理原则

1. 室上性心动过速　成人心率>160次/分或儿童心率>180次/分，可选用维拉帕米2～5mg稀释后静脉注射，注意静脉注射速度要缓慢，并密切监测心率及血压的变化，当心率减至120次/分或有血压下降，可中止注射。一般首剂≤5mg，必要时可间隔15分钟左右重复给予。

2. 心房扑动或快速心房颤动　首选毛花苷C 0.1～0.2mg+25%葡萄糖20mL静脉缓慢注射。

3. 室性期前收缩、室性心动过速或心室颤动　室性期前收缩<2～3次/分时，严密观察；>3次/分或呈室性心动过速时可迅速应用利多卡因或胺碘酮，一般利多卡因静脉注射50mg后，在250mL液体内加入250～300mg，以每分钟1～2mg速度静脉持续滴注，控制后可降至每分钟0.5～1mg速度滴注；

胺碘酮静脉注射 150 ~ 300mg（10 分钟）后，以每分钟 1mg 速度滴注 6 小时，再以每分钟 0.5mg 速度滴注 18 小时维持。当出现心室颤动时，即给予心前区叩击、电复律及心肺复苏抢救。

4. 心动过缓和传导阻滞　常选用异丙肾上腺素、阿托品等药物来加快心率，如系手术损伤传导系统所致，则需安装心脏起搏器助搏。目前体外循环手术常规置入临时心外膜起搏导线以备用。如术中未安放心外膜临时起搏导线，术后可经股静脉穿刺放置心内临时起搏导线。

三、心脏压塞

（一）病因

（1）大量快速出血（如急性左心室破裂）或活动性持续出血。

（2）出凝血功能紊乱，纵隔后手术创面大量渗血，或伴应用大量止血药。

（3）纵隔心包引流管引流不畅或堵塞，纵隔、心包内积血不能及时排出，形成血凝块，压迫心脏。

（二）症状和体征

（1）突然动脉血压下降，脉压变窄，尿量减少或无尿，用正性肌力药物不改善。无心功能不全的其他因素（如心肌保护欠佳、畸形或病变纠正不彻底，血流量不足等）可解释。

（2）颈静脉怒张，中心静脉压升高。

（3）胸管引流量突然减少或出现凝血块。

（4）胸管引流量偏多，或引流量特别少。

（三）护理

（1）遵医嘱给予纵隔心包引流管低负压吸引，观察记录引流液的量及性状，术后 3 小时内每小时观察记录 1 次，并经常挤压，保持其通畅。如胸液连续 3 小时内每小时 >200mL、鲜红色、胸管温、患者出现生命体征的改变，应立即行开胸止血术。如胸管内无胸液引流出，水封瓶无波动应警惕心脏压塞的可能。

（2）尽量维持血压，加快输血和血浆，提高左心室充盈，升高血压；遵医嘱增加正性肌力药，以增强心肌收缩力，提高心排血量。

（3）心脏压塞一旦确诊，应紧急送进手术室，手术清除血块、积血并彻底止血。

（4）如情况紧急，可在床旁将切口下段打开，用戴有消毒手套的手指伸入心包腔内，可立即起到减压作用，待循环改善后急送手术室，进行彻底处理。

（5）急性心脏压塞常发生于手术后 24 小时内，但此后仍可发生迟延性的心脏压塞，护士应做好观察记录。

四、急性心肌梗死

（一）病因和诱因

（1）术前有高危因素，如严重左主干或 3 支血管病变以上、术前 1 周内有急性心肌梗死或既往有心肌血管重建史（PTCA 或 CABG）等。

（2）术中心肌保护不当或心肌血管化不完全。

（3）术后移植或旁路血管痉挛或血栓形成，或冠状动脉栓塞，

（4）术后严重血流动力学不稳定或致心肌明显供血不全。

（二）症状和体征

（1）多发生于术后 24 ~ 48 小时，尤其是术后 6 小时内最易发生，无痛性为其特点。

（2）主要表现为心血管循环动力学不稳定，如低血压、低心排血量、顽固性室性心律失常、ST 明显抬高或降低，甚至心源性休克或心脏停搏等。

（3）心肌血清酶谱改变：肌酸激酶同工酶（CK-MB）、心肌肌钙蛋白 I（cTnI）明显升高。

（三）护理

（1）密切心电监护：定时定位描记 12 导联 ECG，出现波形改变，随时做全套 ECG，重点观察对比 Q 波、T 波和 ST-T 段的改变，并及时抽血查 CK-MB、cTnI，以便及时了解心肌梗死的部位和范围，为临床治疗提供客观依据。

（2）确保气道通畅，充分氧供和减少氧耗：如在自主呼吸期间发生急性心肌梗死，可先予鼻导管吸氧每分钟 3 ~ 5L，也可用面罩吸氧每分钟 5 ~ 8L，如仍有低氧血症，则应及时气管插管呼吸机供氧；如在呼吸机辅助期间发生急性心肌梗死，只需调整吸入氧浓度，使血氧分压 >100mmHg 或氧饱和度 >98%，并常规应用吗啡、地西泮等药物镇痛、镇静，同时要维持血压正常并应用硝酸甘油持续泵入每分钟 10μg，以扩张冠状动脉。

（3）及时纠正低心排血量、心功能不全和（或）心力衰竭。应用血管活性药维持血流动力学稳定，必要时应用 IABP 等心室辅助。

五、急性呼吸功能不全

呼吸功能不全是指呼吸功能严重损害，导致缺氧和（或）二氧化碳潴留而引起的一系列临床综合征。

（一）病因和诱因

（1）高龄、术前已有肺功能明显下降。

（2）吸入麻醉药物对肺血管阻力的影响，体外循环时间过长或灌注不当。

（3）术中或术后早期输入库血或液体过多。

（4）术后胸腔积液、气胸、肺不张或肺部感染等。

（5）低心排血量。

（二）症状和体征

1. 呼吸系统　呼吸困难、鼻翼扇动、呼吸频率 ≥ 28 次 / 分，呈点头呼吸、张口呼吸、缺氧、发绀。听诊呼吸音减弱，可闻及干、湿啰音。

2. 神经系统　缺氧严重者会有意识改变、神志模糊、烦躁、头痛，甚至昏迷。

3. 循环系统　心率增快，心律失常，血压增高，面色潮红。

4. 血气分析　$PaO_2 < 60mmHg$ 和（或）伴 $PaCO_2 > 50mmHg$，$SatO_2 < 90\%$，对于使用呼吸机的患者 $PaO_2/FiO_2 < 300$。

5. 胸部 X 线片　肺纹理增粗、斑片状阴影，严重者呈云雾状改变。

六、急性肾功能不全

急性肾功能不全是心血管外科术后早期严重的并发症，常并发其他重要脏器的功能衰竭，大多为多尿型，少数为少尿或无尿型，后者病死率较高，必须加强预防和早期发现。

（一）病因

（1）术前有肾功能不全。

（2）体外循环中炎性介质释放，灌注压过低致肾缺血时间较长，微栓栓塞肾小动脉。

（3）术后血容量不足、心脏停搏或有低心排血量综合征，血管收缩药物使用过量。

（二）临床表现

（1）尿量进行性减少，每小时 <0.5mL/kg，尿比重降低，甚至固定在 1.01。

（2）血清尿素氮 >18.75mmol/L，血清肌酐 >176.8μmol/L，并伴有电解质紊乱：高血钾、高镁、高磷、低氯、低钙。

（3）患者可出现恶心、食欲缺乏、腹胀、烦躁不安表现。

七、急性肝功能不全

心血管外科手术后肝功能不全 / 衰竭的实际发生率比较高，甚至有部分患者出现肝性脑病。由于肝功能不全 / 衰竭往往同时并发其他重要脏器功能不全 / 衰竭，掩盖了肝功能不全 / 衰竭，临床上常未得到足够的重视，治疗上也缺乏有效的措施。

（一）病因和诱因

（1）术前有隐性病毒性肝炎或慢性非活动性肝炎。

（2）手术创伤及体外循环时间过长或灌注不当。

（3）术中或术后心搏骤停、严重室性心律失常或大量输血。

（4）术后低心排血量综合征、右侧心力衰竭等。

（5）其他因素：感染、呼吸功能衰竭、肾衰竭及应用肝脏毒性药物。

（二）临床表现

1. 轻者 主要为血清胆红素明显升高，同时伴有血清转氨酶升高。可有低蛋白血症或凝血酶原时间延长等。一般 1 ～ 3 周治疗可恢复正常。

2. 重者 呈现血清胆红素显著升高，而转氨酶迅速下降的"胆 - 酶分离"现象；凝血酶原时间显著延长，并发出血，甚至可发展为弥散性血管内凝血；血氨升高，可出现肝性脑病，表现为意识的异常或昏迷，顽固性低白蛋白血症，白 / 球蛋白比值倒置，低血糖，肝肾综合征等。

八、脑损伤

脑损伤是指心脏手术后并发大脑器质性损害所致的神经、精神障碍。近年来，随着高龄和伴发并发症的患者越来越多，脑损伤的发生率亦呈上升趋势。脑损伤的发生可增加死亡率、延长住院时间、降低生活质量并消耗更多的医疗资源。

（一）病因

（1）术中、术后较长时间低血压，或发生心搏呼吸骤停。

（2）体外循环中微栓阻塞脑部微小血管。

（3）术中或术后发生脑栓塞或出血。

（二）临床表现

1. 轻者 头晕、头痛，视力障碍，谵妄，烦躁不安。

2. 重者 意识模糊，瞳孔不等大，偏瘫、失语、抽搐等，甚至昏迷。

（三）护理

患者术后进入 ICU 即检查神志情况，并做好记录，对未清醒者，每 15 ～ 30 分钟观察、记录 1 次，同时注意瞳孔的变化，有条件者可给予脑电双频指数连续检测。一般在术后 2 ～ 4 小时患者应清醒，对于不明原因长时间未醒者，应高度警惕有无颅内异常情况存在，必要时行急诊 CT 检查。对于清醒者，要注意四肢活动情况，并询问患者主观感觉，发现异常，及时处理。特别对已清醒后又出现神志朦胧或不清者，应立即行 CT 检查，明确诊断，以利正确处理。

九、切口和纵隔感染

心内直视手术大多采用胸骨正中切口，术后容易发生切口和纵隔感染。切口和纵隔感染是一种严重的并发症，可因败血症、心脏切口感染或修复心脏的人工材料感染而导致手术失败、患者死亡。

（一）病因和诱因

（1）术前有糖尿病、肥胖或者营养不良。

（2）术中切口污染，体外循环时间过长，骨蜡使用过多或胸骨固定不牢固。

（3）术后继发出血及二次手术止血，长期呼吸支持和气管切开，患者剧烈咳嗽使胸骨哆开、皮下组织裂开，甚至皮肤裂开，细菌入侵导致切口和纵隔感染。

（二）临床表现和诊断

1. 早期　当胸骨愈合不良时，患者常主诉胸前切口疼痛加剧，尤其在咳嗽、胸廓猛烈振动时为甚，可有胸骨摩擦移动感；扪按患者胸骨两侧，切口可有红肿或伴有浑浊的浆液性分泌物或血清样液体渗出或脓性分泌，最短在术后 3 日，患者术后持续高热。

2. 晚期　长者在 2 周以上，一般在 7 日左右，部分患者出现气促、心率增快等。扪按患者胸骨两侧，可听到胸骨摩擦音；胸骨完全移开者，可从创口查看显露的纵隔组织、心包和心脏。患者发热，1 周内升至 39℃以上或消退后又上升，高热前，可伴有寒战。

白细胞计数和多核细胞显著增高，计数可增至（10～20）×10^9/L 以上，有高达 30×10^9/L 以上者，多核细胞常在 90% 以上；胸骨侧位摄 X 线片见胸骨后方有密度增深的阴影或积气。必要时可纵隔穿刺吸引或经剑突下穿刺可抽出脓性分泌物。

（三）护理

（1）积极预防和治疗纵隔腔感染的危险因子，如术前对糖尿病患者严格控制血糖等。

（2）密切观察体温变化：发热是纵隔感染的早期症状，多为持续高热，一周内上升至 39℃以上或消退后又上升。于弛张高热前，尚有寒战。故此期间应每小时观察体温 1 次，加强基础护理，寒战时注意保暖，体温升高时及时采取降温措施。在降温处理后 30 分钟后复查体温，同时密切观察脉搏、呼吸、血压的变化。

（3）做好封闭式胸骨后冲洗的护理：做好持续冲洗的管理：采用 0.9% 氯化钠 500mL + 5% 碘伏 5mL 行纵隔冲洗，每小时至少 100mL，持续冲洗 1 周以上。严格无菌操作：冲洗液的配制及整个操作过程和引流装置必须严格无菌，保持密闭性，对预防感染有重要意义。保持引流通畅，防止冲洗液逆流：给予患者 45° 半卧位以利引流。定时挤压引流管，防止纤维素堵塞引流管，维持有效负压 7.5～10mmHg（10～15cmH$_2$O）吸引。妥善固定冲洗管，不扭曲，不受压或翻身扯脱。观察引流液的性状及量并做好记录，多在 7～10 日停止清洗。先拔除冲洗管，过 1～2 日再拔除引流管，创口大多一期愈合。若引流液仍然浑浊，取引流液做细菌培养及药敏，以及时调整抗生素。

（4）加强营养支持：在给予静脉营养的同时，鼓励患者多进食高蛋白质、高热量、高维生素的饮食，尽量刺激其食欲，加强营养，增加抗病能力，同时防止便秘。

（5）做好心理护理：患者病程延长，多伴发热且费用相对增多，产生焦虑、恐惧、紧张等心理变化，需耐心地解释局部冲洗的作用、优点、目的等，并做好家属工作，使患者消除焦虑；同时，列举成功病例，使患者充满信心，配合治疗，达到促进心身早日康复的目的。

第五节　体外循环

一、术前护理

（一）专科评估与观察要点

（1）年龄、身高、体重、发育及营养状况。

（2）疾病特征、类型、简要病史、有无颅脑外伤史。

（3）生命体征、皮肤色泽、有无发绀及杵状指（趾）。

（4）心功能、活动耐力、自理能力、是否影响正常生活和工作。

（5）睡眠情况、饮食习惯。

（6）对疾病和手术的认识程度，对治疗有无信心，对术后可能发生的并发症是否能正确对待，有何不良心理反应。

（7）对各项检查、治疗、护理操作及术后留置各种管道的意义是否理解配合。

（8）经费来源，亲属的关心程度和支持力度以及亲属的心理状况。

（9）其他既往史，药物史。

（二）护理问题

1. 焦虑　与对医疗费用承受能力担忧及对手术效果疑虑有关。

2. 恐惧　与对心脏手术担心害怕有关。

3. 有心绞痛发作的危险　与劳累、情绪激动、进食过饱、便秘等有关。

4. 活动无耐力　与心脏功能不全有关。

5. 潜在并发症　心律失常、缺氧性晕厥、心肌梗死、动脉瘤破裂、栓塞、心衰、感染性心内膜炎。

（三）护理措施

1. 心理准备　病人长期受疾病的折磨，受家庭、社会、经济的影响，手术复杂、风险性大，并发症多。应根据每个病人的心理特点加强心理疏导，尽可能帮助病人解决来自家庭、社会、经济等方面的困扰。鼓励叙述恐惧、紧张心理感受，组织与已手术的病人交谈，听取亲身体验，以增强手术信心，带病人到 ICU 参观，了解心电监护仪、呼吸机等使用时发出的声音，使病人相信术后会得到良好的监护，以减少焦虑恐惧心理。

2. 身体准备

（1）预防和控制感染：口腔黏膜、皮肤以及呼吸道感染是导致心血管病人发生感染性心内膜炎的潜在因素，同时呼吸道感染可导致术后呼吸道分泌物增多，故术前病人应注意口腔、皮肤的卫生，避免黏膜和皮肤破损，积极治疗感染病灶。冬季应加强保暖，防止感冒和呼吸道感染。

（2）营养支持：功能指导病人合理调配饮食，进食高热量、高蛋白及丰富维生素食物，以增强机体对手术的耐受力。冠心病人进低脂饮食；心功能欠佳者，应限制钠盐摄入。进食较少者，可静脉补液。有心源性器质病变的病人，术前可给予白蛋白、新鲜血浆，以纠正低蛋白血症和贫血。心功能不良的病人，术前 1 周每日静脉滴注 CIK 极化液。心力衰竭的病人，术前应卧床休息，随时评估反映心输出量的各项参数、自觉症状、呼吸状态、血压、脉搏、尿量、末梢循环等。严重心律失常病人持续心电监护，配合医生积极控制心力衰竭及纠正水、电解质紊乱，输液速度 15～20 滴 / 分，注意观察药物的疗效及不良反应。详细记录药物的用量，服用洋地黄类药物前须听心率，心率 <60 次 / 分则暂不给药。呼吸困难、缺氧者间断吸氧。

（3）控制病情预防并发症：冠心病或主动脉瘤病人术前应卧床休息；严密观察胸痛情况，判断疼痛性质；定时监测血压、脉搏。硝酸甘油等药物，要准浓度、准剂量、维持应用；术前 3 日间断吸氧。心房黏液瘤的病人和风心病二尖瓣狭窄伴心房纤颤的病人应注意神经系统的改变，如神志、肢体活动等，警惕并发栓塞。严重发绀型心脏病病人术前 1 周间断吸氧，需特别注意休息，避免大声哭闹，防止腹泻以及感冒引起的高热脱水等，警惕缺氧性晕厥发作。一旦缺氧性晕厥发作，立即让病人取下蹲位，给予吸氧、皮下注射吗啡等。

（4）冠心病病人术前 3～5 日停服抗凝剂、洋地黄、奎尼丁、利尿剂等药物，给予口服氯化钾，以防术中出血不止或发生洋地黄毒性反应以及心律失常。对伴有高血压、高血脂、糖尿病的病人，应采取措施，控制血压、血脂或血糖在正常范围。脑外伤易引起体外循环时脑内出血，应注意安全，避免受伤。

3. 常规准备　术前 1 日进一步完善各项检查，完成各项术前准备。如备皮、药物过敏试验、交叉配血等。术前晚了解病人睡眠情况，酌情应用镇静剂、安眠剂。术日晨测身高、体重、计算体表面积。

4. 特殊检查的护理　心导管检查及造影是一种诊断心脏疾病的有效手段，其护理如下。

（1）器械、设备准备导管、导引钢丝、心电监护急救装置、手术器械、X 线设备急救用物等。

（2）病人准备：根据手术部位常规备皮，做皮试并记录，测身高、体重，术晨禁食，术前 30 分钟用药，术前排空大小便。成人可采取局部麻醉，12 岁以下者施行全身麻醉。

（3）心导管检查及造影术是创伤性检查，术中、术后均有一定危险性，故应严密观察病人术中伤口出血情况，以及血压、心率、心律、神志各种反应，发现异常及时报告医生并配合处理。注意观察伤口有无渗血，导管拔除后穿刺部位需按压止血 15 ～ 30 分钟，沙袋压迫 24 小时。观察肢体颜色，预防血栓形成。术后 1 ～ 2 日方可下地活动。

二、术后护理

（一）专科评估与观察要点

（1）术中转流和阻断循环时间，各系统器官的功能状况。

（2）术后心电监护仪窗口显示的指标，生化检查结果，呼吸状态，气管插管位置，双肺呼吸音，有无缺氧表现；呼吸机工作是否正常，各项参数是否适宜。

（3）皮肤色泽、温度、湿度；人造动脉血管移植术病人肢端脉搏是否扪及。大隐静脉冠状动脉旁路术病人指（趾）端颜色、皮肤温度及血管充盈情况。

（4）尿量、性状、比重、心包纵隔引流量、性状。

（5）全身麻醉是否清醒，清醒后躁动的原因，对疼痛的耐受程度。

（6）有无不良心理状况的表现，自我感觉是否良好，能否适应监护室环境，能否忍受与亲人的分离，能否配合治疗护理操作，能否安静入睡等。

（7）对术后抗凝治疗是否熟悉，活动和康复训练是否按计划实施。

（二）护理问题

（1）呼吸形态的改变：与人工气道、机械通气有关。

（2）有心输出量下降的危险：与心肌收缩无力、前负荷不足、后负荷增加有关。

（3）体温过高：与体温反跳、致热源有关。

（4）有误吸的危险：与呕吐、气管切开不能进食有关。

（5）焦虑、恐惧：与环境不良刺激、对并发症缺乏心理准备、缺乏家庭支持、担心疾病预后或手术效果、不能交流有关。

（6）潜在并发症：出血、心律失常与急性心脏压塞、肾功能不全、感染、休克、脑功能障碍、低心排出量等。

（三）护理措施

1. 循环系统的护理　心血管手术后可因血容量不足、低心排综合征、缺氧、呼吸衰竭等原因使机体微循环灌注不足，组织缺氧。应密切观察皮肤的颜色、温度、湿度、动脉搏动，以及口唇、甲床、毛细血管和静脉充盈情况；持续心电监护，密切观察心率、心律、血压、中心静脉压、肺动脉压、左房压及尿量等变化。体温对心血管功能影响较大，术后需持续监测体温变化。术后体温 35℃应保暖复温，38℃以上应采取预防性降温措施。在头部和大动脉处置冰袋，酒精擦浴，也可用药物降温或冰盐水灌肠。

2. 呼吸系统护理　胸部手术创伤、体外循环非生理性的氧合灌注、血液稀释等因素均会造成肺部超微结构的改变。术后机械通气呼吸支持可改善氧合，减少呼吸做功，降低肺血管的阻力，促进心功能恢复，故术后常规使用机械通气。认真做好呼吸系统的护理，对提高心脏手术成功率有重要意义。

（1）妥善固定气管插管，定时测量气管插管的长度，对躁动欠合作病人加强心理护理，适当使用镇静剂，防止气管插管脱出或移位。

（2）15 ～ 30 分钟听诊呼吸音 1 次，注意有无干湿啰音、哮鸣音、捻发音，呼吸音是否清晰、对称；观察呼吸频率，节律深浅，呼吸机是否与病人同步；有无发绀、鼻翼扇动、点头、张口呼吸及病人的神志情况，发现异常及时处理。随时监测动脉血气分析，根据其结果调整呼吸机参数。

（3）机械通气时应做好呼吸道加温、湿化、雾化；及时清除呼吸道分泌物、呕吐物，预防肺不张、坠积性肺炎。对频繁呕吐和腹胀的病人及时行胃肠减压，气管切开后进食速度宜少量、缓慢，防止误吸。

（4）拔除气管插管后，给予糜蛋白酶、地塞米松、抗生素等药物行超声雾化吸入，以减轻喉头水肿，降低痰液黏稠度，预防和控制呼吸道感染。

3. 各种管道的护理

（1）心包纵隔引流：按胸腔闭式引流护理。

（2）动脉测压：是术后监测血压的良好方法，连接插管、采血、测压、冲洗管道等须严格执行无菌操作，防止感染。在测压、取血或调试零点等操作过程中，严防进气造成气栓。定时观察动脉穿刺部位有无肿胀，导管有无脱落出血及远端皮肤的颜色、温度有无异常，发现异常立即拔除测压管。拔管后局部行压迫止血，穿刺进针者压迫时间为5分钟，动脉切开置管者应压迫10分钟。压迫后用多层纱布和绷带加压包扎，防止出血。

（3）中心静脉压（CVP）：正常值6~12cmH$_2$O，它反映右房压，是临床观察血液动力学的主要指标之一。咳嗽、呕吐、躁动、抽搐时均影响CVP水平，应在安静10~15分钟后再行测定。

（4）左房压：正常平均压约12cmH$_2$O，它反映左心室充盈的灵敏指标，尤其是术后可以发生左心衰竭的病人，施行左房压监测，对于了解心功能和指导治疗都有重要意义。

4. 一般护理

（1）心理护理：术后因置多根管道、手术创伤、疼痛等原因，使病人自理受限。陌生的监护室环境及各种仪器的响声对病人均为不良刺激，易加重病人的焦虑、恐惧心理。护士在进行各种操作时应动作娴熟敏捷，关心体贴病人，主动为病人做好生活护理；注意和病人进行语言和非语言交流，帮助病人正确认识疾病及预后，提供监护治疗仪器和护理程序信息；动员家属给予心理上的支持，以增强战胜疾病的信心。

（2）体位：回监护室后取平卧位，头偏向一侧，待生命体征平稳后可采取半卧位，以利于呼吸和引流。大隐静脉一冠状静脉旁路术后须使患肢置于垫枕上，保持功能位置，以防水肿、脉炎，促进肢体功能恢复。

（3）活动和功能锻炼：早期活动对心肺功能、胃肠道功能及关节活动的恢复均有积极意义，其早期活动能激励病人对恢复健康产生信心。一般术后第1天，可鼓励坐起，进行少量活动，术后2~3天可下床活动，拔除心包纵隔引流管后可增加下床活动次数及活动量。大隐静脉一冠状静脉旁路术后2小时即开始被动活动，抬高双下肢5~10次，行患侧下肢脚掌、趾功能锻炼。

（4）营养：术后除必要的输血输液外，应尽量鼓励病人早期进食给予营养支持，以增强机体抵抗力，加速创伤修复，减少并发症发生。拔除气管插管4~6小时后无呕吐，可试饮水，无不良反应且肠蠕动恢复良好，可逐渐过渡到流质，半流质，直至普食，鼓励病人进食高热量、高蛋白、丰富维生素饮食，根据病情限制钠盐的摄入。对不能进食者，如昏迷病人、气管切开的病人应给予鼻饲，必要时给予静脉营养支持。

（四）急危重症观察及处理

1. 出血

（1）临床表现：引流多却出现呼吸急促、面色苍白、出冷汗、脉搏增快、动静脉压下降或呈不稳定状态等，提示胸内有隐匿性活动出血，需快速输血维持，并立即行胸穿证明或行床旁X线摄片确证。如引流开始多，短时间内减少，或引流量不多，病人出现中心静脉压增高、尿量减少、血压下降、脉压下降、心搏加速、面色灰白、发绀、气急、烦躁不安等，应考虑出血性心脏压塞。

（2）处理：立即行心包穿刺明确诊断；准备吸引装置，开胸包和良好的照明等，行紧急床旁剑突下开胸探查减压。心包或胸腔内有活动性出血，均应立即做好进手术室开胸止血的准备。

2. 心律失常

（1）临床表现：麻醉插管刺激、手术创伤、缺氧、水电解质失衡、酸碱失衡、代谢紊乱、高热、高血压及术前心脏器质性病变等，都是术后发生心律失常的原因。

（2）处理：严重的心律失常未及时处理或处理不当，可诱发室颤致心搏骤停。术后应持续心电监护，及时发现各种心律失常，报告医生并及时处理。

3. 低心排出量综合征

（1）临床表现：术前心功能差，术中心肌保护欠佳，心肌缺血缺氧，酸中毒及电解质紊乱，术后血容量不足、心力衰竭、严重的心律失常、心包填塞等均为术后并发低心排的原因。主要表现：血压低（收缩压＜11.9kPa），中心静脉压增高（1.5kPa以上）；呼吸急促，动脉血氧分压下降，心率快，脉压变小，脉搏细弱，尿少[0.5～1mL（kg·h）以下]，皮肤湿冷出现花纹，面色苍白，发绀，肛温和皮温相差4～5℃；以及烦躁不安等神志变化。

（2）处理：术后须严密监测以上各项指标，以及血气、血钾、血钠的变化，维持水电解质和酸碱平衡。保持心包纵隔引流通畅，观察引流量及性状，及时记录。

4. 栓塞

（1）临床表现：脑梗死所致的神志改变、失语、偏瘫、动脉栓塞、远端皮温下降、脉搏减弱或消失、皮肤苍白、疼痛、感觉减退。

（2）处理：行CT检查，遵医嘱使用抗凝剂，制动，病人的功能锻炼，介入治疗取出栓子。

5. 心力衰竭

（1）临床表现：围手术期心功能未彻底改善、阻断循环时间过长、各种原因引起的心肌缺氧、电解质紊乱；麻醉剂的影响、手术操作对心肌的损害；心律失常、大出血、输液速度过快、量过多、情绪紧张等均为导致术后心力衰竭的原因。主要表现为体循环肺循环淤血。

（2）处理

1）防止和治疗能诱发或加重心衰的各种原因。

2）减轻心脏负荷。提高心肌收缩力。

3）护士应指导病人合理休息，降低机体耗氧量，减少静脉血液回流。

4）限制钠盐摄入，以减少体液水肿，注意用药后的反应，特别警惕洋地黄的毒性反应。

5）避免大量快速输液，严格记录并控制液体出入量。

6）急性肺水肿病人取半卧位，双下肢下垂，给氧时予50%酒精湿化，减低肺泡表面张力，改善缺氧情况。同时给予强心、利尿及镇静剂，并注意观察药物疗效。

6. 脑功能障碍

（1）临床表现：术后发生脑功能障碍的主要原因，围手术期心理障碍是其激发原因。

（2）处理：严密观察神志、瞳孔变化、肢体活动情况，有无头痛、呕吐、躁动、嗜睡等异常表现及神经系统的阳性体征。术后意识长时间不恢复，或有短暂的清醒后又出现意识障碍，且不断加深；可有抽搐、运动、知觉、视觉障碍，一过性痉挛发作等，应及时协助医生处理。同时使用保护性措施，防止坠床。加强呼吸管理、营养支持及基础护理，防止并发症。

7. 急性肾功能衰竭

（1）临床表现：少尿、无尿、高血钾、尿素氮及血清肌酐升高等。

（2）处理：应注意观察尿颜色的变化，定时监测尿量、尿比重及pH值，尿量减少时，及时找出原因，对症处理。

8. 感染

（1）临床表现：术前存在感染灶、手术创伤、术后胸骨不稳定、留置各引流管使感染途径增加、机体抵抗力降低等均易导致感染。

（2）处理

1）预防感染的关键是严格无菌操作，做好各种管道护理，病情平稳及时拔除。

2）合理应用抗生素，加强营养以增加机体抵抗力。

3）病人出现不明原因的高热或持续低热，瓣膜出现新的杂音；伴有寒战、出汗、食欲缺乏、头痛、胸痛、呼吸困难等表现，应考虑为感染性心内膜炎。需立即抽血查血培养和药敏试验；选择有效抗生素，尽可能撤除侵入性管道，维持水、电解质平衡，高热病人按常规护理。

9. 抗凝过度

（1）临床表现：牙周出血、皮下出血点和瘀斑、柏油样便、尿色变红、月经增多或头痛等症状。

（2）处理：在抗凝治疗过程中，注意观察有无出现以上症状应及时处理，暂停用药，待凝血酶原正常后继续服用。

（五）健康指导

（1）说明消除恐惧、焦虑心理的方法（听音乐、看书、谈心），安定病人情绪，树立治疗信心。

（2）说明饮食和疾病的关系，指导病人进食高热量、高蛋白、丰富维生素饮食；少量多餐、避免进食过量，便秘而加重心脏负担。伴心力衰竭者给予低盐饮食，并鼓励病人进食含钾丰富的新鲜水果。冠心病病人应进食低脂饮食。让病人严格戒烟，保持口腔卫生。

（3）说明术前各项检查、治疗目的，解释手术操作过程，术前术后注意事项。术后留置心包纵隔引流管、导尿管、气管插管、各种测压管，以及使用监护仪、呼吸机的意义和配合方法。

第六节　完全性大动脉转位

一、定义

完全性大动脉转位指主动脉和肺动脉对调位置，主动脉瓣不像正常在肺动脉瓣的右后而在右前，接右心室；而肺动脉瓣在主动脉瓣的左后，接左心室。左右心房心室的位置，以及心房与心室的关系都不变。静脉血回右房、右室后出主动脉又到全身，而氧合血由肺静脉回左房、左室后仍出肺动脉进肺，使体循环与肺循环各走各路而失去循环互交的生理原则，其间必须有房缺、室缺或动脉导管未闭的交换血流，患婴方能暂时存活。

二、疾病相关知识

（一）流行病学

本病是新生儿期最常见的发绀性先天性心脏病. 发病率为 0.2% ~ 0.3%，约占先天性心脏病的 5% ~ 7%，居发绀型先心病的第二位，男女比例为 2 ~ 4：1，患有糖尿病母体的发病率较正常母体高达 11.4 倍，若不治疗约 90% 可在 1 岁内死亡。

（二）临床表现

1. 青紫　出现早，半数出生时即存在，绝大多数始于 1 个月内。随着年龄增长及活动量增加，青紫逐渐加重。青紫为全身性，若同时并发动脉导管未闭，则出现差异性紫，上肢青紫较下肢重。

2. 充血性心力衰竭　生后 3 ~ 4 周婴儿出现喂养困难、多汗、气促、肝大和肺部细湿啰音等进行性充血性心力衰竭等症状。患儿常发育不良。

（三）治疗

手术治疗。

三、专科评估与观察要点

（1）呼吸形态。

（2）营养状况。

（3）术前有无发生肺部感染和其他重要器官损害。

四、护理问题

1. 低效性呼吸形态：与肺血增多、酸中毒、呼吸急促有关。

2. 活动无耐力：与组织器官缺氧有关。

3. 营养失调：低于机体需要量　与组织器官缺氧、消化吸收不良有关。

4. 潜在并发症：肺部感染　与组织缺氧和低灌注引起的重要器官衰竭有关。

五、护理措施

（一）术前护理

（1）监测生命体征，尤其是测量上下肢血压和血氧饱和度。每天测 4 次体温、呼吸、脉搏，3 天后改为每天 1 次，测体温时要安排人专门看护以免发生意外。每周测量体重 1 次。

（2）调整患儿一般情况，改善低氧血症、酸中毒和肝肾功能。并发动脉导管未闭（PDA）的患儿术前只能低流量吸氧或不吸氧，高流量的氧气会使动脉导管的管壁肌肉收缩，使其关闭，因术前仅靠 PDA 分流氧含量较高的血液到体循环。一旦 PDA 关闭将导致患儿很快死亡。

（3）充足营养，母乳喂养，少量多餐。应该经常饮水，避免出汗过多或其他原因造成患儿脱水，血液浓缩而形成血栓。

（4）绝对卧床休息，限制患儿活动，保持大便通畅，以免加重缺氧。

（5）术前常规准备。

（二）术后护理

1. 监测数据　持续监测生命体征、中心静脉压（CVP）、动脉血压（ABP）、左房压（LAP）、肺动脉压、氧饱和度、呼吸末 CO_2 等，每 30 ～ 60 分钟记录一次。

2. 呼吸系统的监测　保持呼吸道通畅，给予呼吸机辅助呼吸，严密观察呼吸频率、胸廓起伏程度，听诊两肺呼吸音是否对称、清晰，及时吸出呼吸道分泌物。

3. 循环系统的监护　观察患儿面色、口唇颜色及末梢肢体温度。了解组织灌注情况，密切观察心电图变化。

4. 泌尿系统　每小时记录尿量，观察尿液的颜色、性质。测量尿比重了解肾功能情况。准确记录每小时出入量，注意出入液量是否平衡。

5. 维持水电解质酸碱平衡　观察患儿的囟门、眼睑、球结膜、皮肤皱褶，判断患儿体内水分部情况。输入液体均用微量注射泵控制，冲洗管道肝素液记入总入量，血液标本量，胃管引流量计入总出量，严格控制输液量。严密观察动脉血气。

6. 体温的监护　监测肛温，低体重儿或小婴儿予持续红外线辐射床保暖，患儿术后体温应控制在 36 ～ 37℃，复温时由于血管扩张可导致血压下降，在复温前应补足血容量。当出现发热反应时，以物理降温为主。如使用冰袋、降温毯等。

7. 管道护理　保持各管道通畅，15 ～ 30 分钟挤捏一次心包引流管和（或）纵隔引流管和（或）胸腔引流管，观察引流液颜色、温度、性状，防止形成心包填塞，及时发现术后出血。每小时用肝素冲洗桡动脉测压管道，保持术后早起有创压的持续监。

8. 呼吸道管理　气管内插管选择经鼻气管插管。经鼻插管具有耐受性好，带管时间长，易于固定和容易口腔护理等优点。每班测量并记录鼻尖或门齿至气管插管末端距离，牢固固定气管插管，确保导管位置正常。加强呼吸道管理，加强呼吸道湿化，及时吸痰，防止痰液阻塞气道。每小时听诊双肺呼吸音一次，及早发现病情变化。

9. 活动　各种引流管拔除后可根据病情鼓励患儿尽早离床活动，以促进早日康复，注意活动要循序渐进。

10. 饮食护理　因低温麻醉术后易引起肠麻痹，腹胀明显，有的患儿会呕吐频繁，给予插胃管，抽出胃内容物，肠蠕动恢复后予进流食。逐渐恢复正常饮食，加强营养。新生儿或小婴儿鼻饲喂养时应确定胃管位置，喂奶速度要慢，利用重力时空针中的奶滴入胃管，不适用空针推注或泵入的方式以防发生喂养过度及误吸。

六、健康指导

（一）活动

各种引流管拔除后可根据病情鼓励患儿尽早离床活动，以促进早日康复，注意活动要循序渐进。

（二）饮食护理

因低温麻醉术后易引起肠麻痹，腹胀明显，有的患儿会呕吐频繁，给予插胃管，抽出胃内容物，肠蠕动恢复后予进流食。逐渐恢复正常饮食，加强营养。新生儿或小婴儿鼻饲喂养时应确定胃管位置，喂奶速度要慢，利用重力时空针中的奶滴入胃管，不适用空针推注或泵入的方式以防发生喂养过度及误吸。

七、护理结局评价

（1）呼吸形态得到改善。

（2）营养状况得到改善或维持。

（3）术前未发生肺部感染和其他重要器官损害。

八、急危重症观察与处理

（一）左心功能不全

1. 临床表现　心排血量下降，肢端湿冷，心率快，血压不稳定。

2. 处理　正性肌力药物、利尿剂、血管扩张剂的使用，主动脉球囊反搏。

（二）心律失常

（1）室性期前收缩、室速、室颤、房室传导阻滞。

（2）处理

1）行血气分析，排除酸碱平衡紊乱、低氧等。

2）遵医嘱使用抗心律失常药物，首选利多卡因，观察药效及副反应。

3）电复律。

4）临时起搏器。

5）主动脉球囊反搏。

（三）肾功能不全和衰竭

1. 临床表现少尿、无尿。

2. 处理

（1）维持心排血量。

（2）扩张肾血管。

（3）肾功能不全应立即处理，及时透析。

第七节　法洛四联症

一、定义

法洛四联症（tetralogy of Fallot）包括室间隔缺损，肺动脉口狭窄，主动脉骑跨和右心室肥厚，是最常见的发绀型先天性心脏血管病。

二、疾病相关知识

（一）临床表现

（1）大部分病例于出生后数月出现发绀，重症出生后即显发绀，活动后气促，患儿常感乏力，活动耐力差，在剧烈活动，哭闹或清晨刚醒时可有缺氧发作：患儿突然呼吸困难、发绀加重，严重者可致抽搐、昏厥，活动时喜欢蹲踞也是本病的特征之一，蹲踞可增加体循环阻力，减少右心血向主动脉分流，从而增加肺循环血量，改善缺氧；蹲踞又可减少下半身的回心血量，减少心室水平右向左分流，提高体循环血氧含量，改善脑缺氧，少数病例可有鼻衄、咯血、栓塞或脑缺氧等症状。

（2）体征：发育较差，胸前部可能隆起，有发绀与杵状指（趾）。

（二）治疗

手术治疗，如无明显缺氧和发绀，生长发育不受影响，也可在1岁左右手术，这样既不影响肺血管床发育，防止右心室肥厚心肌纤维化，也可提高婴幼儿手术耐受性，提高手术成功率。

三、专科评估与观察要点

（1）呼吸形态。

（2）患营养状况。

（3）术前有无发生肺部感染和其他重要器官损害。

四、护理问题

1. 活动无耐力　与组织器官缺氧有关。

2. 营养失调：低于机体需要量　与组织器官缺氧、消化吸收不良有关。

3. 潜在并发症　缺氧发作、血栓形成。

五、护理措施

（一）术前护理

（1）监测生命体征，上、下肢血压。

（2）调整患儿一般情况，改善低氧血症、酸中毒和肝肾功能。

（3）充足营养，母乳喂养，少量多餐。

（4）注意多给患儿饮水，稀释血液，以免形成血栓。

（5）避免患儿剧烈哭闹，导致缺氧。

（6）术前吸氧3L/min，每天3次，每次30分钟，改善缺氧状况。

（二）术后护理

1. 呼吸系统监护　密切观察病人有无发绀、鼻翼扇动、点头或张口呼吸，注意呼吸的频率、节律、定时听诊呼吸音并记录。妥善固定和护理气管插管。保持呼吸道通畅。监测呼吸功能状态。

2. 维持有效循环容量和改善心功能　监测和记录出入量，每小时尿量及24小时总尿量。监测动脉血压，心功能，监测中心静脉压。观察有无心律失常。注意补液情况。观察皮肤色泽和温度。

3. 并发症的预防和护理　急性心脏压塞和急性肾功能不全的预防。

4. 术后营养　先小剂量喂牛奶，从5mL开始，根据消化情况，逐渐加量。静脉高营养，补充人体所需。

六、健康指导

（一）饮食

结构合理，指导病人培养规律的饮食及排便习惯。

（二）活动与休息

根据心功能恢复情况逐渐增加活动量。注意防寒保暖，避免呼吸道感染。

（三）观察

家属应监测儿童有无气促、发绀、呼吸困难、尿量减少等症状，若发生任何异常情况，应及时就诊。

（四）用药指导

用洋地黄类强心药者，应学会测脉搏。用利尿剂者，应测量尿量。

七、护理结局评价

（1）病人术前未发生缺氧发作和血栓形成。

（2）病人营养状况得到改善或维持。

八、急危重症的观察和处理

（一）心律失常

1. 临床表现　室性期前收缩、室速、室颤、房室传导阻滞。

2. 处理

（1）行血气分析，排除酸碱平衡紊乱、低氧等。

（2）遵医嘱使用抗心律失常药物，首选利多卡因，观察药效及副反应。

（3）电复律。

（4）临时起搏器。

（5）主动脉球囊反搏。

（二）出血

1. 临床表现　伤口敷料持续有新鲜血液渗出。心包、纵隔引流量多。

2. 处理

（1）监测 ACT 值。

（2）使用止血药物。

（3）输注血小板、凝血因子等。

（4）药物治疗无效，应及时行再次手术。

第八节　心脏病介入治疗

一、护理措施

（1）了解麻醉和手术方式、术中情况、伤口、加压包扎和沙袋压迫情况。术后 24 小时内给予平卧位休息，穿刺侧肢体限制活动。必要时给予持续低流量吸氧。持续心电监护。监测生命体征、双侧肢体肢端温度、足背动脉搏动情况。观察尿液的颜色、性质及量，必要时可留置尿管。

（2）伤口观察及护理：观察伤口有无渗血渗液，若有应及时通知医生并更换敷料。

（3）穿刺局部加压包扎固定：用 0.5kg 的沙袋压迫止血 6 小时。动脉穿刺压迫时间为 8 ～ 12 小时，静脉穿刺压迫时间为 6 ~ 8 小时。弹力绷带包扎 24 小时解除。每天换药一次。

（4）疼痛护理：评估病人疼痛情况。遵医嘱给予镇痛药物。提供安静舒适的环境。

（5）预防感染：遵医嘱正确使用抗生素 3 天。

（6）基础护理：做好饮食护理、口腔护理、体位护理、肢体活动、皮肤清洁等工作。

二、健康指导

（一）饮食

普通饮食，术后病人饮食不受任何限制，可按常规进食即可。病人应多饮水，促进造影剂的排出，但应注意避免暴饮暴食。

（二）活动

术后 3 个月内避免剧烈活动或重体力劳动。

（三）抗凝治疗

动脉导管未闭不需要抗凝治疗。室间隔缺损和房间隔缺损封堵术后需遵医嘱服用阿司匹林药物 6 ~ 12 个月，服药期间应观察药物的不良反应。当出现不良反应时，立即停药，及时到医院就诊。

（四）感染预防

避免受凉感冒，当出现感冒症状时及时就诊。

（1）出院后 3 天内避免沐浴，沐浴后可用消毒剂涂擦局部。

（2）出院后 1 周内注意观察体温变化，当出现发热时及时到医院就诊，做血常规检查。遵医嘱使用抗生素药物。

（五）复查

术后第 1、3、6 个月各复查一次，以后根据个体情况适时复查。复查内容：超声心动图、心电图、胸片。

三、护理结局评价

（1）生命体征维持正常。

（2）逐渐恢复体力。

（3）无并发症发生。

四、急危重症的观察和处理

（一）伤口渗血、血肿

1. 临床表现　穿刺处敷料有血迹浸湿，局部伤口疼痛，并有肿块。

2. 处理　更换伤口敷料，重新加压包扎。增加压迫的重量，必要时应用止血药物。

（二）封堵器脱落及异位栓塞

1. 临床表现　封堵器脱落进入肺循环，可出现胸痛、呼吸困难、发绀等症状。

2. 处理　严密观察病人有无胸闷、气促、胸痛、发绀等症状。注意心脏杂音的变化。一旦出现，立即通知医生，立即进行外科手术准备。

（三）造影剂反应

1. 临床表现　轻者出现头痛、头晕、恶心、呕吐、皮肤出现荨麻疹等反应。重者可出现心律失常、虚脱、发绀、喉黏膜水肿、呼吸困难和休克等。

2. 处理

（1）严密观察造影剂的不良反应。

（2）监测呼吸、心率、心律、血压的变化。

（3）一旦出现，立即通知医生给予相应的对症处理。

第九节 风湿性心脏病

一、定义

风湿性心脏病是指风湿病变侵害心脏瓣膜引起瓣膜增厚、卷曲、钙化及瓣下结构的改变，导致瓣膜狭窄和关闭不全。主要累及二尖瓣和主动脉瓣。也可侵犯三尖瓣。

二、疾病相关知识

（一）流行病学

在成人心血管疾病中占 40%，多数病人为 20 ~ 40 岁青壮年，女性 > 男性，本病的发病季节及分布地区常与链球菌感染相关疾病，如扁桃腺炎，猩红热。

（二）临床表现

心功能代偿期可无症状。失代偿后有劳力性呼吸困难，夜间阵发性呼吸困难、心悸、咳嗽、咯血痰或大咯血。伴有严重主动脉瓣狭窄和（或）关闭不全者可有心绞痛症状。当左心房压力增高与扩大时，可出现房性期前收缩，心房纤颤与扑动。

（三）治疗

手术治疗，瓣膜置换术是风湿性二尖瓣狭窄和关闭不全的主要治疗方法。瓣膜成形术是二尖瓣退行性病或缺血性病导致的关闭不全的主要治疗方法。

三、专科评估与观察要点

（1）观察并记录病人主诉，二尖瓣狭窄并发附壁血栓病人应注意观察病人的神志、语言、肢体的感觉和运动等，指导病人以卧床休息为主，保持情绪稳定及大便通畅，改变体位时动作宜缓慢轻柔，避免血栓脱落导致体循环栓塞的发生。

（2）病人心功能状况的观察，根据情况协助病人完成生活护理。

（3）预防上呼吸道及肺部感染，监测病人尿量及电解质情况。

（4）评估心功能情况和对目前活动的耐受程度及适应性。

（5）生命体征平稳全身麻醉清醒后病人情况好转，心功能正常，呼吸道通畅，心脏杂音消失，术后观察伤口渗血和心包、纵隔引流液的情况和量。

四、护理问题

（一）术前

（1）焦虑、恐惧 与病人对手术的恐惧、担心预后有关。

（2）知识缺乏：缺乏疾病相关知识。

（3）活动无耐力 与病人心功能降低有关。

（4）清理呼吸道低效 与痰液黏稠，咳嗽乏力等有关。

微信扫码
◆ 临床科研
◆ 医学前沿
◆ 临床资讯
◆ 临床笔记

（二）术后

（1）活动无耐力：与机体长期缺氧有关。

（2）心输出量减少：与心律失常引起组织灌注不足有关。

（3）有电解质紊乱的危险：与手术创伤引起体液丢失和内环境紊乱有关。

（4）恐惧：与不熟悉环境和担心治疗效果有关。

（5）潜在并发症：心排血量降低、出血、电解质紊乱、心律失常、栓塞、感染等。

五、护理措施

（一）术前护理

1. 心理护理　解释手术的必要性、手术方式、注意事项。鼓励病人表达自身感受，了解病人的心理及精神状况，鼓励病人术前多接触一些术后病人，了解术后病人的亲身体会和经验。教会病人自我放松的方法。针对个体情况进行针对性心理护理。引导病人家属和朋友给予病人关心和支持。

2. 改善心功能　遵医嘱应用强心、利尿、补钾及血管扩张等药物，观察用药效果及不良反应，减少病人的活动量。

（二）术后护理

（1）同体外循环术后护理常规。

（2）观察心衰改善的程度：每日检查肝脏大小，腹围及下肢水肿缓解情况并做标记，每日早晚听心脏，发现异常心音或出现新的杂音，应考虑人工瓣膜失灵。

（3）抗感染的护理：按时按量使用抗生素，加强口腔护理，进行各项护理操作遵循无菌原则。

（4）抗凝的护理：瓣膜置换术后必须抗凝治疗，置换机械瓣者需终身服用抗凝剂（华法林）。术后拔除心包、纵隔引流管后观察两小时无出血征象，按医嘱定时、定量服用抗凝剂。其用量据凝血酶原时间来定，要求凝血酶原时间维持在正常值的 1.5～2 倍。注意抗凝剂过量征象：如血尿、鼻衄、皮下出血、月经过多、大便隐血等。若出现以上症状，应暂停用药，待凝血酶原时间正常后继续服用。观察有无血栓形成和栓塞的表现，注意神志、瞳孔、四肢活动情况，发现异常及时与医生联系，以便调整抗凝剂的用量。

六、健康指导

1. 介绍与疾病相关的问题：疾病的病因、临床表现、治疗方法、手术的安全性、手术效果、术后并发症、手术对今后生活和工作的影响等。

2. 训练病人床上大小便，教会病人监测尿量、体温、脉搏的方法。教会病人有效咳嗽、深呼吸的方法。

3. 根据病人的营养状况指导病人及家属选择合适的饮食。

4. 注意休息，劳逸结合，避免过重体力活动，但在心功能允许的情况下，可进行适量的轻体力活动或轻体力的工作。

5. 预防感冒，防止扁桃体、牙龈炎等。如果发生感染可选用青霉素治疗，对青霉素过敏者可选用红霉素或林可霉素治疗。

6. 心功能不全者应控制水分的摄入，饮食中适量限制钠盐，每日以 10 克以下为宜，切忌食用盐腌制品。

7. 服用利尿剂者应吃些水果如香蕉、橘子等。

8. 房颤的病人不宜做剧烈活动，在适当时期要考虑行外科手术治疗，何时进行，应由医生根据具体情况定。

9. 如需拔牙或做其他小手术，术前应采用抗生素预防感染。

10. 定期随访：出院后每两周来院复诊一次，三个月后每四周一次；若凝血酶原时间不稳定，仍每周一到两次测凝血酶原时间。

11. 活动：出院后休息半年，避免活动量过大和劳累，以不心慌气短为宜。

12. 饮食：注意营养搭配，少量多餐，营养丰富，高维生素，低盐，少吃或不吃富含维生素 k 的食物，如菠菜、白菜。忌烟酒，咖啡及刺激性食物。

13. 药物：按医嘱服用强心药和利尿剂，避免服用影响凝血酶原时间的药物。如有不良反应，及时就诊。

14. 自我监测：观察有无牙龈出血、皮下出血、血尿、黑便等出血现象；观察有无体外循环栓塞症状；监测脉搏、体温、尿量。

七、护理结局评价

（1）病人焦虑、恐惧程度减轻，配合治疗及护理。

（2）病人主诉不适感减轻或消失。

（3）病人能维持正常的呼吸形态。

（4）病人能维持正常的心排血量。

（5）术后未发生相关并发症或并发症发生后能得到及时治疗与处理。

八、急危重症的观察和处理

（一）出血

微信扫码
◆ 临床科研
◆ 医学前沿
◆ 临床资讯
◆ 临床笔记

1. 临床表现　引流量多，伤口敷料持续有新鲜血液渗出。

2. 处理

（1）监测 ACT 值。

（2）使用止血药。

（3）输入血小板、凝血因子等。

（4）药物治疗无效者应及时进行再次手术。

（二）电解质紊乱

1. 临床表现　乏力、食欲缺乏、心律失常。

2. 处理　维持血清钾在 4 ~ 5mmol/L，补钾后要及时复查。补钾的同时要适当补镁、钙。

（三）瓣周漏

1. 临床表现　出现收缩期和舒张期杂音，血液动力学不稳定，病人突然发生心力衰竭。

2. 处理

（1）床旁彩超确诊。

（2）等待手术期间遵医嘱积极使用强心利尿剂。

（3）再次手术。

（四）感染

1. 临床表现　发热、白细胞计数升高，血培养结果为阳性。伤口愈合不良，胸骨移开或纵隔感染，感染性心内膜炎。

2. 处理

（1）监测体温，预防上呼吸道和肺部感染。

（2）遵医嘱使用抗生素，预防和控制感染。

（3）伤口换药处理。

（4）再次手术。

（五）低心排综合征

1. 临床表现　血压低、尿量少、中心静脉压高、呼吸急促、心率快、皮肤湿冷、烦躁不安等症状。

2. 处理　密切监测血压、中心静脉压、尿量等指标以及血气、钾、钠、氯的变化，维持水电解质酸碱平衡；保持心包、纵隔引流管通畅，观察其引流量、性质、并及时记录。如为血容量不足，应补充血容量，应用升压药，保持液路通畅，液路标志鲜明。据血液动力学变化，调节药物用量。注意保暖和做好皮肤护理。如为心包填塞引起的低心排，迅速行心包穿刺明确诊断，准备吸引装置、开胸包和照明设备等，行紧急剑突下开胸探查术。积极做好配合。

第五章

妇科常见疾病的护理

第一节 妊娠滋养细胞疾病

妊娠滋养细胞疾病（gestational trophoblastic disease，GTD）是一组来源于胎盘绒毛滋养细胞的疾病。根据滋养细胞增生程度、有无绒毛结构、侵蚀能力及其生物学特性不同可分为葡萄胎、侵蚀性葡萄胎和绒毛膜癌。葡萄胎是一种良性滋养层细胞疾病，侵蚀性葡萄胎和绒毛膜癌又统称为妊娠滋养细胞肿瘤（gestational trophoblastic tumor，GTT）。侵蚀性葡萄胎属于低度恶性滋养细胞肿瘤，绒毛膜癌为高度恶性滋养细胞肿瘤。滋养细胞疾病绝大部分继发于妊娠，极少数来源于卵巢或睾丸生殖细胞，称为非妊娠滋养细胞疾病，本章主要讨论妊娠性滋养细胞疾病。

一、良性滋养细胞疾病

葡萄胎是一种滋养细胞的良性病变，主要为组成胎盘的绒毛滋养细胞增生，绒毛间质水肿变性，各个绒毛的乳头变为大小不一的水泡，相互间由细蒂相连成串，形如葡萄状，故称葡萄胎，也称水泡状胎块（hvdatidiform mole, HM）.

葡萄胎可分为两类：①完全性葡萄胎表现水泡状组织充满宫腔，形如串串葡萄，没有胎儿及其附属物；②部分性葡萄胎表现为有胚胎，胎盘绒毛部分水泡状变性，并有滋养细胞增生。葡萄胎多数为完全性葡萄胎。

（一）病因

葡萄胎原因不明，它可发生在任何年龄的生育期妇女，年龄 >35 岁及 <20 岁妊娠妇女的发病率显著升高，可能与该年龄段容易发生异常受精有关。部分性葡萄胎与年龄无关，曾患葡萄胎的女性再次患病的可能性是第 1 次患病概率的 40 倍。有过一次或两次葡萄胎妊娠者，再次发生率分别为 1% 和 15% ~ 25%。

另外，营养因素、感染因素、孕卵异常、细胞遗传异常、社会经济因素等可能与发病有关。流行病学调查资料显示，发生率有明显的地域差异，亚洲和拉丁美洲国家发病率高，东南亚地区发病率比欧美国家高。

（二）病理

葡萄胎病变局限于子宫腔内，病变不侵入肌层，也不发生远处转移。水泡大小直径数毫米至数厘米不等，水泡壁薄、透亮，内含黏性液体。完全性葡萄胎大体检查水泡状物形如串串葡萄，泡壁薄，水泡间隙充满血液及凝血块。子宫膨大，宫腔充满水泡，无胎儿及其附属物可见。部分性葡萄胎时，可见胚胎或胎儿组织，胎儿多已死亡，合并足月儿极少，常伴发育迟缓或多发性畸形。镜下见部分绒毛变为水泡，轮廓不规则，滋养细胞增生程度较轻，间质内可见胎源性血管。

（三）临床表现

1. 完全性葡萄胎　由于诊断技术的进展，越来越多的患者在尚未出现症状或仅有少量阴道流血时已作出诊断并得以治疗，所以症状典型的葡萄胎已越来越少见。完全性葡萄胎的典型症状如下：

（1）停经后阴道流血：为最常见的症状，多数患者在停经 8 ~ 12 周后出现不规则阴道流血，时断时续，量多少不定，常可反复发作大量出血导致贫血、感染、休克甚至死亡。有时在血液中可发现水泡状物。

（2）子宫异常增大、变软：约 1/3 患者的子宫大小与停经月份相符，子宫小于停经月份的只占少数，其原因可能与绒毛水泡退行性变停止发展有关。由于滋养细胞增生及水泡状变化，或因宫腔内积血，半数以上患者的子宫体积大于停经月份，质地极软，并伴血清 HCG 水平异常升高。

（3）妊娠呕吐及妊娠期高血压疾病征象：出现较正常妊娠时间早，持续时间长，严重呕吐未及时纠正可导致水电解质紊乱。可在妊娠 20 周前出现高血压、蛋白尿和水肿，症状严重且持续时间长，易发展为子痫前期。

（4）卵巢黄素化囊肿：由于滋养细胞过度增生，产生大量的绒毛膜促性腺激素（HCG）刺激卵巢卵泡内膜细胞，产生过度黄素化反应，形成黄素化囊肿。妇科查体，患者常为双侧性、也可单侧卵巢囊性增大，囊壁薄，表面光滑，一般无症状，偶可发生扭转。黄素化囊肿随 HCG 水平的下降而消退，在水泡状胎块清除后 2 ~ 4 个月自行消退。

（5）腹痛：阵发性下腹隐痛，由于葡萄胎增长迅速，子宫急速膨大时可引起下腹胀痛，一般不剧烈，可忍受，多发生在阴道流血前，也是葡萄胎流产的表现。如黄素化囊肿急性扭转或破裂时则为急性腹痛。

（6）甲状腺功能亢进征象：约 7% 患者出现心动过速、皮肤潮热和震颤等甲状腺功能亢进症状，T_3、T_4 水平升高，突眼少见。

2. 部分性葡萄胎　大多数症状与完全性葡萄胎相同，但程度较轻。子宫大小与停经月份相符或小于停经月份，一般无腹痛，妊娠呕吐也较轻，常无妊娠期高血压疾病征象，一般不伴卵巢黄素化囊肿。不易与不全流产或过期流产相鉴别，刮宫后经组织学检查方能确诊。

（四）辅助检查

1. 绒毛膜促性腺激素（HCG）测定　患者的血、尿 HCG 处于高值范围且持续不降或超出正常妊娠水平。

2. 超声检查　为诊断葡萄胎的重要方法。完全性葡萄胎的典型超声影像学表现为增大的子宫内无妊娠囊或胎心搏动，宫腔内充满不均质密集状或短条状回声，呈"落雪状"，若水泡较大则呈"蜂窝状"。常可测到一侧或双侧卵巢囊肿。部分性葡萄胎宫腔内见水泡状胎块引起的超声图像改变及胎儿或羊膜腔，胎儿常合并畸形。

3. 产科检查　腹部检查扪不到胎体，子宫大于停经月份，质软。

4. 多普勒胎心测定　只能听到子宫血流杂音，无胎心音。

（五）治疗要点

葡萄胎的治疗原则是确诊后及时清除子宫腔内容物。如黄素化囊肿扭转且卵巢血运发生障碍，应手术切除患侧卵巢。年龄 >40 岁，水泡小，病理报告滋养细胞高度增生或出现可疑的转移灶，伴有不典型增生或无条件随访的患者可采用预防性化疗。

（六）护理措施

1. 心理护理　引导患者说出内心感受，评估患者对疾病的心理承受能力、接受清宫术的准备，多与患者沟通，确定其主要的心理问题，解除焦虑。向患者及家属讲解有关葡萄胎的病因、性质、治疗、预后等疾病知识，以取得配合，告诉患者治愈 2 年后可正常生育。

2. 病情观察　观察和评估腹痛及阴道流血情况，保留会阴垫，以评估出血量及流出物的性质。观察阴道排出物有无水泡状组织并送病理检查，监测生命体征，发现阴道大量流血或清宫术中大出血时应立即通知医生。

3. 术前准备及术中护理　术前做好输血、输液准备，备好抢救药品及物品，建立静脉输液通路。在刮宫前遵医嘱静脉滴注缩宫素。清宫过程中注意观察面色及生命体征变化。葡萄胎清宫不易一次吸刮干净，一般于 1 周后再次刮宫。选取靠近宫壁的葡萄状组织送病理检查。对合并妊娠期高血压疾病者做好相应的护理。

4. 健康教育　刮宫术后 1 个月内禁止性生活，保持外阴清洁，以防感染。告知患者进高蛋白、高维生素、易消化饮食，适当运动，注意休息，提高机体的免疫功能；让患者和家属了解监测 HCG 的意义。对于年龄 >40 岁、刮宫后 HCG 值不进行性下降、黄素化囊肿直径 >6cm、子宫较相应的妊娠月份明显大、子宫短时间内迅速增大、滋养细胞高度增生或伴有不典型增生、出现可疑转移灶、无条件随访者可采用预防性化疗。

5. 随访指导　葡萄胎的恶变率 10% ~ 25%，应重视刮宫术后的定期随访。随访内容包括：①随访时间：葡萄胎清空后定量测定 HCG 每周 1 次，直至连续 3 次阴性，然后每月检查 1 次持续 6 个月。此后可每 6 个月 1 次，共随访 2 年。②随访内容：除必须做 HCG 测定外应注意月经是否规律，有无不规则阴道流血，有无咳嗽、咯血及其他转移灶症状，做妇科检查，定期或必要时做 B 型超声及 X 线胸片或 CT 检查。

6. 避孕　葡萄胎患者随访期间必须严格避孕 1 年。首选避孕套，也可选择口服避孕药，避免选用宫内节育器，以免穿孔或混淆子宫出血的原因。

二、妊娠滋养细胞肿瘤

妊娠滋养细胞肿瘤（gestational trophoblastic tumor，GTT）是滋养细胞的恶性病变，包括侵蚀性葡萄胎、绒毛膜癌和胎盘部位滋养细胞肿瘤。

妊娠滋养细胞肿瘤 60% 继发于葡萄胎，30% 继发于流产，10% 继发于足月妊娠或异位妊娠。继发于葡萄胎排空半年以内的妊娠滋养细胞肿瘤的组织学诊断多数为侵蚀性葡萄胎，而 1 年以上者多数为绒癌，半年至 1 年者，绒癌和侵蚀性葡萄胎均有可能，但一般来说时间间隔越长，绒癌的可能性越大。继发于流产、足月妊娠、异位妊娠者组织学诊断则应为绒癌。

侵蚀性葡萄胎（invasive mole）是指葡萄胎组织侵入子宫肌层引起组织破坏或转移至子宫以外，恶性程度不高，一般仅造成局部侵犯，仅 4% 患者发生远处转移。预后较好。

绒毛膜癌（choriocarcinoma）是一种高度恶性肿瘤，主要经血行转移至全身，破坏组织或器官，引起出血坏死。最常见的转移部位是肺，其次是阴道和脑。患者多为育龄妇女，也有少数发生于绝经后。

在化疗药问世以前，死亡率高达 90% 以上。随着诊断技术和化学治疗的进展，患者的预后已得到极大改善。

（一）病理

侵蚀性葡萄胎大体检查可见子宫肌壁内有大小不等、深浅不一的水泡状组织。当侵蚀病灶接近子宫浆膜层时，子宫表面可见紫蓝色结节，侵蚀较深时可穿透子宫浆膜层或阔韧带。显微镜下可见侵入子宫肌层的水泡状组织的形态和葡萄胎相似，可见绒毛结构和滋养细胞增生和分化不良，绒毛结构也可退化，仅见绒毛阴影。

绝大多数绒癌原发于子宫体，也有少数原发于输卵管、宫颈阔韧带等部位。肿瘤常位于子宫肌层内，可突入宫腔或穿破浆膜。单个或多个，无固定形态，与周围组织分界清，质地软而脆，剖视可见癌组织呈暗红色，常伴出血、坏死。镜下表现为滋养细胞不形成绒毛或水泡状结构，极度不规则增生，周围大片出血、坏死。肿瘤中不含间质和自身血管，瘤细胞靠侵蚀母体血管而获得营养物质。

（二）临床表现

1. 无转移滋养细胞肿瘤　如下所述：

（1）不规则阴道流血：葡萄胎清除后、流产或足月产后出现不规则阴道流血，量多少不定，也可表现为一段时间的正常月经后再停经，然后出现阴道流血。长期流血者可继发贫血。

（2）子宫复旧不全或不均匀增大：常在葡萄胎排出后 4 ~ 6 周子宫未恢复到正常大小，质地偏软，也可因肌层病灶部位、大小而表现为子宫不均匀性增大。

（3）卵巢黄素化囊肿：在葡萄胎排空、流产或足月产后，两侧或一侧卵巢黄素化囊肿可持续存在。

（4）腹痛：一般无腹痛，若肿瘤组织穿破子宫时，可引起急性腹痛和腹腔内出血症状。黄素化囊肿发生扭转或破裂时也可出现急性腹痛。

（5）假孕症状：生殖道质地变软，外阴色素加深、阴道、宫颈黏膜着色。乳房增大，乳头、乳晕着色，甚至有初乳样分泌。

2. 转移性滋养细胞肿瘤　大多为绒癌，症状和体征视转移部位而异。转移发生早而广泛，主要经血行播散，最常见的也较早见的转移部位是肺（80%），其次是阴道（30%）、盆腔（20%）、肝（10%）、脑（10%）。脑转移较少见，但致死率高。局部出血为各转移部位共同特点。

（1）肺转移：主要症状为咳嗽、血痰或反复咯血、胸痛及呼吸困难。当转移灶较小时可无症状。常急性发作，少数情况出现肺动脉高压和急性肺功能衰竭。

（2）阴道、宫颈转移：转移灶常位于阴道前壁及穹隆，局部表现蓝色结节，破溃后可大出血。

（3）肝转移：表现为上腹部或肝区疼痛，多伴肺转移，预后不良。病灶穿破肝包膜时出现腹腔内出血可导致死亡。

（4）脑转移：为主要死亡原因，致死率极高。常继发于肺转移之后。按病情进展可分为3期：①瘤栓期：表现为暂时性失语、失明、突然跌倒等。②脑瘤期：瘤组织增生侵入脑组织形成脑瘤，表现为头痛、喷射性呕吐、偏瘫、抽搐直至昏迷。③脑疝期：瘤组织增大及周围组织出血、水肿，表现为颅内压升高，脑疝形成压迫生命中枢而死亡。

（三）辅助检查

1. 血和尿的绒毛膜促性腺激素（HCG）测定　患者多于葡萄胎排空后9周以上，或流产、足月产、异位妊娠4周以上，血、尿HCG测定持续高水平或一度下降又上升，排除妊娠物残留或再次妊娠，结合临床表现可诊断为滋养细胞肿瘤。

2. 胸部X线摄片　是诊断肺转移主要检查方法。患者如有咳嗽、咯血等症状应给予胸部X线摄片，典型表现为棉球状或团块状阴影。转移灶以右侧肺及中下部较多见。

3. 超声检查　子宫正常大或不同程度增大，肌层内可见高回声团，边界清但无包膜；或肌层内有回声不均区域或团块，边界不清且无包膜；也可表现为整个子宫呈弥漫性高回声，内部伴不规则低回声或无回声。彩色多普勒超声主要显示丰富的血流信号和低阻力型血流频谱。

4. 妇科检查　子宫增大，质软，发生阴道宫颈转移时局部可见紫蓝色结节。

5. CT和磁共振检查　磁共振主要用于脑和盆腔病灶诊断。CT对发现肺部转移小病灶及脑、肝等部位的转移灶具有较高诊断价值。

6. 组织学诊断　凡在送检的子宫肌层或子宫外转移灶的组织切片仅见到成片的滋养细胞浸润及坏死出血未见绒毛结构，诊断为绒毛膜癌。若见到绒毛或退化的绒毛阴影，则诊断为侵蚀性葡萄胎。若原发灶和转移灶诊断不一致，只要在任一组织切片中见有绒毛结构即可诊断为侵蚀性葡萄胎。

（四）治疗要点

妊娠滋养细胞肿瘤患者的治疗原则是以化疗为主，手术和放疗为辅。年轻未生育者保留生育能力尽可能不切除子宫，需手术治疗者一般主张先化疗再手术，病情控制后再手术。对肝、脑有转移的重症患者，加用放射治疗。

（五）护理措施

1. 心理护理　对住院患者做好环境、病友及医护人员的介绍，减轻患者的陌生感。主动与患者交谈，鼓励患者宣泄痛苦，耐心讲解疾病有关治疗进展和预后。向患者提供有关化学药物治疗及其护理的信息，以减少恐惧及无助感。详细解释患者所担心的各种疑虑，减轻患者的心理压力，鼓励其接受现实。列举治疗成功的病例，帮助患者和家属树立战胜疾病的信心。

2. 病情观察　严密观察腹痛及阴道流血情况，记录出血量，出血多时密切观察患者的生命体征，剧烈腹痛并伴有腹腔内出血征象者，立即通知医生并及时做好手术准备。配合医生做好抢救工作。认真观察转移灶症状，发现异常，立即通知医生并配合处理。

3. 做好治疗配合　接受化疗者按化疗护理。手术治疗者按妇科手术前后护理常规实施护理。

4. 减轻不适　对疼痛、化疗不良反应等问题积极采取措施，减轻症状，尽可能满足患者的合理要求。

5. 有转移灶者按相应的症状护理　如下所述。

（1）阴道转移患者的护理：①密切观察阴道有无破溃出血，禁做不必要的检查和窥阴器检查，尽量卧床休息。②准备好各种抢救器械和物品，配血备用。③若发生溃破大出血时，立即通知医生并配合抢救。用长纱条填塞阴道压迫止血。严密观察阴道出血情况及生命体征，填塞的纱条必须于 24～48 小时内取出，若出血未止可再用无菌纱条重新填塞。取出时必须做好输液、输血及抢救的准备工作。按医嘱应用抗生素预防感染。

（2）肺转移患者的护理：①卧床休息，减轻患者消耗，有呼吸困难者给予半卧位并吸氧。②按医嘱给予镇静药及化疗药。③大量咯血时有窒息、休克甚至死亡的危险，如发现应立即让患者取头低侧卧位，轻击背部，排出积血，保持呼吸道通畅。配合医生进行止血抗休克治疗。

（3）脑转移的护理：①观察患者生命体征、神志，有无颅内压升高的症状，记录出入液量，观察有无电解质紊乱的症状。②按医嘱给予静脉补液、吸氧、化疗等，严格控制补液总量和补液速度，以防颅内压升高。③让患者尽量卧床休息，起床时应有人陪伴，采取必要的护理措施预防跌倒、咬伤、吸入性肺炎、角膜炎、压疮等发生。④做好血、尿 HCG 测定、CT、腰穿等项目的检查配合。⑤昏迷、偏瘫者按相应的护理常规实施护理。

6. 健康教育指导　患者进高蛋白、高维生素、易消化的饮食，鼓励患者进食，以增强机体的抵抗力。注意休息，不过分劳累，阴道转移者应卧床休息，以免引起溃破大出血。适当活动。保持外阴清洁，以防感染。出院后严密随访，第 1 次在出院后 3 个月，然后每 6 个月 1 次至 3 年，此后每年 1 次直至 5 年，以后可每 2 年 1 次。随访内容同葡萄胎。随访期间严格避孕，一般于化疗停止 ≥ 12 个月才能妊娠。

第二节　妇科手术

手术治疗在妇科疾病的治疗中占有相当重要的地位，是妇科肿瘤患者的主要治疗手段之一。手术既是治疗的过程，也是创伤的过程。要保证手术的顺利进行、患者术后如期康复，则需要充分的术前准备和精心的术后护理。本节主要介绍妇科手术患者的一般护理内容，包括手术种类、适应证、术前准备、术后护理及常见并发症的护理。

一、种类

按手术急缓程度，可分为择期手术、限期手术和急诊手术。按手术部位区分为：①腹部手术：包括剖腹探查术，附件切除术、次全子宫切除术、全子宫切除术、次全子宫及附件切除术、全子宫及附件切除术、子宫根治术等；②外阴手术：包括外阴癌根治术、前庭大腺囊肿或脓肿切开引流术、处女膜切开术、外阴良性肿瘤切除术等；③阴道手术：包括宫颈手术和阴道成形术、阴道前后壁修补术、尿瘘修补术、陈旧性会阴裂伤修补术、子宫黏膜下肌瘤摘除术、阴式子宫切除术等。

二、适应证

女性内外生殖器官的病变、性质不明的下腹部肿块、诊断不清的急腹症以及困难的阴道分娩等。

三、手术前准备

一般手术准备内容与外科腹部手术相同。妇产科患者有其特殊的方面，因此要求护士提供专业性指导，使患者术前保持良好的身心状态。

1. 心理准备　妇科手术患者会顾虑手术可能会使自己丧失某些重要的功能，担心切除子宫会引起早衰、影响夫妻关系等，外阴手术暴露部位涉及身体特别隐私处，患者常出现自我形象紊乱、自尊心受损等问题，部分患者会因为丧失生育功能产生焦虑和抑郁。针对这些情况，护士应向患者介绍手术名称及过程，解释术前准备的内容、如何接受检查，术后可能需要的治疗及护理措施；进行术前准备、检查、手术时注意使用屏风遮挡患者，尽量减少暴露部位，减轻患者的羞怯感。

2. 全身准备　详细了解全身重要脏器的功能，纠正内科并发症，观察患者的生命体征，注意有无月经来潮，如有异常及时通知医生。外阴、阴道手术患者应指导患者床上使用便器、做深呼吸、咳嗽、翻身、收缩和放松四肢肌肉的运动等，确保患者能完全掌握。术前做药物过敏试验、配血备用等。

3. 皮肤准备　以顺毛、短刮的方式进行手术区剃毛备皮。腹部手术患者备皮范围上自剑突下，下至两大腿上 1/3，包括外阴部，两侧至腋中线。外阴、阴道手术备皮范围上至耻骨联合上 10cm，下至会阴部、肛门周围、腹股沟及大腿内侧上 1/3。最新观点指出，尽可能使用无损伤性剃毛刀备皮，时间尽量安排在临手术时，以免备皮过程产生新创面，增加感染机会。外阴、阴道手术患者术前要特别注意个人卫生，每日清洗外阴。如外阴皮肤有炎症、溃疡，需治愈后手术。

4. 消化道准备　一般腹部手术前 1 日灌肠 1 ~ 2 次，或口服缓泻剂，使患者能排便 3 次以上。术前 8 小时禁止由口进食，术前 4 小时严格禁饮。手术日晨禁食，以减少手术中因牵拉内脏引起恶心、呕吐反应，也使术后肠道得以休息，促使肠功能恢复。预计手术可能涉及肠道及外阴阴道手术时，术前 3 日进少渣饮食，并按医嘱给肠道抗生素，常用庆大霉素口服，每日 3 次，每次 8 万单位。术前 1 日口服番泻叶 309 代茶饮或 20% 甘露醇 250mL 加等量水口服。术前 8 小时禁食，4 小时禁水。大型手术，需于术前 1 日禁食，给予静脉补液，术前日晚及术晨行清洁灌肠，直至排出的灌肠液中无大便残渣。

5. 阴道准备　外阴、阴道手术或全子宫切除术为防止术后感染，应在术前 3 日开始进行阴道准备，一般行阴道冲洗或坐浴，每日 2 次，常用 1 : 5 000 的高锰酸钾、0.2‰的碘伏或 1 : 1 000 苯扎溴铵（新洁尔灭）溶液等。术晨用消毒液行阴道消毒，消毒时应特别注意阴道穹隆，拟行全子宫切除手术者，用亚甲蓝或 1% 甲紫溶液涂富颈及阴道穹隆（作为术者切除子宫的标志），消毒后用大棉签蘸干。

6. 膀胱准备　患者术前排空膀胱，腹部手术留置尿管，阴式手术不必留置尿管。

7. 休息与睡眠　护士应为患者提供安静、舒适、有助于保证患者获得充分休息和睡眠的环境。可给患者适量镇静药，如异戊巴比妥（阿米妥）、地西泮（安定）等。手术前 1 日晚上，要经常巡视患者，注意动作轻巧，低声说话，避免影响患者休息。

8. 术晨护理　一般护理同外科手术患者，一旦发现月经来潮、过度恐惧、忧郁的患者，需及时通知医师，若非急诊手术，应协商重新确定手术时间。

四、手术后护理

术后护理措施与外科手术相似，应特别加强外阴部护理。

1. 床边交班　手术完毕、患者被送回恢复室时，值班护士须向手术室护士及麻醉师详尽了解术中情况，及时测量血压、脉搏、呼吸；观察患者的呼吸频率与深度，检查输液、腹部伤口、阴道流血情况、背部麻醉管是否拔除或保留供镇痛泵用等，认做好床边交班，详尽记录观察内容。

2. 给予正确体位　按手术及麻醉方式给予正确体位。全身麻醉患者在尚未清醒前应由专人守护，去枕平卧，头侧向一旁，稍垫高一侧肩胸，以免呕吐物、分泌物呛入气管，引起吸入性肺炎或窒息。蛛网膜下腔麻醉者，去枕平卧 12 小时；硬膜外麻醉者，去枕平卧 6 ~ 8 小时。如果患者情况稳定，术后次晨可采取半卧位。处女膜闭锁及有子宫的先天性无阴道患者，术后应采取半卧位，有利于经血的流出；因外阴癌行外阴根治术后的患者则应采取平卧位，双腿外展屈膝，膝下垫软枕，减少腹股沟及外阴部的张力，有利伤口的愈合；行阴道前后壁修补或盆底修补术后的患者应以平卧位为宜，禁止半卧位，以降低外阴阴道张力，促进伤口的愈合。鼓励患者活动肢体，每 15 分钟进行 1 次腿部运动，防止下肢静脉血栓形成。每 2 小时翻身、咳嗽、做深呼吸 1 次，有助于改善循环和呼吸功能。老年患者的卧床时间、活动方式及活动量需根据具体情况进行调整。

3. 观察生命体征　需依手术大小、病情，认真观察并记录生命体征。通常术后每 0.5 ~ 1 小时观察血压、脉搏、呼吸并记录 1 次；平稳后，改为每 4 小时 1 次。术后至少每日测量体温、血压、脉搏、呼吸 4 次，直至正常后 3 天。手术后 1 ~ 2 日体温稍有升高，但一般不超过 38℃，此为手术后正常反应。术后持续高热，或体温正常后再次升高，则提示可能有感染存在。

4. 疼痛护理　　会阴部神经末梢丰富，对疼痛特别敏感。护理人员应充分理解患者，在正确评估患者疼痛的基础上，针对患者的个体差异，采取不同的方法缓解疼痛，如保持环境安静、分散患者的注意力、勿过多打扰患者、保证患者休息、更换体位减轻伤口的张力、遵医嘱及时给予足量镇痛药物、应用自控镇痛泵等。同时，应注意观察用药后的效果。

5. 尿管护理　　根据手术范围及病情，导尿管分别留置 1 ~ 10 日。术后应注意保持尿管通畅，观察尿量及性质。长期留置尿管者可给予膀胱冲洗。拔尿管前应训练膀胱功能，拔除尿管后应嘱患者尽早排尿，如有排尿困难，给予诱导、热敷等措施帮助排尿，必要时重新留置尿管。留置尿管期间，应每日擦洗外阴 2 次，保持局部清洁，防止发生泌尿系统感染。

6. 肠道护理　　一般术后不禁食，但外阴、阴道手术的患者为防止大便对伤口的污染及解便时对伤口的牵拉，应控制首次排便的时间，以利于伤口的愈合，防止感染的发生。阴道前后壁修补术、外阴癌根治术等，术后给予流食或半流食 3 天，涉及肠道的手术如乙状结肠代阴道手术术后应禁食 3 天，在患者排气后抑制肠蠕动，按医嘱常用药物鸦片酊 5mL，加水至 100mL 口服，每日 3 次，每次 10mL。于术后第 5 天给予缓泻剂，使大便软化，避免排便困难而影响手术伤口愈合。腹部手术患者术后尽早下床活动可促进肠功能恢复，增进食欲，预防坠积性肺炎等并发症。

7. 切口的护理　　外阴阴道由于肌肉组织少、切口张力大，不易愈合，护理人员要随时观察切口的情况，注意有无渗血、红肿热痛等炎性反应；观察局部皮肤的颜色、温度、湿度，有无皮肤或皮下组织坏死；注意阴道分泌物的量、性质、颜色及有无异味，有异常情况及时通知医生。注意保持外阴清洁、干燥，勤更换内衣内裤，保持床单清洁，每天行外阴擦洗 2 次，患者排便后用同法清洁外阴。有些外阴部手术需加压包扎或阴道内留置纱条压迫止血，外阴包扎或阴道内纱条一般在术后 12 ~ 24 小时取出，取出时注意核对数目。术后 3 天可行外阴烤灯，保持伤口干燥，促进血液循环，有利于伤口的愈合。有引流的患者要保持引流管通畅，严密观察引流流物的量及性质。向患者讲解腹部压力增加会影响伤口的愈合，应避免增加腹压的动作，如长期下蹲、用力大便、咳嗽等。

8. 术后常见并发症护理　　如下所述。

（1）腹胀：一般情况下肠蠕动于术后 12 ~ 24 小时开始恢复，术后 48 小时恢复正常，一经排气，腹胀即可缓解。如果术后 48 小时肠蠕动仍未恢复正常，应排除麻痹性肠梗阻、机械性肠梗阻的可能。刺激肠蠕动、缓解腹胀等措施很多，例如采用生理盐水低位灌肠，热敷下腹部等。在肠蠕动已恢复但仍不能排气时，可针刺足三里，或按医嘱皮下注射新斯的明 0.5mg，肛管排气等。术后早期下床活动可改善胃肠功能，预防或减轻腹胀。如因炎症或缺钾引起，则按医嘱分别补以抗生素或钾；形成脓肿者则应及早切开引流。

（2）尿潴留及泌尿系统感染：尿潴留是盆腔内和经阴道手术后常见的并发症之一。多数患者因不习惯卧床排尿而致尿潴留；术后留置尿管的机械性刺激，或因麻醉性镇痛药的使用减低了膀胱膨胀感等也是尿潴留的主要原因。为了预防尿潴留的发生，术后鼓励患者定期坐起来排尿，床边加用屏风，增加液体入量；拔除存留尿管前，注意夹管定时开放以训练膀胱恢复收缩力。如上述措施无效，则应导尿。一次导尿量超过 1 000mL 者，宜暂时留置尿管，每 3 ~ 4 小时开放 1 次。

老年患者、术后必须长期卧床者，以及过去有尿路感染史的患者都容易发生泌尿系统感染。表现为尿频、尿急、尿痛、高热等。应嘱患者多饮水，保持外阴清洁、干燥，按医嘱做尿培养，给予抗生素治疗感染。

（3）切口血肿、感染、裂开：多数切口是清洁封闭创口，能迅速愈合。如果切口没有渗出，直到拆线不必更换敷料。切口出血多，或压痛明显、肿胀、检查有波动感，应考虑为切口血肿。血肿极易感染，常为伤口感染的重要原因。少数患者，尤其年老体弱或过度肥胖者，可出现伤口裂开的严重并发症。此时，患者自觉切口部位轻度疼痛，有渗液从伤口流出；更有甚者，腹部敷料下可见大网膜、肠管脱出。

护士在通知医师同时，立即用无菌手术巾覆盖包扎，送手术室协助缝合处理。

9. 出院指导　外阴部手术后患者伤口局部愈合较慢，嘱患者回家后应保持外阴部的清洁；患者一般应休息 3 个月，禁止性生活及盆浴，避免重体力劳动及增加腹压，避免从事会增加盆腔充血的活动，如跳舞、久站等；防止正在愈合的腹部肌肉用力，并应逐渐加强腹部肌肉增强运动；出院 1 个月后到门诊检查术后恢复情况，并于术后 3 个月再次到门诊复查，经医生检查确定伤口完全愈合后方可恢复性生活；如有阴道流血、异常分泌物等病情变化应及时就诊。

第三节　妇科肿瘤

妇科肿瘤是女性的常见病，可发生于任何年龄，严重威胁妇女的身心健康。肿瘤分为良性、恶性或交界性。妇科肿瘤按部位分为宫颈肿瘤、子宫肿瘤、卵巢肿瘤、输卵管肿瘤和外阴肿瘤。其中宫颈肿瘤包括宫颈上皮内瘤变和宫颈癌；子宫肿瘤包括子宫肌瘤、子宫内膜癌、子宫肉瘤和子宫内膜异位症；外阴肿瘤包括外阴良性肿瘤、外阴上皮内瘤变和外阴癌。手术是主要治疗方法。本节主要讲述较常见的子宫颈癌、子宫肌瘤、子宫内膜癌、卵巢肿瘤和外阴癌。

一、子宫颈癌

子宫颈癌（carcinoma of cervix or cervical cancer）是妇科最常见的恶性肿瘤，高发年龄为 50 ~ 55 岁，近年发病有年轻化的趋势。近 40 年来，由于宫颈细胞学筛查的普遍应用及长期广泛开展防癌的宣传及普查、普治工作，使子宫颈癌和癌前病变得以早期发现和治疗，子宫颈癌发病率和死亡率明显下降。

（一）病因

子宫颈癌的病因目前尚未完全明了。国内外大量临床和流行病学资料表明可能与下列因素有关：性活跃、初次性生活 <16 岁、早年分娩、多产等与子宫颈癌的发生密切相关；与有阴茎癌、前列腺癌或其性伴侣曾患子宫颈癌的高危男子性接触的妇女也易患子宫颈癌；高危型人乳头病毒（human papilloma virus，HPV）感染是子宫颈癌的主要危险因素。90% 以上的子宫颈癌伴有高危型 HPV 感染。此外，单纯疱疹病毒Ⅱ型及人巨细胞病毒等也可能与子宫颈癌的发病有一定关系。子宫颈癌发病率还与地理因素、种族和经济状况等有关。吸烟可增加感染 HPV 效应。

（二）病理

子宫颈癌的病变多发生在宫颈外的原始鳞 – 柱状交接部与生理性鳞 – 柱状交接部间所形成的移行带区。在移行带区形成过程中，未成熟的化生鳞状上皮代谢活跃，在一些物质如精子、精液组蛋白、人乳头瘤病毒等的刺激下，可发生细胞分化不良、细胞核异常、排列紊乱、有丝分裂增加，形成宫颈上皮内瘤样病变（cervical intraepithelial neoplasia，CIN），其中包括宫颈不典型增生及宫颈原位癌。1967 年，Richart 提出这两种病变是宫颈浸润癌的癌前病变。

1. 巨检　宫颈上皮内瘤样病变、镜下早期浸润癌及极早期宫颈浸润癌，肉眼观察外观无明显异常，或类做一般宫颈糜烂。随着病程的发展，表现为以下 4 种类型：

（1）外生型：此型最常见，又称菜花型。癌组织向外生长，最初呈乳头状或息肉样隆起，继而发展为向阴道内突出的菜花样赘生物，组织脆，触之易出血。常累及阴道。

（2）内生型：又称浸润型。癌组织向宫颈深部组织浸润，宫颈表面光滑或仅有表浅溃疡，宫颈肥大变硬，呈桶状。常累及宫旁组织。

（3）溃疡型：不论外生型或内生型病变进一步发展，合并感染坏死，脱落后可形成凹陷性溃疡，严重者宫颈为空洞所代替，形如火山口状。

（4）颈管型：癌灶发生在子宫颈管内，常侵入宫颈管及子宫峡部供血层，并转移到盆腔的淋巴结。不同于内生型，该型是由特殊的浸润型生长扩散到宫颈管。

2. 显微镜检 按组织发生学划分。子宫颈癌主要有鳞状细胞浸润癌和腺癌两大类，前者占80%～85%，后者占15%～20%。鳞癌与腺癌在外观上无明显差异，两者均可发生在宫颈阴道部或颈管内。按癌组织发展的程度，子宫颈癌可分为以下3个阶段：

（1）宫颈不典型增生：根据发展的不同阶段，不典型增生分轻、中、重3度，重度时与原位癌不易区别。镜下见底层细胞增生，从正常的仅1～2层底细胞增至多层，细胞排列紊乱，细胞核增大、深染，染色质分布不均，有核异质改变。

（2）宫颈原位癌：又称上皮内癌（intraepithelial carcinoma）。癌变局限于子宫颈上皮内层，上皮全层极性消失、细胞显著异型、核大、深染，染色质部分不均，有核分裂象。但上皮基底膜仍完整，病变可累及腺体，但无间质浸润。

（3）宫颈浸润癌：癌细胞进一步增殖，破坏上皮细胞基底膜，并侵入间质内。

（三）转移途径

以直接蔓延和淋巴转移为主，血行转移极少见。

1. 直接蔓延最常见，癌组织局部浸润，向邻近器官及组织扩散，向下累及阴道壁及穹隆，向上由宫颈管累及宫腔，癌灶向两侧可扩散至主韧带及子宫颈旁、阴道旁组织，甚至延伸至骨盆壁；晚期癌灶向前、后蔓延，可侵犯膀胱或直肠，形成膀胱阴道瘘或直肠阴道瘘。癌灶压迫或侵及输尿管时，可引起输尿管阻塞或肾积水。

2. 淋巴转移癌组织局部浸润后侵入淋巴管，形成癌栓，随淋巴液引流进入局部淋巴结，经淋巴管引流扩散。最初受累的淋巴结有宫旁、宫颈旁或输尿管旁、闭孔、髂内、髂外；继而累及髂前、髂总、腹主动脉旁淋巴结和腹股沟深浅淋巴结。晚期癌还可出现左锁骨上淋巴结转移。

3. 血行转移极少见，多发生在晚期。癌组织破坏小血管后，可经体循环转移到肺、肝或骨骼等。

（四）临床分期

根据国际妇产科协会（Federation international of Gynecology and Obstetrics，FIGO）2000年修订的临床标准进行分期。

（五）临床表现

1. 症状 早期患者无明显症状、体征，随病情发展可有以下表现：

（1）阴道流血：早期多为接触性出血，表现为性生活后或妇科检查后少量出血，晚期为不规则阴道流血。出血量根据病灶大小、侵及间质内血管情况而不同，早期出血量少，晚期病灶大则出血量较多，一旦侵蚀较大血管可能引起致命性大出血。年轻患者也可表现为经期延长，周期缩短，经量增多等；老年患者常为绝经后不规则阴道流血。一般外生型癌出血较早，量多；内生型癌出血较晚。子宫颈癌合并妊娠者常因阴道流血而就医。

（2）阴道排液：多发生在阴道流血之后，白色或血性，稀薄如水样或米泔样，有腥臭味。晚期患者癌组织坏死伴感染时，则出现大量米汤样或脓性恶臭白带。

（3）晚期症状：根据癌灶累及范围出现不同的继发性症状。当病变累及盆腔、腰骶神经、闭孔神经、坐骨神经时，患者出现严重持续性坐骨神经痛或腰骶部痛。当盆腔病变广泛时，患者因静脉和淋巴回流受阻，导致下肢肿痛、肾盂积水、输尿管阻塞。癌症末期患者表现为贫血、恶病质等全身衰竭症状。

2. 体征 宫颈上皮内瘤样病变、原位癌、镜下早期浸润癌及极早期宫颈浸润癌患者可无明显病灶，宫颈光滑或仅为慢性宫颈炎表现。随着宫颈浸润癌的生长发展，外生型癌可见宫颈表面有呈乳头状或息肉状突起的赘生物向外生长，继而向阴道突起，形成菜花状赘生物；合并感染时，表面有灰白色渗出物，质脆易出血。内生型则表现为宫颈肥大、质硬、宫颈管膨大如桶状，宫颈表面光滑或有表浅溃疡。

晚期癌组织坏死脱落，宫颈表面形成凹陷性溃疡或空洞，伴恶臭。阴道壁受累时，可见赘生物生长或阴道壁变硬。宫旁组织受累时，双合诊、三合诊检查可扪及宫颈旁组织增厚、结节状、质硬或形成冰冻盆腔。

（六）辅助检查

1. 子宫颈刮片细胞学检查 用于宫颈癌筛查的主要方法。应在宫颈移行带区取材并染色、镜检。宫颈涂片用巴氏染色，结果分为5级。Ⅰ级为正常阴道细胞涂片；Ⅱ级一般为良性改变或炎症引起；Ⅲ级为发现可疑癌细胞；Ⅳ级为发现高度可疑癌细胞；Ⅴ级为发现形态可疑的多量癌细胞。The Bethesda System（TBS）系统是近年来提出的描述性细胞病理学诊断的报告方式。巴氏Ⅱ级涂片需要按炎症处理后，再重复涂片进一步检查；巴氏Ⅲ级及以上、TBS分类中有上皮细胞异常时均应重复刮片检查并行宫颈活组织检查，以明确诊断。

2. 宫颈碘试验 将碘液涂抹宫颈及阴道穹隆部，观察着色情况，可识别宫颈病变的危险区，检测CIN。若发现碘不着色区，需进行宫颈活组织检查，以提高诊断正确率。

3. 阴道镜检查 凡宫颈刮片细胞学检查巴氏Ⅲ级及以上者，TBS分类为鳞状上皮内瘤变，均应在阴道镜观察下，选择可疑癌变部位进行宫颈活组织检查，以提高诊断正确率。

4. 宫颈和宫颈管活体组织检查 是确诊子宫颈癌和子宫颈癌前期病变的最可靠依据。宫颈有明显病灶时，可直接在癌灶部位取材。宫颈无明显癌变可疑区时，选择宫颈鳞-柱状细胞交接部3、6、9和12点处取4处活体组织送检，或在碘试验、阴道镜下取材做病理检查，所取组织应包括间质及邻近正常组织。宫颈刮片阳性、宫颈光滑或宫颈活检为阴性时，需用小刮匙搔刮宫颈管，刮出物送病理检查。

5. 宫颈锥切术 宫颈刮片检查多次阳性而宫颈活检阴性者，或宫颈活检为原位癌需要确诊者。可采用冷刀切除、冷凝电刀切除或环形电切除，切除组织作病理切片检查。

（七）治疗要点

子宫颈癌患者的治疗原则是以手术和放疗为主、化疗为辅的综合治疗。根据患者临床分期、年龄、生育要求、全身情况、医疗技术水平及设备条件等综合分析后确定适当的个体化治疗方案。

1. 手术治疗 适用于Ⅰa～Ⅱa期患者无严重内外科并发症，无手术禁忌证者，根据病情选择不同术式，年轻患者卵巢正常可保留。

2. 放射治疗 适用于各期患者，包括腔内照射和体外照射。对早期病例主张以腔内照射为主，体外照射为辅。晚期患者以体外照射为主，腔内照射为辅。放射治疗的优点是危险少、疗效高；缺点是个别患者对放疗不敏感，并可引起膀胱炎、放射性直肠炎等并发症。

3. 手术及放射综合疗法 局部病灶较大者，可先做放疗，待癌灶缩小后再行手术。手术治疗后淋巴结或宫旁组织有转移或切除残端有癌细胞残留者，可术后放疗消灭残存癌灶，减少复发。

4. 化学药物治疗 主要适用于晚期或复发转移的子宫颈癌患者。近年也用于术前静脉或动脉灌注化疗，以缩小肿瘤病灶，也用于放疗的辅助治疗。常采用以铂类为基础的联合化疗方案。

对子宫颈癌合并妊娠者，应根据妊娠月份及肿瘤发展情况确定其治疗方案。对确定为原位癌者应严密随访，直至妊娠足月时行剖宫产术结束分娩，产后需继续随访。对确诊为宫颈浸润癌者，应立即终止妊娠，并接受相应治疗。

（八）护理措施

一般护理同妇科手术患者，宫颈癌患者需特殊注意：

1. 提供预防保健知识 大力宣传与子宫颈癌发病有关的高危因素，早期发现及诊治CIN，以阻止富颈浸润癌的发生。30岁以上妇女每1～2年应普查1次，对确诊为CIN Ⅰ级者，可按炎症处理，每3～6个月随访刮片检查结果，必要时再次活检；确诊为CIN Ⅱ级者，应选用冷冻、电熨等宫颈炎的物理治疗法，术后每3～6个月随访1次；确诊为CIN Ⅲ级者，一般主张子宫全切除术，对尚未生育及有生育要求的患者，可行宫颈锥形切除术，术后定期随访。已婚妇女，尤其是绝经前后有月经异常或有接触性出血者，及时就医，警惕生殖道癌的可能。

2. 术前准备 手术前3日使用消毒剂消毒宫颈及阴道。菜花型癌患者有活动性出血可能，需用消毒纱条填塞阴道压迫止血，并认真交接班，按时如数取出或更换纱条。手术前夜给予清洁灌肠，以保证肠道呈空虚、清洁状态。

3. **术后护理** 子宫颈癌根治术涉及范围广,患者术后反应大,密切观察并记录患者意识状态、生命体征及出入液量。保持导尿管、腹腔各种引流管及阴道引流通畅,认真观察引流液颜色、性状及量。根据医嘱通常于术后 48 ~ 72 小时拔除引流管,术后 7 ~ 14 天拔除尿管。拔除尿管前 3 天间断放尿以训练膀胱功能。指导患者在拔尿管后尽早排尿;如不能正常排尿应及时处理,必要时给予重新留置尿管。指导卧床患者在床上进行肢体活动,避免因长期卧床导致并发症的发生。鼓励患者逐渐增加活动量,包括参与生活自理。术后需接受放疗、化疗的患者按相关内容进行护理。

4. **出院指导** 对出院患者要讲明随访的重要性,并核实通讯地址确保无误,首次随访为出院后 1 个月,2 年内每 3 个月随访 1 次;3 ~ 5 年内每 6 个月随访 1 次;第 6 年开始,每年随访 1 次,如发现异常应及时就诊。护士应根据患者身体状况对有关术后生活方式进行指导,包括根据机体康复情况逐渐增加活动量和活动强度,适当参加社会交往活动,或恢复日常工作。性生活的恢复需依术后复查结果而定。

二、子宫肌瘤

子宫肌瘤(myoma of uterus)是女性生殖器最常见的良性肿瘤,由平滑肌及结缔组织组成。常见于 30 ~ 50 岁的妇女,多数为育龄妇女,20 岁以下少见。

(一)病因

子宫肌瘤确切的发病因素尚不清楚,一般认为其发生和生长与雌激素长期刺激有关。近年来发现,孕激素有刺激肌瘤生长的作用。此外,由于卵巢功能、激素代谢均受高级神经中枢的调节控制,故有人认为神经中枢活动对肌瘤的发病也可能起作用。

(二)病理

1. **巨检肌瘤** 为实质性球形包块,表面光滑,质地较子宫肌层硬,压迫周围肌壁纤维形成假包膜,肌瘤与假包膜间有一层疏松网状间隙,故易剥出。肌瘤呈单个或多个,大小不一,小者仅在镜下可见,大者可达几十千克。大体观可为大瘤体上附有小的仔瘤,但常为散在性多个分布。肌瘤长大或多个相融合时,呈不规则形状。切面呈灰白色,呈漩涡状或编织状结构。肌瘤的颜色与硬度则因含纤维组织的多少而变化。

2. **镜检可见肌瘤** 由梭形平滑肌细胞和不等量纤维结缔组织相互交叉组成,肌细胞大小均匀,排列成旋涡状或棚状,核为杆状。

肌瘤的血运来自肿瘤的假包膜,当肿瘤生长快时血运不足,发生中心性缺血,造成一系列变性。肿瘤生长越快、越大,缺血越严重,可引起急性或慢性退行性变,失去原有的典型结构。常见变性有玻璃样变、囊性变、红色样变、肉瘤样变及钙化。

(三)分类

按肌瘤生长部位可分为子宫体部肌瘤和子宫颈部肌瘤。前者常见,占 95% ~ 98%。根据肌瘤与子宫肌壁关系不同,可分为以下 3 类:

1. **肌壁间肌瘤** 为最常见的类型,占 60% ~ 70%,肌瘤位于子宫肌壁间,周围均为肌层包围。

2. **浆膜下肌瘤** 约占 20%,肌瘤向子宫浆膜面生长,并突出于子宫表面,肌瘤表面仅由浆膜层覆盖。若瘤体继续向浆膜面生长,基底部形成细蒂与子宫相连时称为带蒂的浆膜下肌瘤,营养由蒂部血管供应。若血液供应不足,肌瘤可变性坏死。若蒂扭转断裂,肌瘤脱落形成游离性肌瘤。若肌瘤位于宫体侧壁向宫旁生长突出于阔韧带两叶之间,则形成阔韧带肌瘤。

3. **黏膜下肌瘤** 占 10% ~ 15%,肌瘤向宫腔方向生长,突出于宫腔,表面仅由子宫黏膜层覆盖。黏膜下肌瘤易形成蒂,在宫腔内生长犹如异物,常引起子宫收缩,肌瘤可被挤出宫颈外口而突入阴道。

子宫肌瘤常为多个,各种类型的肌瘤可发生在同一子宫,称多发性子宫肌瘤。

(四)临床表现

1. **症状** 多数患者无明显症状,仅在体检时发现。症状与肌瘤部位、有无变性有关,而与肌瘤大小、数目关系不大。常见症状有:

（1）月经改变：是肌瘤患者常见的症状，多见于大的肌壁间肌瘤及黏膜下肌瘤。大的肌壁间肌瘤可致宫腔增大，子宫内膜面积增加，并使子宫收缩不良或子宫内膜增生过长，此外肌瘤可能使附近的静脉受挤压，导致子宫内膜静脉丛充血与扩张，致使月经周期缩短，经量增多，经期延长，不规则阴道流血等。黏膜下肌瘤常表现为月经量过多，随肌瘤逐渐增大，经期延长。肌瘤一旦发生坏死、感染、溃疡时，则有不规则阴道流血或脓血性排液。长期经量增多可继发贫血，出现乏力，心悸等症状。

（2）下腹包块：肌瘤较小时，在腹部摸不到肿块。随着肌瘤逐渐增大，使子宫超过妊娠 3 个月大小时，患者下腹正中可扪及包块，尤其是在膀胱充盈时将子宫推向上方时更容易扪及。巨大的黏膜下肌瘤可脱出于阴道外。

（3）白带增多：肌壁间肌瘤使宫腔内膜面积增大，内膜腺体分泌增多，并伴有盆腔充血致使白带增多；脱出于阴道内的黏膜下肌瘤一旦感染，可有大量脓样白带；若有溃烂、坏死、出血时，可有血性或脓血性阴道溢液，或有腐肉样组织排出，伴有恶臭味。

（4）压迫症状：肌瘤可压迫邻近器官，出现相应器官受压的各种症状。如尿频、尿急、排尿困难、尿潴留、下腹坠胀不适、便秘、肾盂积水等。

（5）其他：常见下腹坠胀、腰酸背痛，经期加重。患者可不孕或流产。当浆膜下肌瘤发生蒂扭转时可引起急性腹痛；肌瘤红色样变时腹痛剧烈，并伴发热、恶心、呕吐及肿瘤局部压痛；子宫黏膜下肌瘤由宫腔向外排出时也可引起腹痛。

2. 体征　与肌瘤大小、数目、位置以及有无变性有关。较大的肌瘤可于下腹部扪及实质性不规则肿块。妇科检查子宫增大，表面不规则，呈单个或多个结节状突起，质硬，无压痛。浆膜下肌瘤可扪及单个实质性球状肿块与子宫有蒂相连。黏膜下肌瘤位于宫腔者子宫均匀增大，脱于宫颈外口者，窥器检查可见宫颈口处有肿物，呈粉红色，表面光滑，宫颈四周边缘清楚。伴有感染时表面可有坏死、出血及脓性分泌物。

（五）辅助检查

体积较小、症状不明显或诊断有困难者，可采用 B 型超声检查、宫腔镜检查、腹腔镜检查、子宫输卵管造影或借助探针探测宫腔深度及方向，协助明确诊断。

（六）治疗要点

子宫肌瘤的治疗原则是根据患者年龄、症状、肌瘤大小、数目、生长部位及有无生育要求等情况进行全面分析后选择治疗方案。

1. 随访观察　肌瘤小，无明显症状，一般不需治疗，特别是已近绝经期的妇女，绝经后肌瘤多可萎缩或逐渐消失，可每 3 ~ 6 个月复查 1 次，若肌瘤明显增大或出现症状时考虑进一步治疗。

2. 药物治疗　症状不明显或较轻者，子宫小于 2 个月妊娠大小，近绝经期或全身情况不宜手术者，在排除子宫内膜癌的情况下，可采用药物对症治疗。常用雄激素如丙酸睾酮注射液对抗雌激素，促使子宫内膜萎缩，直接作用于平滑肌，使其收缩而减少出血。还可选用促性腺激素释放激素类似物如亮丙瑞林，采用大剂量连续或长期非脉冲式给药，以缓解症状并抑制肌瘤生长使其萎缩。但停药后又逐渐增大到原来大小。用药 6 个月以上可产生围绝经期综合征、骨质疏松等不良反应，故长期用药受限。

3. 手术治疗适用于：①月经过多导致继发贫血；②肌瘤生长较快，怀疑恶变；③严重腹痛或急性腹痛，有膀胱、直肠压迫症状；④不孕或反复流产排除其他原因；⑤药物治疗无效者。手术可经腹、经阴道或宫腔镜、腹腔镜下手术，术前应排除子宫及宫颈的癌前病变。

（1）肌瘤切除术：适用于年轻又希望保留生育功能的患者。可经腹或经腹腔镜切除肌瘤，保留子宫。突出于子宫颈口或阴道内的黏膜下肌瘤可经阴道或宫腔镜切除。

（2）子宫切除术：临床症状明显，疑有恶变，子宫大于 2.5 月妊娠子宫大小，或经保守治疗后效果不明显，不要求保留生育功能的患者可行子宫切除术。依具体情况决定是否保留双侧附件。

（七）护理措施

一般护理同妇科手术患者，子宫肌瘤患者需特殊注意：

1. 提供信息，增强信心　详细评估患者对子宫肌瘤相关知识的了解程度及有无错误理解，告知患者子宫肌瘤属于良性肿瘤，消除其不必要的顾虑，增强康复信心。

2. 病情观察　出血多需住院治疗者，应密切观察并记录生命体征变化，注意收集会阴垫，评估出血量。按医嘱给予止血药和子宫收缩剂。纠正贫血状态，维持正常血压。必要时给予输血、补液、抗感染治疗或准备刮宫术止血。巨大肌瘤患者出现局部压迫症状导致尿潴留或排便不畅时，应给予导尿，或用缓泻剂软化粪便。肌瘤脱出阴道内者，应保持局部清洁，防止感染。

3. 肌瘤合并妊娠患者的护理　肌瘤对分娩的影响与肌瘤的大小及生长部位有关，应定期接受产前检查，多能自然分娩，但要预防产后出血；若肌瘤阻碍胎先露下降或导致产程异常发生难产时，应按医嘱做好剖宫产术前准备及术后护理。

4. 出院指导　护士要向接受保守治疗的患者讲明随访的目的、时间、地点及联系方式；向接受药物治疗的患者讲明用药目的、药物名称、剂量、方法、使用时间、可能出现的不良反应及应对措施。选用雄激素治疗者，每月总剂量应控制在300mg以内。应该使术后患者了解术后1个月返院检查的内容、地点、具体时间及联系人等。患者日常活动及性生活的恢复均需通过术后复查全面评估身心状况后确定。

三、子宫内膜癌

子宫内膜癌（carcinoa of endometrium）是发生于子宫内膜层的一组上皮性恶性肿瘤，以来源于子宫内膜腺体的腺癌为主，又称子宫体癌（carcinoma of corpus uteri）。多见于老年妇女，是女性生殖道三大恶性肿瘤之一，占女性全身恶性肿瘤的7%，占女性生殖道恶性肿瘤的20%～30%。近年发病率在世界范围内呈上升趋势。腺癌是一种生长缓慢，发生转移也较晚的恶性肿瘤。但蔓延至子宫颈，侵犯子宫肌层或子宫外，其预后极差。

（一）病因

子宫内膜癌的确切病因仍不清楚。目前认为可能有以下两种发病机制：

1. 雌激素依赖型　由于缺乏孕激素对抗而长期接受雌激素刺激的情况下，发生子宫内膜增生症，导致子宫内膜癌的发生。常见于无排卵性疾病（无排卵性功血、多囊卵巢综合征）、分泌雌激素的卵巢肿瘤（颗粒细胞瘤、卵泡膜细胞瘤）及长期服用雌激素的绝经妇女。这种类型占子宫内膜癌的大多数，均为子宫内膜样腺癌，肿瘤分化较好，预后好。患者较年轻，常伴有肥胖、高血压、糖尿病、不孕不育及绝经延迟。

2. 非雌激素依赖型　发病与雌激素无明确关系，这类子宫内膜癌属少见类型，如子宫内膜浆液性乳头状癌、透明细胞癌、腺鳞癌、黏液腺癌等。常见于老年、体瘦的妇女。在癌灶周围可以是萎缩的子宫内膜，肿瘤恶性度高，分化差，预后不良。

（二）病理

1. 巨检　不同组织学类型的内膜癌肉眼表现无明显区别，大体可分为以下两种：①弥散型：子宫内膜大部或全部为癌组织侵犯，并突向宫腔。癌组织呈淡黄色或灰白色，表面有出血、坏死，有时形成溃疡。病变虽广泛累及内膜，但较少浸润肌层。晚期可侵犯肌壁全层并扩展至宫颈管，一旦癌灶阻塞宫颈管可导致宫腔积脓；②局灶型：癌灶局限于宫腔的某部分，多见于宫腔底部或宫角部，癌灶小，呈息肉或菜花状，易侵犯肌层，晚期可扩散于整个宫腔。极早期病变很小，诊断性刮宫可能将癌灶刮净。

2. 显微镜检镜下可见4种类型：

（1）内膜样腺癌：占80%～90%，镜下见内膜腺体高度异常增生，上皮复层并形成筛孔状结构。癌细胞明显异型，核大、不规则、深染，核分裂活跃。分化差的腺癌腺体少，腺结构消失，成为实性癌块。按腺癌分化程度分为3级：Ⅰ级为高度分化腺癌（G1），Ⅱ级为中度分化腺癌（G2），Ⅲ级为低度分化或未分化腺癌（G3）。分级越高，恶性程度越高。

（2）腺癌伴鳞状上皮分化：腺癌组织中含有鳞状上皮成分，伴化生鳞状上皮成分者称棘腺癌（腺角化癌）；伴鳞癌者称为鳞腺癌；介于两者之间称腺癌伴鳞状上皮不典型增生。

（3）透明细胞癌：癌细胞多呈实性片状、腺管状或乳头状排列，癌细胞胞浆丰富、透亮，核呈异型性，或由靴钉状细胞组成。恶性程度较高，易早期转移。

（4）浆液性腺癌：又称子宫乳头状浆液性腺癌。癌细胞异型性明显，多为不规则复层排列，呈乳头状或簇状生长，1/3 可伴砂粒体。恶性程度高，易有深肌层浸润和腹腔、淋巴结及远处转移，预后极差。无明显肌层浸润时，也可能发生腹腔播散。

（三）转移途径

多数子宫内膜生长缓慢，病变局限于子宫内膜和子宫腔内的时间比较长，部分特殊病理类型和低分化癌可发展很快，短期内出现转移。其主要转移途径有 3 种：

1. 直接蔓延　癌灶沿子宫内膜生长扩散并向肌层浸润，向上可沿子宫角波及输卵管，向下可累及宫颈管及阴道。若癌肿向肌壁浸润，可穿透子宫肌层，累及子宫浆膜层，并可广泛种植于盆腔腹膜、直肠子宫陷凹及大网膜。

2. 淋巴转移　是子宫内膜癌的主要转移途径。当癌肿侵犯宫颈管、深肌层或癌组织分化不良时，易早期发生淋巴转移。淋巴转移途径与癌肿生长部位有关，可分别转移至腹股沟浅、深淋巴结，髂淋巴结及腹主淋巴结，也可经淋巴逆流至阴道及尿道周围淋巴结。

3. 血行转移　晚期患者经血行转移至全身各器官，常见部位为肺、肝、骨等。

（四）临床分期

临床广泛采用国际妇产科联盟（FIGO）2000 年制订的手术一病理分期。

（五）临床表现

1. 症状　极早期的患者无明显症状，随着病程进展后可出现以下症状：

（1）阴道流血：最常见的症状是不规则阴道流血，量一般不多。绝经后患者表现为持续性或间歇性不规则流血；尚未绝经的患者表现为经量增多，经期延长，或月经紊乱。

（2）阴道排液：早期多为血性液体或浆液性分泌物，晚期合并感染则有脓性或脓血性排液、有恶臭。

（3）疼痛：当癌肿累及宫颈内口，堵塞宫颈管导致宫颈积脓时，可出现下腹胀痛及痉挛性疼痛。晚期癌肿浸润周围组织或压迫神经可引起下腹及腰骶部疼痛，并向下肢及足部放射。晚期可出现贫血、消瘦及恶病质等症状。

2. 体征　早期患者妇科检查无明显异常，晚期可有子宫明显增大，质稍软。合并宫腔积脓者，可有明显触痛。宫颈口偶见癌组织脱出，质脆，触之易出血。癌灶浸润周围组织时，子宫固定，在宫旁可扪及不规则结节状物。

（六）辅助检查

1. B 型超声　检查经阴道 B 型超声检查可了解子宫大小、宫腔形状、宫腔内有无赘生物、子宫内膜厚度、肌层有无浸润及深度。

2. 分段诊断　性刮宫是目前早期诊断子宫内膜癌最常用、最有价值的诊断方法。分段诊刮的优点是能鉴别子宫内膜癌和宫颈管腺癌，也可明确子宫内膜癌是否累及宫颈管，为制治疗方案提供依据。

3. 细胞学检查　采用特制的宫腔吸管或宫腔刷放入宫腔，吸取分泌物做涂片，阳性率可达 90%。但此方法仅供筛查，最后确诊仍需依靠病理检查结果。

4. 宫腔镜检查　可直接观察宫腔及宫颈管内有无癌灶存在，癌灶的大小及部位，子宫内膜病灶的生长情况，并在直视下取可疑病灶活组织送病理检查。

5. 其他　癌血清标记物检查、CT、磁共振（MRI）、淋巴造影检查等可协助诊断。

（七）治疗要点

子宫内膜癌患者的治疗原则是根据患者的全身情况，癌变累及的范围及组织学类型制订治疗方案。早期患者以手术为主，晚期则采用手术、放射、药物等综合治疗。

1. 手术治疗　为首选方案，尤其是早期病例。根据病情选择术式及手术范围。

2. 放射治疗　适用于老年或有严重并发症不能耐受手术或晚期不宜手术的病例。对于怀疑或已有淋巴结转移、深层肌浸润、或术后盆腔、阴道残留病灶、腹腔积液癌细胞阳性、细胞分化差的患者，可于术前或术后加用放射治疗，可以提高治疗效果，降低复发，提高生存率。

3. 孕激素治疗　适用于晚期或癌症复发者，也用于治疗子宫内膜不典型增生和极早期要求保留生育功能的患者。常用各种人工合成的孕激素制剂，如醋酸甲羟孕酮、己酸孕酮等。孕激素以高效、大剂量长期应用为宜。

4. 抗雌激素制剂治疗　适应证与孕激素相同。他莫昔芬（tamoxifen，TMX）是一类非甾体类抗雌激素药物，与孕激素配合使用可增加疗效。

5. 化疗　适用晚期不能手术或治疗后复发，也用于术后有高危复发因素的患者，以减少盆腔外的远处转移。可单独使用，也可几种药物联合应用，还可与孕激素合并应用。化疗途径有静脉给药、腹腔给药和动脉介入化疗。

（八）护理措施

一般护理同妇科手术患者，子宫内膜癌患者需特殊注意：

1. 手术治疗　护理严格执行腹部及阴道手术患者护理措施。术后 6～7 日阴道残端缝合线吸收或感染可致残端出血，需严密观察并记录出血情况，在此期间患者应减少活动。

2. 药物治疗　护理孕激素治疗通常用药剂量大，至少 8～12 周才能评价疗效，患者需要具备配合治疗的耐心。用药的不良反应为水钠潴留、水肿、药物性肝炎等，停药后可恢复。他莫昔芬用药后的不良反应有潮热、急躁等类似围绝经期综合征的表现，轻度的血小板、白细胞计数下降等骨髓抑制表现，还可有恶心、呕吐、头晕、少量不规则阴道流血、闭经等症状。

3. 放、化疗护理　化疗者按有关的内容护理。接受盆腔内放疗者，应保持直肠、膀胱空虚状态，事先进行灌肠并留置导尿管，避免放射性损伤。腔内置入放射源期间，应保证患者绝对卧床，但需学会肢体运动方法，以免长期卧床出现并发症。取出放射源后，鼓励患者进行床下活动及生活自理项目。

4. 出院指导　完成治疗后应定期随访，通过对患者身心状态的评估，确定体力活动的程度及恢复性生活的时间。随访时间：术后 2 年内每 3～6 个月随访 1 次；术后 3～5 年每 6 个月随访 1 次；5 年后每年随访 1 次。随访中根据患者恢复情况调整随访间期，并注意有无复发病灶。子宫内膜癌根治术后、服药或放射治疗后，患者可能出现阴道分泌物减少、性交痛等症状，提供局部水溶性润滑剂可增进性生活舒适度。

5. 普及防癌知识大力宣传　定期防癌检查的重要性，中年妇女每年接受 1 次妇科检查。重视绝经后妇女阴道流血和绝经过渡期妇女月经紊乱的诊治，对有高危因素的人群应密切随访或监测。严格掌握雌激素的用药指征及方法，加强用药期间的监护和随访。

四、卵巢肿瘤

卵巢肿瘤（ovarian tumor），是妇科常见的肿瘤，可发生于任何年龄。卵巢肿瘤可以有各种不同的形态和性质，单一型或混合型、一侧或双侧性、囊性或实质性、良性或恶性。

卵巢癌是女性生殖器常见的三大恶性肿瘤之一，近 40 年来，卵巢恶性肿瘤发病率增加 2～3 倍，并有逐渐上升趋势。20%～25% 卵巢恶性肿瘤患者有家族史。卵巢癌的发病还可能与高胆固醇饮食、内分泌因素、肥胖、吸烟有关，此为卵巢肿瘤发病的高危因素。

由于卵巢位于盆腔内，无法直接窥视，而且早期无明显症状，又缺乏完善的早期诊断和鉴别方法，一旦出现症状时，往往已属晚期病变，治疗效果不佳，故死亡率高居妇科恶性肿瘤之首。

（一）分型

1. 卵巢上皮性肿瘤（epithelial ovarian tumor）　卵巢上皮性肿瘤是卵巢肿瘤中最常见的一种，约占所有原发性卵巢肿瘤的 2/3，多见于中老年妇女。卵巢上皮性肿瘤分为良性、交界性和恶性，包括浆液性囊腺瘤、浆液性囊腺癌、黏液性囊腺瘤和黏液性囊腺癌。

（1）浆液性囊腺瘤（serous cystadenoma）：较为常见，约占卵巢良性肿瘤的 25%，常见于 30～40

岁的患者。多为单侧，圆球形，大小不等，表面光滑，壁薄，囊内充满淡黄色清亮液体。分为单纯性及乳头状两型，前者囊壁光滑，多为单房；后者有乳头状物向囊内突起，常为多房性，偶尔向囊壁外生长。镜下见囊壁为纤维结缔组织，内衬单层立方形或柱状上皮，间质见砂粒体。

（2）浆液性囊腺癌（serous cystadenocarcinoma）：是最常见的卵巢恶性肿瘤，占卵巢恶性肿瘤40%～50%。多为双侧，体积较大，囊实性。结节状或分叶状，灰白色，或有乳突状增生，切面为多房，腔内充满乳头，质脆，囊液混浊，有时呈血性。镜下见囊壁上皮明显增生，复层排列，一般在4～5层以上。癌细胞为立方形或柱状，细胞明显异型，并向间质浸润。肿瘤生长速度快，预后差，5年存活率仅20%～30%。

（3）黏液性囊腺瘤（mucinous cystadenoma）：约占卵巢良性肿瘤的20%，是人体中生长最大的一种肿瘤，多发生于生育年龄，少数儿童也可以发生。多为单侧，圆形或卵圆形，体积较大，表面光滑，灰白色。切面常为多房，囊腔内充满胶冻样黏液，含黏蛋白和糖蛋白，囊内很少有乳头生长。镜下见囊壁为纤维结缔组织，内衬单层高柱状上皮，可见杯状细胞和嗜银细胞。偶可自行破裂，瘤细胞种植在腹膜上继续生长并分泌黏液，在腹膜表面形成胶冻样黏液团块，似卵巢癌转移，称为腹膜黏液瘤（myxoma peritonei）。瘤细胞呈良性，分泌旺盛，很少见细胞异型和核分裂，多限于腹膜表面生长，一般不浸润脏器实质。

（4）黏液性囊腺癌（mucinous cystadenocarcinoma）：占卵巢恶性肿瘤的10%～20%，多为单侧，瘤体较大，囊壁可见乳头或实质区，切面为囊实性，囊液混浊或为血性。镜下见腺体密集，间质较少，腺上皮细胞超过3层，细胞异型明显，并有间质浸润。5年存活率为40%～50%。

2. 卵巢生殖细胞肿瘤（ovarian germ cell tumor） 卵巢生殖细胞肿瘤好发于青少年及儿童，青春期前患者占60%～90%。生殖细胞肿瘤包括畸胎瘤、无性细胞瘤和内胚窦瘤。其中仅成熟畸胎瘤为良性，其他类型均属恶性。

（1）畸胎瘤（teratoma）：由多胚层组织构成，偶见只含一个胚层成分。肿瘤组织多数成熟，少数不成熟。无论肿瘤质地呈囊性或实质性，其恶性程度均取决于组织分化程度。

成熟畸胎瘤（mature teratoma）又称皮样囊肿（dermoid cyst），是最常见的卵巢良性肿瘤，占所有卵巢肿瘤的10%～20%，占生殖细胞肿瘤的85%～97%，占畸胎瘤的95%以上。可发生于任何年龄，以20～40岁居多。多为单侧、中等大小，呈圆形或卵圆形，壁表面光滑，质韧。多为单房，腔内充满油脂和毛发，有时可见牙或骨质。囊壁内层为复层扁平上皮，囊壁常见小丘样隆起向腔内突出，称为"头节"。肿瘤可含外、中、内胚层组织。任何一种组织成分均可恶变、形成各种恶性肿瘤。恶变率为2%～4%，多发生于绝经后妇女。

未成熟畸胎瘤（immature teratoma）属于恶性肿瘤，多发生于青少年。常为单侧实性瘤，可有囊性区域。含2～3胚层，由分化程度不同的未成熟胚胎组织构成，主要为原始神经组织。肿瘤恶性程度根据未成熟组织所占比例、分化程度及神经上皮含量而定。其转移及复发率均高。5年存活率约20%。

（2）无性细胞瘤（dysgerminoma）：属中等恶性的实性肿瘤，主要发生于青春期及生育期妇女。多为单侧，右侧多于左侧。肿瘤为圆形或椭圆形，中等大小，触之如橡皮样。表面光滑或呈分叶状，切面淡棕色。镜下见圆形或多角形大细胞，核大，细胞质丰富，瘤细胞呈片状或条索状排列，有少量纤维组织相隔，间质中常有淋巴细胞浸润。对放疗特别敏感，5年存活率可达90%。

（3）内胚窦瘤（endodermal sinus tumor）：又名卵黄囊瘤（yolk sac tumor），居高度恶性肿瘤，多见于儿童及青少年。多数为单侧、体积较大，圆形或卵圆形，切面部分囊性，组织质脆，多有出血坏死区，呈灰红或灰黄色，易发生破裂。镜下见疏松网状和内胚窦样结构。瘤细胞扁平、立方、柱状或多角形，并产生甲胎蛋白（AFP），故测定患者血清中AFP浓度可作为诊断和治疗监测时的重要指标。内胚窦瘤生长迅速，易早期转移。但该肿瘤对化疗十分敏感，既往平均生存时间仅1年，现经手术及联合化疗后，生存期明显延长。

3. 卵巢性索间质肿瘤（ovarian sex cord stromal tumor） 卵巢性索间质肿瘤占卵巢肿瘤的4.3%～6%，该类肿瘤常有内分泌功能，故又称为卵巢功能性肿瘤，包括颗粒细胞瘤、卵泡膜细胞瘤、纤维瘤、支持细胞－间质细胞瘤和卵巢转移性肿瘤。

（1）颗粒细胞瘤（granulosa cell tumor）：是最常见的功能性肿瘤，可发生于任何年龄，45～55岁为发病高峰，属于低度恶性肿瘤。肿瘤能分泌雌激素，故有女性化作用，青春期前可出现假性性早熟。在生育年龄出现月经紊乱，绝经后妇女则有不规则阴道流血，常合并子宫内膜增生，甚至引起癌变。肿瘤多为单侧性，大小不一，圆形或椭圆形，呈分叶状，表面光滑，实性或部分囊性，切面组织脆而软，伴出血坏死灶。镜下见颗粒细胞环绕成小圆形囊腔，菊花样排列，中心含嗜伊红物质及核碎片。瘤细胞呈小多边形，偶呈圆形或圆柱形，细胞质嗜淡酸或中性，细胞膜界限不清，核圆，核膜清楚。一般预后良好，5年存活率达80%左右，但有晚期复发倾向。

（2）卵泡膜细胞瘤（theca cell tumor）：属良性肿瘤，多为单侧，大小不一，圆形或卵圆形，呈分叶状，质硬，表面被覆有光泽的纤维薄膜。切面为实性，灰白色。由于可分泌雌激素，故有女性化作用，常与颗粒细胞瘤合并存在。镜下见瘤细胞呈短梭形，细胞质富含脂质，细胞交错排列呈漩涡状，瘤细胞团为结缔组织分隔。恶性卵泡膜细胞瘤较少见，可见瘤细胞直接浸润邻近组织，并发生远处转移，但预后比一般卵巢癌好。

（3）纤维瘤（fibroma）：为较常见的卵巢良性肿瘤，多见于中年妇女。肿瘤单侧居多，中等大小，表面光滑或结节状，切面灰白色，实性，坚硬，中等大小时易发生蒂扭转。镜下见由梭形瘤细胞组成，排列呈编织状。1%～5%纤维瘤患者可伴有腹腔积液及胸腔积液，称梅格斯综合征（Meigs syndrome），手术切除肿瘤后，胸、腹腔积液自行消失。其他卵巢良性肿瘤也可以合并胸、腹腔积液，例如黏液性囊腺瘤等，梅格斯综合征是指所有卵巢良性肿瘤合并胸、腹腔积液者。

（4）支持细胞—间质细胞瘤（sertoli leydig cell tumor）：也称睾丸母细胞瘤（androblastoma），罕见，多发生在40岁以下妇女。多为良性、单侧居多、通常较小、可局限在卵巢门区或皮质区，实性，表面光滑，有时呈分叶状，切面灰白色伴囊性变，囊内壁光滑，含血性浆液或黏液。镜下见由不同分化程度的支持细胞及间质细胞组成。高分化者属良性。中低分化为恶性，占10～30%，具有男性化作用，少数无内分泌功能，雌激素升高呈现女性化，雌激素由瘤细胞直接分泌或由雄激素转化而来。5年存活率为70%～90%。

（5）卵巢转移性肿瘤：体内任何部位，如乳腺、肠、胃、生殖道、泌尿道等的原发性癌均可能转移到卵巢。常见的库肯勃瘤（Krukenberg tumor）是种特殊的卵巢转移性腺癌，其原发部位是胃肠道，肿瘤为双侧性，中等大小，多保持卵巢原状或呈肾形。一般无粘连，切面实性，胶质样。镜下见典型的印戒细胞，能产生黏液，周围是结缔组织或黏液瘤性间质。恶性程度高，预后极差。

（二）瘤样病变

属卵巢非赘生性肿瘤，是卵巢增大的常见原因。有时表现为下腹压迫感，盆腔一侧胀痛，月经不规则等。如果症状不严重，一般追踪观察1～2个月，无需特殊治疗，囊肿会自行消失。常见有以下几种：

1. 卵泡囊肿　在卵泡发育过程中，因停滞以致不成熟、或成熟但不排卵，卵泡液潴留而形成。囊壁薄，卵泡液清。囊肿直径常小于5cm。

2. 黄体囊肿　因黄体持续存在所致，一般少见。多为单侧，直径5cm左右，可使月经后延。

3. 黄素囊肿　在滋养细胞疾病患者中出现。由于滋养细胞显著增生，产生大量HCG，刺激卵巢颗粒细胞及卵泡内膜细胞，使之过度黄素化而形成囊肿，直径10cm左右。常为双侧性，也可单侧，大小不等，表面光滑，黄色，活动度好。黄素囊肿本身无手术指征。

4. 多囊卵巢　与患者内分泌功能紊乱、下丘脑－垂体平衡失调有关。双侧卵巢均匀增大，为正常卵巢的2～5倍，呈灰白色，表面光滑，包膜厚，坚韧、切面有多个囊性卵泡。患者有闭经、不孕、多毛等多囊卵巢综合征。

5. 卵巢子宫内膜异位囊肿　又称卵巢巧克力囊肿。卵巢组织内因异位的子宫内膜存在，导致反复出血形成单个或多个囊肿，直径5～6cm以下，囊内液为暗褐色糊状陈旧性血液。

（三）转移途径

直接蔓延及腹腔种植是卵巢恶性肿瘤的主要转移途径。其特点是即使外观为局限的肿瘤，也可在腹膜、大网膜、腹膜后淋巴结、横膈等部位有亚临床转移。通过直接蔓延及腹腔种植，瘤细胞可直接侵犯包膜，累及邻近器官，并广泛种植于腹膜及大网膜、横膈、肝表面。淋巴转移也是重要的转移途径。由于卵巢有丰富的淋巴引流，癌栓脱落后可沿卵巢血管经卵巢淋巴管向上至腹主动脉旁淋巴结；沿卵巢门淋巴管达髂内、髂外淋巴结，经髂总至腹主动脉旁淋巴结；沿圆韧带进入髂外及腹股沟淋巴结。横膈为转移的好发部位。血行转移者少见。晚期时可转移到肺、胸膜及肝。

（四）临床分期

多采用 FIGO 制订的统一标准，临床分期见表5-1。

表5-1　原发性卵巢恶性肿瘤的分期

Ⅰ 期	肿瘤限于卵巢
Ⅰ A	肿瘤限于一侧卵巢，包膜完整，卵巢表面无肿瘤，腹腔积液或腹腔冲洗液中未找到恶性细胞
Ⅰ B	肿瘤限于两侧卵巢，包膜完整，卵巢表面无肿瘤，腹腔积液或腹腔冲洗液中未找到恶性细胞
Ⅰ C	肿瘤局限于单侧或双侧卵巢并伴有以下任何一种情况：包膜破裂，卵巢表面有肿瘤，腹腔积液或腹腔冲洗液中含恶性细胞
Ⅱ 期	肿瘤累及一侧或双侧卵巢，伴盆腔内扩散
Ⅱ A	蔓延和（或）转移到子宫和（或）输卵管，腹腔积液或腹腔冲洗液中无恶性细胞
Ⅱ B	蔓延到其他盆腔组织，腹腔积液或腹腔冲洗液中无恶性细胞
Ⅱ C	Ⅱ A 或 Ⅱ B 肿瘤，腹腔积液或腹腔冲洗液中含有恶性细胞
Ⅲ 期	肿瘤侵犯一侧或双侧卵巢，伴显微镜下证实的盆腔外的腹腔转移和（或）区域淋巴结转移。肝表面转移为Ⅲ期
Ⅲ A	淋巴结阴性，组织学证实盆腔外的腹膜表面有镜下转移
Ⅲ B	淋巴结阴性，腹腔转移灶直径 ≤ 2cm
Ⅲ C	腹腔转移灶直径 > 2cm 和（或）区域淋巴结转移
Ⅳ 期	远处转移（胸腔积液有癌细胞，肝实质转移）

（五）临床表现

1. 症状　如下所述。

（1）卵巢良性肿瘤：初期肿瘤较小，多无症状，常在妇科检查时偶然发现。当肿瘤增长至中等大小时，患者感腹胀，或在腹部扪及肿块。较大的肿瘤可以占满盆腔，并出现尿频、便秘、气急、心悸等压迫症状。

（2）卵巢恶性肿瘤：患者初期多无自觉症状，出现症状时往往病情已属晚期。由于肿瘤生长迅速，晚期主要症状为腹胀，腹部出现肿块、腹腔积液及胃肠道症状。肿瘤向周围组织浸润或压迫神经则可引起腹痛、腰痛、或下肢疼痛；压迫盆腔静脉，可出现下肢水肿。晚期患者呈明显消瘦、贫血等恶病质现象。症状轻重取决于肿瘤大小、位置、侵犯邻近器官程度、有无并发症及组织学类型。

2. 体征　早期肿瘤小，不易被发现。当肿瘤长到中等大小时或出现明显症状时，盆腔检查发现子宫旁一侧或双侧囊性或实性包块；表面光滑或高低不平；活动或固定不动。有时在腹股沟、腋下或锁骨上可触及肿大淋巴结。

（六）辅助检查

1. 妇科检查　随着卵巢肿瘤增大，通过妇科双合诊或三合诊检查通常发现：阴道穹隆部饱满. 可触及瘤体下极，子宫体位于肿瘤的侧方或前后方。同时评卵巢肿块为单侧或双侧、大小、质地、活动度，肿瘤与子宫及周围组织的关系，初步判断有无恶性的可能。良性肿瘤表面光滑，呈囊性，可活动，与子宫无粘连。恶性肿瘤多为双侧；实性或囊实性，表面凹凸不平，活动差，与子宫分界不清。

2. 影像学检查　①B超检查：临床诊断符合率 >90%，但不易测出直径 <1cm 的实性肿瘤。能检测肿瘤的部位、形态、大小，囊性或实性，囊内有无乳头，同时对肿块来源作出定位；并能鉴别卵巢肿瘤、腹腔积液或结核性包裹性积液；②腹部平片：若为卵巢畸胎瘤可显示牙及骨质，囊壁为密度增加的钙化

层，囊腔呈放射透明阴影；③CT检查：可清晰显示肿块，良性肿瘤多呈均匀性吸收，囊壁薄，光，滑；恶性肿瘤轮廓不规则，向周围浸润或伴腹腔积液；CT还可显示有无肝、肺结节及腹膜后淋巴结转移。

3. 腹腔镜检查　可直接观察肿物的外观和盆腔、腹腔及横膈等部位，必要时在可疑部位进行多点活检，抽取腹腔积液行细胞学检查。巨大肿块或有粘连者禁用腹腔镜检查。

4. 细胞学检查　通过腹腔积液或腹腔冲洗液找癌细胞，有助于进一步确定Ⅰ期患者的临床分期及选择治疗方案，并可用以随访观察疗效。

5. 其他　可以通过免疫学、生物化学等方法测定患者血清中的肿瘤标志物（如 AFP、CA125、HCG 等），用于辅助诊断及病情监测。

（七）并发症

1. 蒂扭转　为妇科常见的急腹症。蒂扭转好发于瘤蒂较长、中等大小、活动度大、重心偏于一侧的肿瘤，如成熟畸胎瘤等。常在患者突然改变体位或向同一方向连续转动或妊娠期、产褥期由于子宫大小、位置的改变时促发蒂扭转。卵巢肿瘤扭转的蒂由骨盆漏斗韧带、卵巢固有韧带和输卵管组成。发生急性扭转后，因静脉回流受阻，瘤内充血或血管破裂致瘤内出血，导致瘤体迅速增大。若动脉血流受阻，肿瘤可发生坏死、破裂和继发感染。急性蒂扭转的典型症状为突然发生一侧下腹剧痛，常伴有恶心、呕吐甚至休克。双合诊检查可扪及张力较大的肿块，压痛以瘤蒂部最明显，并有肌紧张。有时不全扭转可自然复位，腹痛也随之缓解。蒂扭转一经确诊应尽快手术。

2. 破裂卵巢肿瘤　破裂有自发性破裂和外伤性破裂两种。自发性破裂常因肿瘤发生恶性变，肿瘤快速、浸润性生长穿破囊壁引起；外伤性破裂可由于腹部受到重击、分娩、性交、妇科检查及穿刺等所致。症状轻重取决于囊肿的性质、破裂口的大小及流入腹腔的囊液量。小的囊肿或单纯浆液性囊腺瘤破裂时，患者仅感轻度腹痛；大囊肿或畸胎瘤破裂后，患者常有剧烈腹痛伴恶心呕吐。破裂也可导致腹腔内出血、腹膜炎及休克。体征有腹部压痛、腹肌紧张，可有腹腔积液征，盆腔原存在的肿块消失或缩小。考虑肿瘤破裂时应立即手术。

3. 感染　较少见，多继发于肿瘤扭转或破裂，也可来自邻近器官感染，如阑尾脓肿扩散。患者可有高热、腹痛、腹部压痛、反跳痛、肌紧张、腹部肿块及白细胞计数升高等腹膜炎征象。发生感染者应先用抗生素抗感染，后手术切除肿瘤。感染严重者，应尽快手术，去除感染灶。

4. 恶变肿瘤　生长迅速，尤其是双侧性应考虑有恶变的可能，确诊后尽快手术。

（八）治疗要点

卵巢肿瘤的治疗原则是一经确诊，首选手术治疗。手术范围取决于肿瘤性质、病变累及范围和患者的一般情况、年龄以及对手术的耐受力等。

1. 良性肿瘤　年轻、单侧良性肿瘤者应行患侧卵巢肿瘤剥出术或卵巢切除术，双侧良性肿瘤者应行肿瘤剥出术，术中须判断卵巢肿瘤良、恶性，必要时做冰冻切片组织学检查，明确性质以确定手术范围。

2. 恶性肿瘤　以手术为主，辅以化疗、放疗等综合治疗方案。

3. 合并并发症　属急腹症，一旦确诊应立即手术。怀疑卵巢瘤样病变者，囊肿直径小于 5cm，可进行随访观察。

4. 合并妊娠　良性肿瘤合并妊娠者早孕期可等待孕 12 周后手术，妊娠晚期发现肿瘤者可等待至妊娠足月行剖宫产术，同时切除卵巢；卵巢恶性肿瘤合并妊娠者应及早手术并终止妊娠。

（九）护理措施

一般护理同妇科手术患者，卵巢肿瘤患者的特殊护理措施包括：

1. 协助患者接受各种检查和治疗　协助医师完成各种诊断性检查。需放腹腔积液者，做好物品准备，协助医师完成操作过程。在放腹腔积液过程中，严密观察、记录患者的生命体征、积液的性质、量以及出现的不良反应；一次放腹腔积液 3 000mL 左右，不宜过多，放积液速度宜缓慢，以免腹压骤降. 发生虚脱，完毕后用腹带包扎腹部。发现不良反应及时报告医师。巨大肿瘤患者，需准备沙袋加压腹部，以防腹压骤然下降出现休克。需化疗、放疗者，按相应的常规进行护理。

2. 做好随访工作 卵巢癌易于复发，需长期进行随访和监测。随访时间：术后 1 年内，每月 1 次；术后第 2 年，每 3 个月 1 次；术后第 3 年，每 6 个月 1 次；3 年以上者每年 1 次。良性者术后 1 个月常规复查；卵巢非赘生性肿瘤直径 <5cm 者，应定期（3 ~ 6 个月）接受复查，并详细记录。

3. 普及防癌知识 重视卵巢癌的高危因素，提倡高蛋白、富含维生素 A 的饮食，避免高胆固醇饮食；高危妇女可口服避孕药预防。开展普查普治，30 岁以上的妇女，每 1 ~ 2 年进行 1 次妇科检查，高危人群不论年龄大小最好每半年接受 1 次检查，以排除卵巢肿瘤。早期诊断及处理，卵巢实性肿块或肿瘤直径 >5cm 者，应及时手术切除。盆腔肿块治疗无效或诊断不清者，应及早行剖腹探查或腹腔镜检。凡乳腺癌、胃肠癌、子宫内膜癌等患者，治疗后应严密随访，定期接受妇科检查，确定有无卵巢转移癌。

五、外阴癌

外阴癌（carcinoma of vulva）是女性外阴恶性肿瘤中最常见的一种（约占 90%），占女性生殖系统肿瘤的 3% ~ 5%，常见于 60 岁以上妇女。以外阴鳞状细胞癌最常见，其他有恶性黑色素瘤、基底细胞癌、前庭大腺癌等。约 2/3 的外阴癌发生在大阴唇，其余的 1/3 发生在小阴唇、阴蒂、会阴、阴道等部位。因早期缺乏典型表现，常不能得到及时治疗。

（一）病因

外阴癌的病因尚不完全清楚。外阴癌患者常并发外阴色素减退疾病，其中仅 5% ~ 10% 的外阴不典型增生者发展成外阴癌。外阴的慢性长期刺激如外阴尖锐湿疣、外阴瘙痒、慢性前庭大腺炎、慢性溃疡等也可能发展成外阴癌。外阴癌可与宫颈癌、阴道癌合并存在。目前认为外阴癌的发生与单纯疱疹病毒Ⅱ型、人乳头状瘤病毒、巨细胞病毒感染等有关，不良生活习惯如吸烟亦和外阴癌发病率有关。

（二）病理

原发性外阴癌 95% 为鳞状细胞痛。只有少数发生在前庭大腺或汗腺的腺癌。外阴癌的癌前病变称为外阴上皮内瘤样病变（vulvar intraepithelial neoplasia，VIN），包括外阴上皮不典型增生及原位癌。外阴上皮内瘤样变分为 3 级，即轻度外阴不典型增生（VIN Ⅰ级）、中度外阴不典型增生（VIN Ⅱ级）、重度外阴不典型增生及原位癌（VIN Ⅲ级）。病变初期多为圆形硬结，少数为乳头状或菜花样赘生物，病变继续发展，可形成火山口状质硬的溃疡或菜花状肿块。

（三）转移途径

外阴癌具有转移早、发展快的特点，转移途径以淋巴转移、直接浸润为主，血运转移常发生在晚期。淋巴转移最初转移到腹股沟浅淋巴结，再至股深淋巴结，并经此进入盆腔淋巴结，最后转移至腹主动脉旁淋巴结，可继续向上至锁骨上淋巴结。浅淋巴结被癌灶侵犯后才转移至深淋巴结。癌组织可沿皮肤黏膜直接向周围及深部组织浸润生长，晚期时可累及肛门、直肠和膀胱等。

（四）临床分期

目前采用国际妇产科联盟（FIGO）分期法（表 5-2）。

表 5-2 外阴癌分期

FIGO	肿瘤范围
0 期	原位癌（上皮内癌、浸润前癌）
Ⅰ 期	肿瘤局限于外阴或外阴和会阴，肿瘤最大直径 ≤ 2cm
Ⅰ A	肿瘤直径 ≤ 2cm 伴间质浸润 ≤ 1cm
Ⅰ B	肿瘤直径 ≤ 2cm 伴间质浸润 > 1cm
Ⅱ 期	肿瘤局限于外阴或外阴和会阴，肿瘤最大直径 > 2cm
Ⅲ 期	肿瘤浸润尿道下段，或阴道，或肛门和（或）单侧区域淋巴结转移
Ⅳ A	肿瘤浸润膀胱黏膜，或直肠黏膜，或尿道上段黏膜；或固定于骨盆
Ⅳ B	任何远处转移，包括盆腔淋巴结转移

（五）临床表现

1. 症状 主要为久治不愈的外阴瘙痒和不同形态的肿物，如结节状、菜花状、溃疡状。搔抓后破溃、出血。晚期癌肿向深部浸润，可出现明显的疼痛。当血管被浸润时可有大出血的危险。肿瘤侵犯直肠或尿道时产生尿频、尿急、尿痛、血尿、便秘、便血等症状。

2. 体征 癌灶可生长在外阴任何部位，大阴唇最多见。早期起病时局部见丘疹、结节或溃疡，晚期见不规则肿块。组织脆而易脱落、溃烂、感染，流出脓性或血性分泌物，继发感染后有红、肿、痛等表现。若癌灶已转移至腹股沟淋巴结，可扪及一侧或双侧腹股沟增大、质硬、固定的淋巴结。

（六）辅助检查

1. 妇科检查 外阴局部，特别是大阴唇处有单个或多个融合或分散的灰白色、粉红色丘疹或斑点，也可能是硬结、溃疡或菜花状的赘生物。观察双侧腹股沟有无增大、质硬而固定的淋巴结。

2. 特殊检查 通过外阴活体组织病理检查以明确诊断。

（七）治疗要点

外阴癌的治疗原则是以手术治疗为主，辅以放射治疗与化学药物治疗。

1. 手术治疗 是外阴癌的主要治疗方法，手术的范围取决于临床分期、病变的部位、肿瘤细胞的分化程度、浸润的深度、患者的身体状况以及年龄等。一般采取外阴癌根治术及双侧腹股沟深浅淋巴结清扫术。如病理检查发现腹股沟深浅淋巴结有转移，应行盆腔淋巴结清扫；当病灶较小偏于一侧确定为0期的患者，可只行患侧腹股沟淋巴结清扫。

2. 放射治疗 适用于不能手术的患者、晚期患者或术后局部残留癌灶及复发癌的患者。

3. 化学药物治疗 可作为较晚期或复发癌的综合治疗手段。

（八）护理措施

一般护理同妇科手术患者，外阴癌患者特殊的护理措施包括：

1. 术前准备 外阴需要植皮者，应在充分了解手术方式的基础上对植皮部位进行剃毛、消毒后用无菌治疗巾包裹；将患者术后用的棉垫、绷带、各种引流管（瓶）进行消毒备用。

2. 术后护理 术后取平卧外展屈膝体位，并在腘窝垫一软垫；严密观察切口有无渗血，皮肤有无红、肿、热、痛等感染征象以及皮肤湿度、温度、颜色等移植皮瓣的愈合情况；保持引流通畅，注意观察引流物的量、色、性状等；按医嘱给予抗生素，外阴切口术后5天开始间断拆线，腹股沟切口术后7天拆线；每日行会阴擦洗，保持局部清洁、干燥；术后2天起，会阴部、腹股沟部可用红外线照射，每天2次，每次20分钟，促进切口愈合；指导患者合理进食，鼓励患者上半身及上肢活动，预防压疮及血栓；术后第5天，给予缓泻剂口服，使粪便软化。

3. 放疗患者的皮肤护理 放射线治疗者常在照射后8～10天出现皮肤的反应。护理人员随时观察照射皮肤的颜色、结构及完整性，根据损伤的程度进行护理。轻度损伤表现为皮肤红斑，然后转化为干性脱屑，此期在保护皮肤的基础上可继续照射；中度损伤表现为水疱、溃烂和组织皮层丧失，此时应停止放疗，待其痊愈。注意保持皮肤清洁、干燥，避免感染，勿刺破水疱，可涂1%甲紫或用无菌凡士林纱布换药；重度表现为局部皮肤溃疡，应停止照射，并注意观察皮肤的颜色，避免局部刺激，除保持局部清洁干燥外，可用生肌散或抗生素软膏换药。

4. 出院指导 告知患者应于外阴癌根治术后3个月到医院复诊以全面评估其术后恢复情况，医生应与患者一起商讨治疗及随访计划。

外阴癌放疗以后2年内复发的患者约占80%，5年内约占90%，故随访时间应在放疗后前半年每月1次，后半年每2个月1次；第2年每3个月1次，第3～4年每半年1次，第5年及以后每年1次。随访内容包括放疗的效果、不良反应及有无肿瘤复发的征象等。

第四节 闭经

一、疾病概要

闭经（amenorrhea）是妇科疾病中的常见症状，并非一种独立疾病，主要表现为无月经或月经停止。通常分为原发性闭经和继发性闭经两类。原发性闭经是指年满 16 岁、女性第二性征已出现但月经从未来潮者，或年满 14 岁仍无女性第二性征发育者。继发性闭经是指曾有规律月经，后因病理原因出现月经连续停止 6 个月以上者，或按自身月经周期计算，停经 3 个周期以上者。

月经的建立和维持有赖于下丘脑 – 垂体 – 卵巢轴的神经内分泌正常调节，以及靶器官子宫内膜对性激素的周期性反应和下生殖道的通畅性。其中任何一个环节发生障碍均可导致闭经。根据引起闭经的原因按部位可分为以下几种类型：

（一）下丘脑性闭经

下丘脑性闭经是最常见的一类闭经，以功能性原因为主。因下丘脑功能失调而影响垂体促性腺激素的分泌，继而影响卵巢功能而引起闭经。

1. 精神应激　是最常见的原因之一。如过度紧张、精神创伤、过度劳累、环境改变及盼子心切等引起的应激反应，使促肾上腺皮质激素释放激素（CRH）和皮质素的分泌增加。CRH 可能通过增加内源性阿片肽的分泌，抑制垂体促性腺激素分泌而导致闭经。

2. 剧烈运动　长期剧烈运动，如长跑、现代舞等训练易导致闭经。初潮的发生和月经的维持需要一定比例（17% ~ 22%）的机体脂肪，若肌肉／脂肪比例增加或总体脂肪减少，可影响机体激素合成，故可使月经异常。剧烈运动后 GnRHa 释放受到抑制，也可引起闭经。

3. 体重下降和营养缺乏　神经性畏食源于强烈惧怕肥胖而有意节制饮食，体重骤然下降导致促性腺激素分泌减少。当一年内体重下降至正常体重的 90% 以下时即可发生闭经，继而出现进食障碍和进行性消瘦及多种激素改变，促性腺激素逆转至青春期前水平。

4. 药物影响　长期应用甾体类避孕药抑制下丘脑分泌 GnRHa；吩噻嗪衍生物（奋乃静、氯丙嗪）、利血平等通过抑制下丘脑多巴胺的产生，使垂体分泌催乳素增加，干扰了下丘脑 – 垂体 – 卵巢轴功能，引起继发性闭经。药物性闭经通常是可逆的，一般停药后 3 ~ 6 个月恢复月经。

5. 颅咽管瘤　瘤体沿垂体柄生长可压迫下丘脑和垂体柄，影响下丘脑 GnRHa 和多巴胺向垂体的转运，从而导致低促性腺激素闭经伴垂体催乳素分泌增加，引起生殖器萎缩、视力障碍及肥胖等相应症状，称为肥胖生殖无能营养不良症。

（二）垂体性闭经

垂体性闭经指垂体病变使促性腺激素分泌降低，继而影响卵巢功能导致的闭经。如垂体梗死（希恩综合征）、垂体肿瘤、空蝶鞍综合征和原发性垂体促性腺功能低下。

（三）卵巢性闭经

闭经的原因在卵巢。卵巢分泌的性激素水平低下，子宫内膜不发生周期性变化而导致闭经。如特纳综合征等卵巢发育不全、卵巢功能早衰、卵巢肿瘤、卵巢已切除或组织被破坏、先天性无卵巢、多囊卵巢综合征及对抗性卵巢综合征等。

（四）子宫性闭经

闭经的原因在子宫。此时月经调节功能正常，第二性征正常发育，而由于子宫内膜受到破坏，或对卵巢激素不能产生正常的反应，导致闭经的发生。如米勒管发育不全综合征所导致的先天性无子宫、无阴道、子宫发育不良、始基子宫或子宫内膜损伤、宫颈或宫腔粘连、子宫内膜炎症及子宫内膜结核、子宫切除后或子宫腔内放射治疗后。

（五）其他内分泌功能异常所致闭经

甲状腺、肾上腺及胰腺等功能异常都可引起闭经。常见疾病为甲状腺功能减退或亢进、肾上腺皮质功能亢进、肾上腺皮质肿瘤和糖尿病等，均可影响下丘脑功能而引起闭经。

二、护理评估

（一）健康史

详细询问月经史，包括初潮年龄、月经周期、经期、经量以及有无痛经等，闭经期限及伴随症状，了解闭经前月经情况。已婚妇女了解其生育史及有无产后出血史，闭经前有无诱因，如精神因素、环境改变、过度节食、剧烈运动和用药影响等。原发性闭经者应询问其第二性征发育情况，了解生长发育史，有无先天性缺陷或其他疾病，家族中有无相同疾病史。

（二）身体状况

1. 症状　闭经，长短不一。

2. 体征　观察患者全身发育状况、营养、精神状态与智力情况。测量身高、体重，衡量四肢与躯干比例、五官特征。检查内外生殖器官有无先天缺陷、畸形或其他疾病。第二性征发育情况，如音调高低、毛发分布、乳房发育及有无乳汁分泌，骨盆是否具有女性特征等。

3. 辅助检查

（1）子宫功能检查

1）诊断性刮宫：适用于已婚女性。用以了解宫腔深度和宽度、宫颈管或宫腔有无粘连。刮取子宫内膜做病理检查，可了解子宫内膜对卵巢激素的反应，刮出物做结核菌培养可除外子宫内膜结核。

2）内镜检查：行宫腔镜检查以确定有无宫腔畸形、粘连，可疑病变部位取材送病理。腹腔镜检查可直接观察子宫表面情况有无异常，同时了解附件情况。

3）子宫输卵管碘油造影：了解宫腔形态、大小及输卵管通畅情况，用以诊断生殖系统发育不良、畸形、结核及宫腔粘连等病变。

4）药物撤退性试验

a. 孕激素试验：黄体酮注射液 20mg，每日肌内注射，连用 5 日；或口服醋酸甲羟孕酮 10mg，1 次／日，连用 5 日。停药后 3～7 日有撤药性出血者（阳性反应）提示子宫内膜对甾体激素有反应，子宫功能正常，可排除子宫性闭经；若无撤药性出血（阴性反应），说明患者体内雌激素水平低下，子宫内膜无相应增生；或者子宫内膜病变，对激素无反应，应进步做雌、孕激素序贯试验以除外子宫性闭经。

b. 雌、孕激素序贯试验：每晚口服妊马雌酮 1.25mg 或己烯雌酚 1mg，连续 21 日，最后 10 日加服醋酸甲羟孕酮 10mg，1 次／日，停药后 3～7 日出现撤药性出血为阳性，提示子宫内膜正常，可排除子宫性闭经，闭经是由于体内雌激素水平低落所致，应沿着卵巢-垂体-下丘脑调节轴进一步向上寻找原因。如无撤药性出血为阴性，应再重复试验一次，若仍无出血，提示子宫内膜有缺陷或被破坏，可诊断为子宫性闭经。

（2）卵巢功能检查

1）基础体温测定：基础体温在正常月经周期中显示双相型，即月经周期后半期的基础体温较前半期上升 0.3～0.5℃，提示卵巢功能正常，有黄体形成并排卵。

2）阴道脱落细胞检查：涂片见有正常周期性变化，说明卵巢有周期性激素分泌，提示闭经原因在子宫；涂片中见中、表层细胞，底层细胞极少或无，无周期性变化，若 FSH 升高，提示单一的雌激素作用，病变原因在卵巢；涂片表现不同程度雌激素低落，或持续轻度影响，若 FSH、LH 均低，提示垂体或以上中枢功能低下。

3）宫颈黏液涂片检查：在雌激素作用下，宫颈黏液涂片呈羊齿状结晶；若涂片见成排的椭圆体，提示宫颈黏液在雌激素作用的基础上已受孕激素影响。

4）甾体激素测定：测定雌二醇、黄体酮及睾酮等。血孕酮水平升高，提示有排卵；雌激素水平低，提示卵巢或卵巢以上功能不正常；睾酮水平高，提示可能为多囊卵巢综合征或卵巢支持间质细胞肿瘤等可能。

5）B超监测：从周期第10日开始用B超动态监测卵泡发育及排卵情况。卵泡直径达18～20mm时为成熟卵泡，约在72h内排卵。

6）卵巢兴奋试验：又称尿促性素（hMG）刺激试验。用hMG连续肌内注射4日，了解卵巢是否产生雌激素。若卵巢对垂体激素无反应，提示病变在卵巢；若卵巢有反应，则病变在垂体或垂体以上，再进一步进行垂体兴奋试验。

（3）垂体功能检查

1）垂体激素试验：用放射免疫法测定血PRL、FSH及LH等。若PRL>25μg/L时称为高催乳激素血症，蝶鞍X线摄片排除垂体肿瘤，还应进一步做头颅CT或MRI；若FSH>25～40U/L，提示卵巢功能衰竭；若LH>25U/L或LH/FSH>2～3时，应高度怀疑多囊卵巢综合征；若FSH、LH均小于5U/L时，提示垂体功能减退，病变可能在垂体或下丘脑。

2）垂体兴奋试验：又称GnRHa刺激试验，可了解垂体对GnRHa的反应性。用黄体生成激素释放激素激动剂（LHRH）100μg溶于5mL生理盐水中，30s内静脉注射完毕。于注射前及注射后15、30、60和120min分别采血测定LH含量。15～60min后LH高峰值较注射前高2～4倍以上，说明垂体对Gn-RHa有反应，其功能正常，病变在下丘脑；若经多次重复试验LH值无升高或升高不显著，说明垂体功能减退，病变在垂体，如希恩综合征。

（4）其他检查：怀疑多囊卵巢综合征者还需测定胰岛素、雄激素；考虑闭经与甲状腺功能异常有关者应测定血T_3、T_4及TSH；闭经与肾上腺功能有关时测定尿17-酮、17-羟类固醇或血皮质醇；疑有先天性畸形者，应做染色体核型分析。

（三）心理—社会资料

患者常担心闭经影响今后生育、性生活和自身健康。由于治疗病程长、效果不明显，患者和家属心理压力加重，表现为情绪低落、焦虑紧张等，对治疗和护理丧失信心，反过来又会进一步加重闭经。

三、护理诊断

1. 焦虑 与担心影响生育、性生活和健康有关。
2. 功能障碍性悲哀 与担心失去女性特征有关。
3. 自尊紊乱 与闭经时间长、不能按月行经而自我否定有关。

四、护理目标

（1）患者情绪稳定，焦虑减轻或消失。
（2）患者能够接受闭经的现实，客观地评价自己。
（3）患者能够诉说病情，并主动、积极地配合诊治。

五、护理措施

1. 一般护理 鼓励患者增加营养，尤其是营养不良引起闭经者，更应合理饮食，供给足够营养，保持理想体重。如为肥胖闭经，应指导患者低热量饮食，但需要富含维生素和矿物质，同时嘱咐其适当增加运动量。保证睡眠，尤其对工作紧张引起闭经者，鼓励患者适当锻炼、适度运动，增强体质，注意劳逸结合。

2. 心理护理 建立良好的护患关系，鼓励患者表达自己的感情。向患者提供诊疗信息。解除患者担心疾病及其影响的疑虑，增强治疗信心。鼓励患者参与社会活动，消除自我否定心理，保持心情舒畅。对神经性畏食症者，应给予精神心理疏导疗法，解除患者心理压力。

3. 病情观察 观察患者情绪变化，了解有无引起闭经的精神因素存在。对有人工流产、刮宫史的闭经患者，应监测阴道流血情况及经量改变。注意患者体重增减情况及与闭经的关系。观察患者甲状腺有无肿大、有无糖尿病症状。

4. 治疗配合闭经的治疗原则以病因治疗为主，并纠正全身情况，同时进行心理治疗。

（1）激素治疗患者的护理配合：激素治疗是闭经的重要治疗方法，常用雌激素替代疗法、雌孕激素序贯疗法、雌孕激素合并疗法。在确定病变部位及病因后，给予相应激素治疗，以补充机体激素不足或拮抗其过多，达到治疗目的。对需用激素治疗的患者，应指导合理用药，说明激素的作用、不良反应和注意事项，告知有关具体用药时间、方法，指导其按医嘱用药。

（2）手术治疗 患者的护理配合：对因器质性疾病引起的闭经，应采用相应的手术治疗，护士做好相应手术的护理配合。生殖器畸形（如处女膜或阴道闭锁、阴道横膈）需做手术切开或成形术；宫颈或宫腔粘连者需采用宫腔镜直视下分离粘连后放置避孕环；卵巢肿瘤需手术切除肿瘤。

（3）其他治疗 的配合：对急、慢性疾病引起的闭经，应进行全身性治疗，如结核性子宫内膜炎者，协助医生积极抗结核治疗；需采用辅助生殖技术的患者，按辅助生殖技术患者的治疗进行护理配合。

六、护理评价

（1）患者心情愉悦，无后顾之忧。能以客观的态度评价自我。

（2）患者能简要说出闭经的原因，并能与他人交流病情及治疗感受。

（3）患者能正视疾病，主动配合治疗，寻求理解和支持。

七、健康教育

告知患者在医生指导下接受全身系统检查，坚持规范治疗。指导合理用药，说明性激素的作用、用药方法及不良反应。对短期治疗效果可能不明显要有充分思想准备，不要放弃治疗，树立战胜疾病的信心。采取适当的释放精神压力的方式，可预防下丘脑性闭经。有甲状腺功能亢进或减退症、糖尿病等内分泌疾病应尽早治疗。对先天畸形如处女膜闭锁等，告知患者尽早手术，保持经血流出通畅。

第五节 痛经

一、疾病概要

凡在月经前后或月经期出现下腹疼痛、坠胀，伴腰酸或其他不适，程度较重以致影响工作及生活质量者，称为痛经（dysmenorrhea）。痛经分为原发性和继发性痛经两类。原发性痛经是指生殖器官无器质性病变者，占痛经90%以上，常见于青春期女性，多在初潮后6～12月发病。继发性痛经是指因盆腔器质性病变而引起的痛经，常见于生育年龄女性。本节仅叙述原发性痛经。

原发性痛经的发生主要与月经时子宫内膜合成和释放前列腺素（PG）有关。前列腺素分泌过多可引起子宫痉挛性收缩且历时过长导致子宫张力升高，血管挛缩，平滑肌缺血缺氧，刺激子宫自主神经疼痛纤维而发生痛经。前列腺素进入血循环还可引起恶心、呕吐、腹泻及晕厥等症状。无排卵的增生期子宫内膜因无黄体酮刺激，所含前列腺素浓度很低，通常不发生痛经，故痛经仅发生于有排卵的月经周期。痛经的发生还受精神神经因素、遗传因素和免疫因素等的影响。

痛经的主要症状是下腹痛。痛经的治疗以避免精神紧张和过度劳累，心理治疗、对症治疗为原则。疼痛不能忍受时可适当应用镇痛、镇静及解痉药，对于要求避孕的痛经妇女，可口服避孕药。

二、护理评估

（一）健康史

了解患者的年龄、月经史与婚育史，了解有无诱发痛经的相关因素，疼痛与月经的关系，疼痛发生的时间、部位、性质及程度以及伴随症状。

（二）身体状况

1. 症状　下腹疼痛是痛经的主要症状，多于初潮后 6 ~ 12 个月开始，有的出现在经前数小时，以行经第 1 日最剧，持续 2 ~ 3 日后缓解，疼痛多位于下腹中线，常呈痉挛性，可放射至腰骶部和大腿内侧，并伴有恶心、呕吐、腹泻及头晕、乏力等症状，严重时面色苍白、出冷汗。

2. 体征　原发性痛经患者盆腔检查常无异常发现，偶尔可触及子宫过度前倾或过度后倾后屈。

3. 辅助检查　为排除器质性病变，可作超声检查、腹腔镜检查、宫腔镜检查和子宫输卵管造影检查等。

（三）心理—社会资料

痛经患者常有恐惧心理，怕月经来潮引起下腹部疼痛，尤其是工作和学习紧张更容易出现恐惧心理，甚至出现神经质表现。

三、护理诊断

1. 疼痛　与子宫肌肉组织缺血缺氧，刺激疼痛神经元有关。
2. 焦虑　与妊期痛经造成的精神紧张有关。
3. 睡眠形态紊乱　与疼痛有关。

微信扫码
◆临床科研
◆医学前沿
◆临床资讯
◆临床笔记

四、护理目标

（1）患者的疼痛症状缓解或消失。
（2）患者月经来潮前及行经期无紧张、恐惧感。
（3）患者在月经期得到足够的休息和睡眠。

五、护理措施

1. 一般护理　如下所述。
（1）下腹部局部可用热水袋热敷。
（2）鼓励多进食热饮，如热茶、热汤等。
（3）劳逸结合，避免紧张。

2. 心理护理　原发性痛经应重视心理治疗，告知患者月经来潮是生理现象，消除患者恐惧心理，讲解有关痛经的知识，关心并理解患者。

3. 病情观察　注意患者痛经发生的时间、性质、程度，观察疼痛时有无伴随症状，了解引起疼痛的精神因素。

4. 治疗配合　如下所述：
（1）对疼痛不能忍受时可适当用非麻醉性镇静、镇痛或解痉药物，如前列腺素合成酶抑制剂可抑制环氧合酶系统而减少前列腺素的产生，常用药物有布洛芬、酮洛芬、甲氯芬那酸、双氯芬酸和萘普生等。

（2）对同时有避孕要求的痛经妇女，遵医嘱给予口眼避孕药，用药后可抑制排卵，使黄体生成障碍，从而阻止内源性黄体酮产生，减少前列腺素生成，达到避孕及治疗痛经的双重效果。

（3）对未婚少女可用雌、孕激素序贯疗法，还可配合中医中药治疗。

六、护理评价

（1）患者诉说痛经症状减轻，并能够列举减轻疼痛的应对措施。

（2）患者恐惧的行为表现和体征减少，在心理和生理上的舒适感增加。

（3）患者自诉在月经期睡眠良好。

七、健康教育

进行月经期保健指导，改善情绪，保持身心健康。避免吃生、冷、辛辣及刺激性食物，避免受凉。注意经期卫生，经期禁止性生活。加强营养，注意合理休息和充足睡眠，避免过度疲劳。平时加强锻炼，增强体质。

微信扫码
◆临床科研
◆医学前沿
◆临床资讯
◆临床笔记

第六章

精神科疾病护理

第一节 护患关系与护患沟通

一、精神科的护患关系

（一）护患关系概述

护患关系（nurse-patient relationship）是指护士在特定的环境中（工作场所），运用专业知识和技能，有目的、有计划地与患者接触沟通，所形成的一种治疗性人际关系。护患关系的目的在于为患者提供身心支持并解决患者的健康问题，其特征为：护士对患者表达接纳、同情、帮助和支持，具有工作性、专业性和帮助性。护患关系是精神科护理干预的重要工具，精神科护士面对的经常是认知歪曲、自知力及判断力受损的患者，和谐的护患关系可以帮助护士尽早发现患者的异常状况，及时采取干预措施，让患者稳定下来。此外，护患关系也会影响护士对患者治疗的态度、信心及期望。因此，在精神科临床护理工作中，正确处理护患关系，与患者和谐相处，无论对患者疾病的转归，还是降低护士工作难度，提高工作效率、防范医疗纠纷，都有十分重要的现实意义。

（二）精神科护患关系的分期

Sullivan指出所有的情感问题都来自于人际关系障碍。因此，人际关系作为治疗体系的一个组成部分越来越受到重视，对精神科护理人员而言，护患关系更是重要的干预手段。Peplau也认为，咨询者是精神科护士的首要角色。为了正确有效地发挥护患关系的治疗性作用，必须明确护患关系的发展过程及工作内容。根据护理任务，将护患关系分成4个时期，即互动前期、开始期、工作期、结束期。每个时期都是建立在上一个时期的基础上，有具体的任务与特色。各期可能彼此重叠，尤其在护患关系时限较短的情况下。

1. 互动前期（the pre-interaction phase） 始于护士与患者第一次接触前，目标是探索自我感受。本期护士最重要的任务是进行自我分析，因为个人会将自己从生活经历中得到的个人观点和情感带到临床工作中，护士必须明确这些成见会影响其对患者的护理。例如，在与精神障碍患者接触前，许多护士可能会同一般人一样对其存在一些误解和偏见。最常见的就是认为其具有暴力倾向，因为媒体经常如此描述。护士会害怕患者突然爆发的攻击性行为给自己造成人身伤害，还有一些护士则担心因自己经验不足、谈吐不当而给患者造成伤害。

为了有效地对自我进行分析，护士应该逐步建立成熟稳定的自我概念和充分的自尊。在此基础上，应积极与患者建立建设性的人际关系，帮助患者以同样积极的态度投入护患关系。如果护理人员能明确和控制在语言或非语言上传递给患者的情感和态度，他们就是一个很好的角色榜样。经验丰富的精神科护士常从以下几个方面来进行自我分析：①我对这些患者是否有偏见？②当患者表现无礼、敌对或不合作时，我是否感到愤怒或受伤害？③我是否不愿承担在护患关系中的职责？④我是否对患者过于同情或保护？⑤我是否用优越感来掩饰内心的自卑？⑥我是否因害怕与患者接近而表现为冷漠、拒绝？⑦我是否让患者依赖自己以显示自己的重要性？

此阶段的其他任务是收集患者的初步信息，准备好与患者的第一次接触。信息来源包括入院卡片、与患者关系密切者、其他医务人员。

2. 开始（介绍）期　护士和患者从认识到相互熟悉，目标是与患者建立信任的关系，制订干预计划。护士本期的主要任务之一是与患者建立信任、理解、接受及开放的氛围，这就要求护士必须对患者表现出始终如一的关怀，在任何护理活动中都能信守承诺，做到言出必行。另外，制订干预计划也是此期的一项重要任务，是指护理人员通过言语和非言语的沟通收集更多的患者资料，并将护士和患者的期望和职责确定下来。在此基础上，初步形成护理诊断、具体目标和干预计划。制订计划是一个相互讨论与沟通的过程，患者要尽可能地参与其中。如果患者病情严重或严重孤僻，就不可能完全参与计划的制订，这时护士就必须先制订一个初步的计划，当患者病情逐渐好转后，再与其一起讨论计划的内容。

开始期存在的问题就是护士和患者都可能会产生紧张、焦虑的情绪，特别是患有严重慢性精神障碍的患者。因此，护士必须探索自身和患者的情感反应及找出原因，并寻求解决的途径。如护士诚恳和非批判的态度能使患者感觉放松；接触次数增加可以消除双方的紧张情绪。当患者对护士产生信任时，就会觉得舒适和被认可。

3. 工作期　是执行治疗性护理措施的阶段，主要目标是促进患者的行为改变。本期护士的主要任务是执行护理计划，帮助患者改变不良行为，建立适应性行为与技巧。在精神科护理中，护士和患者共同寻找压力源，促进患者在认知、思维、情感及行为方面自知力的恢复。这些自知力应该以行为改变的形式表现出来，并能融入患者的生活中。在护士的帮助下，患者能控制焦虑，增加独立性，明确自我职责，建立积极的应对机制。

由于工作期是帮助患者解决问题的过程，患者要面对生活中的痛苦，因此经常会有抵抗行为。护士应该为患者提供支持性的帮助，避免这些行为成为护患关系进展中的障碍。

4. 结束期　当护理目标已达到，患者转院、出院时，就标志着护患关系到了结束期。本期目标是评价护理目标是否达到，确保护患关系顺利结束。结束期是护患关系中最困难也是最重要的一个时期。此期护士的任务之一是与患者共同评价其进步与目标达到的程度。目标包括患者自我照顾和适应外界的能力，能够独立和协调地开展工作，情绪稳定并能识别焦虑和应激的征兆，面对焦虑、愤怒和敌意时能积极地应对。此外，护士还可与患者共同讨论制订遇到困境时的持续护理计划。

虽然在开始阶段就已为结束期作了准备，但护士和患者在关系结束时仍不免感到悲伤和失落。因此，此期护士的另一主要任务就是探索和处理这些情感，护士应与患者分享个人的情感，帮助患者接受和经历结束的过程，使其在此过程中变得更加成熟。

（三）护患关系的基本模式

美国学者 Seaz 和 Hollender 在《内科学成就》上发表的《医患关系的基本模式》一文中提到了 Seaz-Hollender 医患关系模式。该模式将医（护）患沟通归纳为 3 种类型：主动－被动型、指导－合作型、共同参与型。这种医（护）患沟通类型划分模式是广泛被医学伦理学与医学社会学界所引用的典型医（护）患关系模式。

1. 主动－被动型　该类型将患者置于被动地位、护理人员处于主动地位的一种模式。在这种模式中，护理人员具有绝对的权威，处于主动支配地位，而患者则完全被动服从护理人员的治疗方案。该模式常用于手术、麻醉等技术，适用于对意识不清、精神障碍、婴幼儿患者等的治疗与照护。而对于一般患者，由于该模式具有单向作用的特点，因此在整个治疗过程中不利于发挥患者的主观能动性。

2. 指导－合作型　是目前我国临床工作中最常见的医（护）患模式。该模式是一种通过护理人员主导、患者配合的过渡模式。在该模式下，护理人员的作用占优势，同时又可适当调动患者的主动性。该模式常适用于急诊患者的治疗与照护。一般这类情景发生在患者病情并不严重的情况下，患者神志清醒，有正常的感知能力、感情、意志和行为。由于疼痛或不适，患者处于疾病的痛苦中，因此主动寻求医疗帮助，并乐于配合。其不足之处在于，一旦患者未到达治疗期望值或发生不良并发症，较易引发医（护）患沟通紧张，导致医疗纠纷。

3. 共同参与型　是一种以平等关系为基础的医（护）患沟通模式，医患双方都有共同的诊疗愿望、近似的同等权利，以平等关系为基础，双方积极配合，共同参与。在该模式中，护理人员和患者均为主动者，双方相互依存，作为伙伴共同合作，共同参与让双方都感到满意的活动，以加强医患沟通，促进诊疗过程的有效进行。在慢性病、身心疾病的诊疗及部分心理障碍的心理治疗与药物治疗过程中该模式的应用尤为重要。具体而言，护理人员在照护过程中应重视健康指导，使患者及家属享有知情权，参与照护方案的讨论和决策，以提高患者治疗的依从性并建立良好的医（护）患沟通。

（四）建立良好护患关系的要素

1. **熟悉和掌握患者的情况** ①一般情况，包括患者的姓名、年龄、性别、相貌、民族、籍贯、宗教信仰、文化程度、职业、兴趣爱好、个性特征、生活习惯、婚姻家庭情况、经济状况等；②疾病情况，包括患者的精神症状、发病经过、诊断、治疗、护理要点、特殊注意事项等。

2. **尊重和接纳的态度** 精神障碍患者的异常行为是疾病的临床表现，就像躯体疾病所具有的相应症状和体征一样，与人品道德无关。许多精神障碍患者不会主动求助，甚至回避和拒绝他人帮助，这使得其疾病难以被发现和得到及时治疗。尊重患者人格应首先做到不歧视患者，不能因为患者的异常表现而轻视患者，甚至愚弄患者，应理解患者。在进行各种治疗和护理前，尽可能先征得患者同意，应向其介绍或说明治疗及护理情况，尊重其知情同意权利，获得患者的合作。

接纳即反映了护士相信患者拥有同自己一样的做人权利和尊严。一位对患者具有接纳态度的护士，会主动理解和关爱患者，对患者的合理需要给予及时满足。若确实无条件解决，应耐心向患者解释，以求患者理解；对患者的精神症状，切忌歧视、讥笑或闲谈议论；对患者的病史、隐私应严格保密。总之，在与患者接触交往的护理活动中，让患者感受到护士对他的尊重和接纳，患者才会尊重和信赖护士，从而促进治疗性护患关系的发展。

3. **良好的自身素质和护理技能** 在护患关系中护士起主导作用，具有良好素质的护士对患者的影响力大，在患者心目中威信高，有利于良好护患关系的建立和发展。护士对患者的影响力，由护士自身的言行、仪表、知识、技能形成。因此护士必须意识到自己的作用，努力完善"自我"，保持良好的心态。在日常护理工作中，护士精神饱满、情绪愉快、仪表整洁、谈吐文雅，会使患者感到愉快、舒适、亲切，护士行动敏捷利索，操作轻柔熟练，患者就会有安全感。此外，护士应具有高度的预见性和敏锐的观察力，掌握疾病的症状及发展规律，及时发现并做好防范及应对措施。

4. **娴熟的沟通技巧** 良好的人际沟通是联络医护感情、护患感情及护护感情的纽带，是建立良好护患关系的基石，是护理工作质量的保证。在临床护理工作中，护士应注意保持和蔼的态度，认真倾听患者的感受，通过与患者的沟通建立起良好的护患关系，实施护理措施。沟通能力的具备对精神科护理人员尤其重要，因为精神障碍患者受精神症状的干扰，人际关系冲突和心理问题增加了护患间沟通的困难，这就要求精神科护理人员必须具有熟练的沟通技巧，否则就无法进行护患的有效沟通。

二、精神科的护患沟通

沟通（communication）是通过各种途径将信息从某个地方、人或设备传递给另一个地方、人或设备。在沟通过程中，信息发送者和接收者双方要共同参与、相互感受，彼此聆听，一起致力于信息的交流。沟通是人类与生俱来的本能，是双方的经验分享、内在思想与感情传达及彼此互动的过程，可使人与人之间建立一层密切的关系，增强彼此的友谊。在精神科护理中，治疗性沟通是有目的地应用语言和非语言沟通技巧，使患者提高自知力、控制症状，最终达到康复的目的。

（一）护患沟通的方式和技巧

沟通有两种方式：语言沟通与非语言沟通。灵活地运用这些沟通技巧能增加护理人员的工作效率。

1. 语言沟通技巧语言沟通是通过语言符号来实现的，分为口头语言和书面语言。它能准确有效地传递信息，是人类最常用的重要沟通方法。在临床上，收集患者的健康资料，了解患者需求，以及实施护理措施都有赖于语言沟通。语言沟通技巧主要包括以下几个方面：

（1）提问技巧：提问是"交谈的基本手段"。交谈者能否提出合适的问题是有效交谈的重要环节。

一般来说，有两类提问方式：开放式和封闭式。

1）开放式提问：给回答一方以思考判断和发挥的余地，鼓励他说出自己的观点、意见、思想和感情。提问者可从对方的回答中获得较多的信息。如"您有哪些不舒服？您是因为什么原因来看病的？"

2）封闭式提问：将患者的反应限制于特别的信息范畴之内的问题称为封闭式问题。常被人们与是非题联系在一起，如回答"是"或"否"。如"你是否经常吸烟？""你感到你的呼吸比昨天好些，差些，还是基本上一样？""你的家族中有心脏病病史吗？""生病使你感到恼怒吗？"封闭式提问常用于收集统计资料、病史采集或获取诊断性信息、为澄清某个问题，适用于互通信息性交流中和会谈结束时，而不宜在治疗中交谈。

（2）重复：在交谈过程中，重复是交流的反馈机制。重复给患者以一种自己的话有人倾听，正在生效之感，加强其自信心。使患者感到自己的话有效果或被理解时，就会感到被鼓励，从而继续讲述，并进一步思考。

（3）倾听：这里所讲的"倾听"，不是指生理功能的"听力"，而是一种心理功能，是对接收的信息所做积极能动的心理反应。首先要认真，用心去听对方讲话，不受外界干扰。对对方的讲话要作出适当的反应，如应用重复，或语气词或点头表示等。要捕捉每一个有关信息，但不要轻易给对方的话作出判断，同时要避免急于表达自己的观点和意见。在没有听清对方叙述时，要友好地请对方重复。

（4）语音语调：有研究显示，当人们交流时约30%的信息含义是通过语音、语调来传递的，如果一个人传递的语言很美，但说话时的语音语调很生硬，那么语句的含义就大不一样。所以，护士与患者交流时应注重说话的语音语调，一般情况下，柔和的声调表示亲切和友善。

（5）引导话题：除了善于倾听，护士还应及时地对话题进行引导，将简短的语句加入沟通的过程，如"然后呢？"使患者觉得护士对此次交谈很感兴趣，增加了患者与护士沟通的兴趣。对于患者不愿暴露的问题切忌一再追问；对于思维松散的患者应及时给予引导，确定谈话的目标。

（6）阐释：常常用于解答患者的疑问，消除患者心存的问题或疑惑，如诊断依据、治疗反应、病情严重程度、预后等。护士在进行操作时要向患者说明操作原因及目的，同时了解患者的需求，从而帮助患者解决所存在的困惑。在运用阐释技巧时要注意给患者提供接受或拒绝的机会，即让患者作出反应。阐释的基本步骤和方法是：①尽力寻求患者谈话的基本信息；②努力理解患者所表达的信息内容和情感；③将自己理解的观点、意见用简明的语言阐释给对方，尽量使自己的语言水平与对方的语言水平保持接近，避免使用难以理解的语词；④在阐释观点和看法时要用委婉的口气向对方表明你的观点和想法并非绝对正确，对方可以选择接受或拒绝；⑤整个阐释要使对方感受到关切、诚恳、尊重。

（7）支持与理解：患者总是容易对自身的疾病产生过多的担忧和顾虑，或将疾病扩大化而引起不必要的恐惧和不安。安慰性语言是一种对各类患者都有意义的心理支持，它可使新入院的患者消除陌生感，使恐惧的患者获得安全感，使有疑虑的患者产生信任感，使紧张的患者得以松弛，使有孤独感的患者得到温暖。在安慰时，护士运用共情技巧，理解患者的处境，体察患者的心情，并针对不同的患者选用不同的安慰性语言。

2. 非语言沟通技巧　非语言沟通包括除语言之外的所有沟通方法。它可能比语言沟通更能准确地反映个人的内心想法，因为非语言沟通常常是无意识的，人们对其控制较少。在不同文化条件下，同样的面部表情或手势可能具有相反的或不同的意义。由于精神障碍患者不善于用语言表达自己，也很难理解他人的情感，因此对他们来说，非语言沟通尤为重要。下面介绍精神科护理非语言沟通的常用方法与技巧。

（1）语音线索：又称为辅助语言，包括各种非语言的声音信息。例如，谈话停顿或犹豫、语气平淡，或声音发抖等都表示与语言一致或矛盾的声音信息，语气温柔表示对别人关心，而大声叫喊可能出于愤怒或敌意。其他如谈话速度与节奏，无固定意义的声音如笑、叹息、呻吟、紧张性咳嗽等也属于语音线索。这些线索是表达情感的重要途径，对传递信息非常重要。

（2）面部表情：是除了语言以外的主要信息来源。面无表情的注视、震惊的神情、轻蔑的表情、愁眉苦脸、明朗的微笑，以及眨眼、扬眉等都属于面部表情，表达了人们内心深处的情感。例如，抑郁症患者很少会微笑；疼痛患者如果没有服用镇痛药物或接受其他减轻疼痛的对症处理，可能会愁眉苦脸；痴呆患者由于思维紊乱和失去定向力，经常会出现担心害怕的表情。面部表情还能作为其他沟通方式的补充和修饰，有时甚至能代替语言信息。此外，眼神与注视方向也表示了对对方的重视和关注。人的喜、怒、哀、乐都可通过眼神表达出来，如抑郁症患者的眼神是无精打采，躁狂症患者两眼炯炯有神。因此，作为护士在与患者接触时，首先要笑脸相迎，给人一个亲近的感觉和良好的开端，在交流中要平视对方等。

（3）手势：用手指示、轻叩手指、拍手、摩擦手掌、绞手及以手抚胡须等都属于非语言手势，表达了不同的思想与情感，它们可泄露不安、焦虑、担心、热情、渴望、真诚的关心等情感。例如，握紧拳头常表示患者具有敌意或处于愤怒之中。

（4）体势：护士的一举一动都能够体现特定的态度，表达特定的含义。如身体微前倾向对方，表示热情和兴趣；微微起身表示谦恭有礼，身体后仰，显得若无其事和轻漫；侧转身子，表示厌恶和轻视；背朝对方表示不理睬；拂手而去表示拒绝交往。

（5）触摸：这是有较强感情色彩的非语言形式。日常生活中运用比较多的触摸语是握手。握手时要注意一些细节，如应正视对方，面带微笑，握手时力量要适度，避免用力，时间不要太长。触摸有多种形式，采用触摸与环境场合相一致后才有可能获得积极的结果。否则，会引起消极的后果。所以，触摸一定要考虑人的性别、年龄、社会文化、风俗习惯等，避免发生不良反应。例如，病家被告知了悲痛的消息，此时护士将手放在悲痛者的臂上可得到好的反应。相反，对一脸怒气需要发泄的患者，采用这样的触摸往往适得其反，此时让他发泄愤怒比安慰他的效果会更好。

（6）沉默：本身也是一种信息交流，是超越语言力量的一种非语言沟通方式。恰到好处地运用沉默，可以促进沟通。沉默在交谈过程中可以发挥很有价值的作用，产生显著的积极效果；但有时也是消极的，并对沟通起到反作用。问题是应该何时运用？如何运用？一般来说，沉默较少运用于交谈的起始期和结束期，而较多地用于探讨期。在起始期，医护人员和患者努力通过谈话建立一种联系，而过多的沉默将影响这一过程。在交谈的最后阶段，沉默可能暗示交谈停止过早，这种作用恰与有计划的终止背道而驰。在探讨期，医护人员常常运用沉默来为双方提供时间思考他们正在努力探讨的问题。

在效果上，医护人员的沉默是在告诉患者，"继续说，我和你都在想这个问题，你还有什么需要说的吗？我愿意听你说。"沉默是让医护人员和患者汇集与整理思绪的有效技巧。虽然双方交谈时出现长时间的停顿会令人不舒服，但短时间的沉默往往是有效交谈的重要组成部分。尽管沉默有积极的作用，但也有一些缺点。在交谈者双方还没有相互充分理解的情况下，沉默将增加紧张度。例如，当双方不清楚对方的沉默究竟想做些什么，沉默可能增加他们的不舒适和焦虑。交谈中太多停顿和沉默，可使患者感到谈话目的不明确或无重点，也可能引起患者无所适从的感觉。

（二）精神科护患沟通的原则

1. 保密　护士与患者及家属的接触时间较多，比其他医务人员更有机会了解患者的生活及疾病。无论是患者主动向护士披露，还是护士无意中发觉的，护士都应当秉承保密原则，不在医疗护理范围之外进行扩散。

2. 尊重　受到精神症状的影响，有些患者无法顺利地进行沟通，有的患者带有暴力倾向。与这些患者沟通时，护士要理解患者的行为，不以批判的态度对待患者，以免阻碍治疗性沟通的进行。

3. 以患者为中心　治疗性关系的建立是以促进患者健康为目的，一切针对患者的临床护理决定和行为，都应当以患者的利益为中心，最大限度地保护患者的利益。因此，要求护理计划是为了满足患者的健康需求而制订。

4. 明确沟通目标　护士在整个治疗性沟通过程中应该制订完整的护理目标，并以目标为导向完成治疗性沟通。

5. 避免过多的自我暴露　为了取得患者的信任，建立信任的护患关系，护士可以适当地进行自我暴露，但不能过多地暴露自我，以免将沟通焦点转移到护士身上。在沟通过程中应鼓励患者进行自我暴露，以增强患者对自身疾病的认识能力及解决问题的能力。

（三）与不同精神症状患者的沟通要点

1. 对妄想患者　护士要启发患者述说，以便了解其病情。交谈时要以听为主，对患者所述之事不做肯定也不予以否定，避免与其争辩，以免成为患者妄想的对象。待患者病情稳定、症状改善时再帮助其认识。

2. 对缄默不语或木僵的患者　护士可以关切地坐在患者身边，让患者充分感受护士对他的理解和重视，切不可认为患者对周围环境无应答而听不到护士的讲话。此类患者往往意识清楚，能感悟周围环境，但不作出反应。

3. 对有攻击行为的患者　护士应避免与患者单独共处一室，避免激惹性言语，避免站在患者正面或背对着患者，尽可能站在患者的两侧。如果发现其有攻击行为，可以迅速握住患者打人的手臂并拍其肩，用坚定而温和的态度劝说，暗示局面已得到控制。

4. 对于有抑郁情绪的患者　护士要诱导患者述说内心的痛苦，多安慰鼓励，启发患者回顾快乐的往事，并表示赞同和肯定。

5. 对于癔症的患者　护士切忌在他们面前谈论病情，做任何治疗与护理前应向患者介绍清楚，并获得患者的同意。

6. 对于异性患者　护士的态度要自然，应谨慎、稳重，以免患者把正常的关心当做恋情，产生误会。

（四）护患沟通中的常见障碍

有些沟通方式可能会阻碍护患之间的交流，抑制治疗性沟通，护士应该识别并避免使用这些方式与患者沟通。

1. 给予意见　是指告诉患者什么是应该做的，或应该如何去做。一些患者希望能从专业人员处得到行动的意见。同样，护士也常觉得自身职责是提供带有判断性的意见。这种意见会增强患者的依赖感，并把责任留给护士。如果患者接受了护士的意见，但结果并不理想，患者会反过来责备护士。护士应首先处理患者的情感，如优柔寡断、依赖及恐惧，然后再以适当方式鼓励患者自己解决问题。因此，护理人员要尽量避免使用"你应该……你怎么不……"等告诫，应当采用语气婉转、更容易让患者接受的话，如"你认为我们可以采用哪些方法？"等。

2. 反复保证　如"一切都会好的…如果我是你，我不会担心的"之类的保证表明患者没有什么可担心的，因而忽视了患者的情感。没有人能预测或保证一种情况的最终结果，因为在事物发展中有太多变数，如有人情愿保持患者角色，缺少家庭支持，或所患疾病不可逆等。如果患者得到的保证与预期结果不符，他们就会更加气馁，并且不再相信护士，使以后的沟通失去了治疗意义。

3. 同意或不同意　同意或不同意是指、认可或反对患者的意见或想法，意味着护士有权利判断患者的意见或想法是"对"或"错"。护士的同意否认了患者改变或修改自己观点的机会；而不同意则意味着患者的观点是错误的，可能会造成患者的自我概念下降，或激起患者的自我防御。如"这是对的，我同意""这是错误的，我不同意"等皆属这类表达。

4. 赞成／不赞成　如"我很高兴你这样做""那样做不好，我宁愿你不要……"等赞成或不赞成，意味着护士有权利判断患者的想法或行为是"好"或"坏"，而患者要用行为来取悦护士。那么，护士对患者的接受也就被认为是有条件的接受，这对建立治疗性关系显然不利。

5. 挑战　当护士认为患者的想法或信念不正确或荒谬时，就可能会通过辩论、逻辑的思维或准确的理论向患者挑战。护士的目的可能是想让患者认识到自己想法的错误并改正它。即使护士在争论中获胜，患者也不会承认错误。因为争论常会伤害患者，使其感觉受轻视、自我概念下降。挑战不仅不能改变患者的观点与想法，还可能激起敌意，阻碍治疗性关系的发展。

6. 拒绝　表示不考虑患者的意见，轻视患者的思想及行为。这将使患者因为害怕再次遭到拒绝而停止与护理人员的互动。如护士对患者说"让我们不要讨论………我不想听到……"等。

7. 过度发问或调查式的提问　过度发问或调查式提问是指对患者持续提问，对其不愿意讨论的话题也要寻求答案。这会使患者感到被利用和不被尊重，而对护士产生抵触。因此，护士应该意识到患者的反应，在其感到不适时应及时停止互动，避免对患者采用调查式发问，如"告诉我在你小时候，你妈妈是如何虐待你的？"等。

8. 否定 当护士否定患者的看法或感受时，就为与患者的共同讨论设立了障碍，也避开了帮助患者识别和找出存在的困难。因为护士的否定会让患者体验到不被接受，因而阻碍了患者的表达。如患者说"我活着没有意思。"护士回答："你怎么能说这种丧气的话呢？"这会使患者不愿意再谈下去。

9. 转换主题 转换主题使护士主导了谈话的方向，常发生于当护士想从与患者的讨论中得到某些信息，或避开不想谈论的内容的时候。转换主题会使患者感到护士对其不感兴趣而中断与护士的交流。

所以，护士应保持开放的态度来倾听患者的表述，注意患者传递的语言和非语言信息，不要随意转换谈话的主题。

总之，护患关系是精神科护理工作开展的核心，建立在护士与患者治疗性沟通的基础上，护士必须掌握治疗性沟通技巧，使护患关系紧紧围绕着患者的治疗性目标展开。

第二节 精神障碍患者的护理观察与记录

密切观察病情，及时掌握病情变化并书写护理记录，是精神科护理工作的重要内容。护士与患者接触机会最多，从患者的言语、表情、行为和生命体征的观察可以及时发现患者病情的变化，对制订护理计划、有针对性地开展各项护理措施具有重要意义。

一、精神障碍患者的护理观察

患者精神症状的表现通常在很短的时间内是很难完全表露出来的，除了依靠病史，以及各种辅助检查外，还需全面的观察，才能作出明确的判断。

（一）观察的内容

1. 一般情况 患者的仪表、个人卫生情况、衣着和步态，全身有无外伤，个人生活自理能力，饮食、睡眠及排泄，接触是主动还是被动，对医护人员及周围环境的态度，．参加病房康复活动的情况等。

2. 精神症状 患者有无自知力，有无意识障碍，有无幻觉、妄想、病态行为如自杀、自伤、伤人等精神症状；情感稳定性和协调性如何，有无思维中断、思维不连贯、破裂性思维和强迫观念，症状有无周期性变化等。

3. 躯体情况 患者的一般健康状况，如体温、脉搏、呼吸、血压等是否正常，有无躯体疾病或症状，有无脱水、水肿、呕吐或外伤等。

4. 治疗情况 患者对治疗的态度如何，治疗效果及药物的不良反应，有无藏药、拒绝治疗的行为等。

5. 心理需求 患者目前的心理状况和心理需求，目前急需解决的问题，以及心理护理的效果评价。

6. 社会功能 患者的学习、工作、人际交往能力，以及生活自理能力等。

7. 环境观察 包括床单位、门窗等基本设施，医疗设施等有无安全隐患，周围环境中有无危险物品，另外还需注意病房环境是否整齐、卫生、安全、舒适。

（二）观察的方法

1. 直接观察法 是护理工作中最重要也是最常用的观察方法。可与患者直接接触，面对面地进行交谈，了解患者的思维内容，也可以启发患者自己诉说，从谈话中可以了解到患者的思维是否正常，答题是否切题，注意力是否集中，情感是否淡漠。还可以通过患者的动作、表情和行为来了解患者的症状，从而进一步了解患者的心理状态。通过直接观察法获得的资料客观、真实、可靠，对制订符合患者自身特点的护理计划非常重要。一般情况下，这种方法适用于意识相对清晰、交谈合作的患者。

2. 间接观察法 是从侧面观察患者独处或与人交往时的精神活动表现。护士可通过患者的亲朋好友、同事及病友了解患者的情况，或通过患者的作品、娱乐活动、日记、绘画及手工作品了解患者的思维内容和病情变化。通过间接观察法获得的资料是直接观察法的补充。这种方法适用于不肯暴露内心活动或思维内容、不合作、情绪激动的患者。

很多精神障碍患者不会主动诉说，护士需要主动地、有意识地去观察患者病情。护士在观察、评估患者的病情时，直接观察法和间接观察法的使用并非是单一的，两种方法是共同使用、相互补充的。

（三）观察的要求

1. 观察要具有目的性、客观性，护士对病情的观察要有目的性，需要知道哪些信息作为重点观察内容。观察到的内容应该客观记录，不要随意加入自己的猜测，以免误导其他医务人员对患者病情的了解和掌握。

2. 观察要有整体性

（1）对某一患者的整体观察：护士对患者住院期间各个方面的表现都要了解观察，以便对患者有一个全面的整体掌握，并制订相对于患者合适的护理计划。按照整体护理的要求，通过观察法对患者进行充分的评估，要从健康史、躯体情况、心理社会状况等方面进行观察。

（2）对病房所有患者的整体观察：由于精神障碍具有特殊性，患者的行为存在突发性和不可预料性，因此对病房所有患者要进行全面观察，掌握每个患者的主要特点，对于重点患者或特殊患者做到心中有数。但是对其他患者也不能疏忽，特别是言谈较少的患者，需要更加关注，因为此类患者主诉少，如护士对他们关注少，容易发生意外。

3. 疾病不同阶段的观察

（1）新入院患者：从一般情况、心理情况、躯体情况等进行全面观察。

（2）治疗初期：对于开始治疗的患者重点观察其对治疗的态度、治疗效果和不良反应。

（3）缓解期：主要观察其精神症状及心理状态。

（4）恢复期：一般患者要重点观察症状消失的情况、自知力恢复的程度及出院的态度等。

有心理问题的患者重点观察其心理反应与需求。对于平时沉默的患者突然话多兴奋，积极参加活动的患者突然不愿活动等，应及时发现患者与以往的不同，找到原因帮助患者解决问题，预防意外发生。

4. 要在患者不知不觉中观察在治疗或护理过程中或与其轻松的交谈中，患者的表现比较真实。观察患者行为时也要有技巧，如交谈过程中不要记录，避免他们感到紧张与焦虑。

二、护理记录

护理记录是医疗文件的重要组成部分，能真实地记录患者的病情，便于所有医护人员对患者病情的掌握，为医护人员修改完善的医疗护理方案提供了依据。同时也是作为护理质量检查与工作效果的评估依据，为护理科研提供数据与资料，是患者出院后存档作为医疗文件的重要组成部分，也是医疗纠纷判定的主要依据。

（一）护理记录的方式与内容

1. 入院护理评估单　入院评估内容包括一般资料、入院原因、疾病诊断、既往疾病史、饮食、睡眠、排泄、自理能力、合作程度，以及自杀、暴力、出走、跌倒等风险的评估。记录方式可采用表格式，一般在 24 小时内完成记录。

2. 护理记录单　护理记录单把护理诊断/问题、护理措施、护理评价融为一体，按照整体护理的要求，记录患者的病情变化。分为一般护理记录单和危重护理记录单：一般护理记录单包括患者的病情、治疗、饮食、睡眠等情况；危重护理记录单以表格居多，记录患者的生命体征、出入量、简要病情和治疗护理要点，通常要求每班记录。

3. 住院护理评估单　护士和患者的接触时间长，可比较细致地观察到患者的情况，特别是患者行为方面的改变，以及人际交往、日常生活、病房内活动能力等，因此护士用评估工具有重要参考价值。如临床上常用《护士用住院患者观察量表》来评估住院成人精神障碍患者和老年痴呆患者的生活、行为和情绪等方面的状况。该量表由 Honigteld 等编制，有 30 项和 80 项两种版本，临床常用的是 30 项版本。

4. 出院护理记录单　一般采用表格填写和叙述法相结合的记录方法。

（1）健康教育评估：是指患者通过接受入院、住院、出院的健康教育后，对良好生活习惯、精神卫生知识、疾病知识，以及对自身疾病的认知情况。

（2）出院指导：对患者出院后的服药、饮食、作息、社会适应、定期随访等进行具体指导。

其他护理记录还包括新入院病例讨论记录、阶段护理记录、请假出院记录、请假出院返院记录、转出入院记录等。

（二）护理记录的要求

护理记录应该客观真实，不可随意杜撰，最好将患者原话记录下来，尽量少用医学术语；及时、准确、具体、简单、清晰地描述患者的病情表现；书写项目齐全，字迹清晰，不可涂改，记录完整后签全名和时间。

第三节　精神科保护性约束护理技能

保护性约束（protection constraints）是指在精神科医疗护理过程中，医护人员针对患者病情的特殊情况，对其紧急实施的一种强制性的最大限度限制其行为活动的医疗保护措施。

一、保护性约束的目的

（1）防止患者过度兴奋、暴力或严重消极行为，保护患者、他人，以及周围环境的安全，帮助患者度过危机状态。

（2）保证患者得到及时的治疗和护理。

二、适应证

（1）存在躁动兴奋、自伤、伤人、毁物、自杀等行为，采用药物或其他治疗措施一时难以控制其症状者。

（2）存在严重外出行为，强行冲门，言语干预无效者。

（3）发作期精神病患者行为紊乱难以管理，对治疗、护理不合作，言语干预无效者。

（4）谵妄状态的躁动患者。

三、约束操作规程

患者入院时，先签署保护性约束知情同意书，以便在紧急情况下使用。凡符合者，必须有医师医嘱方可执行；紧急情况下（如患者出现自伤、伤人行为，甚至危及自身或他人生命时），护士可先执行约束，然后立即报告医师，医师必须在患者被约束后 3 小时内补开医嘱。患者被约束后，医师应及时告知患者的监护人。一般由两名以上工作人员同时操作为宜，先约束两上肢，视病情而定是否需要再约束下肢及肩部。

四、评估

（1）评估患者的暴力行为是否危及自身、他人或周围环境的安全。

（2）评估患者的身体状况，如年龄，有无心脏病、高血压，近期有无骨折等状况。

（3）评估环境，约束环境是否相对隔离、安静，不会给其他人造成不良刺激。

五、操作准备

（1）环境准备：环境较为安静、隔离。

（2）物品准备：约束带或约束衣，便于约束的床（铺好橡胶单和中单）和椅子。

（3）护士准备：调整情绪，熟悉约束带使用流程，根据患者情况协调适当的后援护士。

（4）患者准备：分散患者注意力，与其他患者隔离。

六、操作步骤

（1）面对有攻击行为的患者，护士要保持沉默、冷静，用坚定的语气告诉患者暴力行为的危险性和不良后果。

（2）如果患者手上有棍棒、刀、剪刀等危险物品，最好用坚定的语气要求患者放下危险物品；若不成功，应在转移患者注意力后，快速上前夺去其手中的危险物品，其他工作人员迅速用保护用具如棉被或其他物品制止，并迅速约束患者。

（3）对有严重消极自伤、自杀的患者，约束前应做好心理护理，告知患者约束的目的，并尽可能取得他的同意。

七、约束患者护理规范

（1）约束和非约束患者不能放在同一室，防止意外的发生。无条件情况下，患者必须要在工作人员的视野之内。

（2）约束患者前要脱去患者的外衣，铺好橡皮单及中单，并尽可能劝说患者解清大小便。

（3）约束带的固定结松紧要适度，以能伸进 1 ~ 2 横指为宜；约束带固定于床上的结头要隐蔽，以患者看不见、摸不到为宜；约束位置应舒适并尽量处于功能状态。

（4）肩部保护时腋下要填棉垫，肩部必须打固定结，勿使其松动，以免臂丛神经损伤。

（5）15 ~ 30 分钟巡视一次，注意约束局部的松紧度及肢体的血液循环状况，预防局部肢体循环受阻引起坏死，同时也预防患者解除约束带当做自缢工具。

（6）随时关心患者，做好基础护理，防止压疮发生；对兴奋躁动不安者，定时喂水、喂饭，保证机体正常功能需要量；对拒绝进食、进水者要采取措施，如给予鼻饲或补充液体。

（7）患者入睡后视病情可请示医师，遵医嘱解除约束，并注明解除时间和签名。

（8）长时间约束者，应每 2 小时松解约束部位，变换肢体位置，防止发生压疮。

（9）对被约束的患者应进行床边交接班，仔细观察约束带的松紧度、患者皮肤颜色及基础护理约束带根数等，交接清楚后交班者方能离开岗位。

（10）做好约束记录，包括原因、时间、约束带数、部位、操作者，以及约束期间患者的病情变化、护理措施的落实情况等。

微信扫码
◆临床科研
◆医学前沿
◆临床资讯
◆临床笔记

参考文献

［1］徐燕，周兰姝．现代护理学．北京：人民军医出社，2015.

［2］姜安丽．新编护理学基础．第2版．北京：人民卫生出版社，2013.

［3］王爱平．现代临床护理学．北京：人民卫生出版社，2015.

［4］屈红，秦爱玲，杜明娟．专科护理常规．北京：科学出版社，2016.

［5］潘瑞红．专科护理技术操作规范．湖北：华中科技大学出版社，2016.

［6］游桂英，方进博．心血管内科护理手册．科学出版社，2015.

［7］丁淑贞．心内科护理学．北京：中国协和医科大学出版社，2015.

［8］李海燕，李帼英．心血管介入标准化护理管理手册．北京：人民军医出版社，2015.

［9］赵爱萍，吴冬洁，张凤芹．心内科临床护理．北京：军事医学科学出版社，2015.

［10］王骏，万晓燕，许燕玲．内科护理学．大连：大连理工大学出版社，2016.

［11］孟共林，李兵，金立军．内科护理学．北京：北京大学医学出版社，2016.

［12］于为民．肾内科疾病诊疗路径．北京：军事医学科学出版社，2014.

［13］蔡金辉．肾内科临床护理思维与实践．北京：人民卫生出版社，2013.

［14］沈翠珍．内科护理．北京：中国中医药出版社，2016.

［15］唐少兰，杨建芬．外科护理．北京：科学出版社，2015.

［16］黄素梅，张燕京．外科护理学．北京：中国医药科技出版社，2013.

［17］唐英姿，左右清．外科护理．上海：上海第二军医大学出版社，2016.

［18］祝水英．外科护理技术．武汉：华中科技大学出版，2015.

［19］黎梅．妇产科护理．北京：科学技术出版社，2015.

［20］张欣．妇产科护理．北京：中国中医药出版社，2015.

［21］金庆跃．妇产科护理．上海：同济大学出版社，2015.

［22］刘哲宁，杨芳宇．精神科护理学，北京：人军医出版社，2017.